国家卫生和计划生育委员会"十三五"规划教材

全国高等中医药教育教材

供护理学等专业用

U0304111

康复护理学

第 2 版

主　编　陈锦秀

副主编　姜贵云　石国凤　周文琴　刘晓松

编　委（按姓氏笔画为序）

石国凤（贵阳中医学院）

刘晓松（黑龙江中医药大学）

汤继芹（山东中医药大学）

李桂玲（齐齐哈尔医学院）

张红石（长春中医药大学）

陈焰南（福建中医药大学）

陈锦秀（福建中医药大学）

周文琴（上海中医药大学）

赵清霞（成都中医药大学）

姜贵云（承德医学院）

袁　群（湖南中医药大学）

夏　青（天津中医药大学）

秘　书　陈焰南（兼）

人民卫生出版社

图书在版编目（CIP）数据

康复护理学 / 陈锦秀主编 . —2 版 . —北京：人民卫生出版社，2016

ISBN 978-7-117-22522-9

Ⅰ.①康…　Ⅱ.①陈…　Ⅲ.①康复医学 – 护理学 – 中医学院 – 教材　Ⅳ.①R47

中国版本图书馆 CIP 数据核字（2016）第 181591 号

| 人卫智网 | www.ipmph.com | 医学教育、学术、考试、健康，购书智慧智能综合服务平台 |
| 人卫官网 | www.pmph.com | 人卫官方资讯发布平台 |

康复护理学
第 2 版

主　　编：陈锦秀
出版发行：人民卫生出版社（中继线 010-59780011）
地　　址：北京市朝阳区潘家园南里 19 号
邮　　编：100021
E - mail：pmph @ pmph.com
购书热线：010-59787592　010-59787584　010-65264830
印　　刷：三河市博文印刷有限公司
经　　销：新华书店
开　　本：787×1092　1/16　印张：17
字　　数：392 千字
版　　次：2012 年 6 月第 1 版　　2016 年 8 月第 2 版
　　　　　2020 年 7 月第 2 版第 5 次印刷（总第 8 次印刷）
标准书号：ISBN 978-7-117-22522-9/R・22523
定　　价：42.00 元

打击盗版举报电话：010-59787491　E-mail：WQ @ pmph.com
（凡属印装质量问题请与本社市场营销中心联系退换）

修 订 说 明

为了更好地贯彻落实《国家中长期教育改革和发展规划纲要(2010-2020)》《医药卫生中长期人才发展规划(2011-2020)》《中医药发展战略规划纲要(2016-2030年)》和《国务院办公厅关于深化高等学校创新创业教育改革的实施意见》精神,做好新一轮全国高等中医药教育教材建设工作,全国高等医药教材建设研究会、人民卫生出版社在教育部、国家卫生和计划生育委员会、国家中医药管理局的领导下,在上一轮教材建设的基础上,组织和规划了全国高等中医药教育本科国家卫生和计划生育委员会"十三五"规划教材的编写和修订工作。

本轮教材修订之时,正值我国高等中医药教育制度迎来60周年之际,为做好新一轮教材的出版工作,全国高等医药教材建设研究会、人民卫生出版社在教育部高等中医学本科教学指导委员会和第二届全国高等中医药教育教材建设指导委员会的大力支持下,先后成立了第三届全国高等中医药教育教材建设指导委员会、首届全国高等中医药教育数字教材建设指导委员会和相应的教材评审委员会,以指导和组织教材的遴选、评审和修订工作,确保教材编写质量。

根据"十三五"期间高等中医药教育教学改革和高等中医药人才培养目标,在上述工作的基础上,全国高等医药教材建设研究会和人民卫生出版社规划、确定了首批中医学(含骨伤方向)、针灸推拿学、中药学、护理学4个专业(方向)89种国家卫生和计划生育委员会"十三五"规划教材。教材主编、副主编和编委的遴选按照公开、公平、公正的原则,在全国50所高等院校2400余位专家和学者申报的基础上,2200位申报者经教材建设指导委员会、教材评审委员会审定和全国高等医药教材建设研究会批准,聘任为主审、主编、副主编、编委。

本套教材主要特色包括以下九个方面:

1. **定位准确,面向实际**　教材的深度和广度符合各专业教学大纲的要求和特定学制、特定对象、特定层次的培养目标,紧扣教学活动和知识结构,以解决目前各院校教材使用中的突出问题为出发点和落脚点,对人才培养体系、课程体系、教材体系进行充分调研和论证,使之更加符合教改实际、适应中医药人才培养要求和市场需求。

2. **夯实基础,整体优化**　以培养高素质、复合型、创新型中医药人才为宗旨,以体现中医药基本理论、基本知识、基本思维、基本技能为指导,对课程体系进行允分调研和认真分析,以科学严谨的治学态度,对教材体系进行科学设计、整体优化,教材编写综合考虑学科的分化、交叉,既要充分体现不同学科自身特点,又应当注意各学科之间有机衔接;确保理论体系完善,知识点结合完备,内容精练、完整、概念准确,切合教学实际。

3. **注重衔接,详略得当**　严格界定本科教材与职业教育教材、研究生教材、毕业后教育教材的知识范畴,认真总结、详细讨论现阶段中医药本科各课程的知识和理论框架,使其在教材中得以凸显,既要相互联系,又要在编写思路、框架设计、内容取舍等方面有一定的区分度。

4. **注重传承，突出特色** 本套教材是培养复合型、创新型中医药人才的重要工具，是中医药文明传承的重要载体，传统的中医药文化是国家软实力的重要体现。因此，教材既要反映原汁原味的中医药知识，培养学生的中医思维，又要使学生中西医学融会贯通，既要传承经典，又要创新发挥，体现本版教材"重传承、厚基础、强人文、宽应用"的特点。

5. **纸质数字，融合发展** 教材编写充分体现与时代融合、与现代科技融合、与现代医学融合的特色和理念，适度增加新进展、新技术、新方法，充分培养学生的探索精神、创新精神；同时，将移动互联、网络增值、慕课、翻转课堂等新的教学理念和教学技术、学习方式融入教材建设之中，开发多媒体教材、数字教材等新媒体形式教材。

6. **创新形式，提高效用** 教材仍将传承上版模块化编写的设计思路，同时图文并茂、版式精美；内容方面注重提高效用，将大量应用问题导入、案例教学、探究教学等教材编写理念，以提高学生的学习兴趣和学习效果。

7. **突出实用，注重技能** 增设技能教材、实验实训内容及相关栏目，适当增加实践教学学时数，增强学生综合运用所学知识的能力和动手能力，体现医学生早临床、多临床、反复临床的特点，使教师好教、学生好学、临床好用。

8. **立足精品，树立标准** 始终坚持中国特色的教材建设的机制和模式；编委会精心编写，出版社精心审校，全程全员坚持质量控制体系，把打造精品教材作为崇高的历史使命，严把各个环节质量关，力保教材的精品属性，通过教材建设推动和深化高等中医药教育教学改革，力争打造国内外高等中医药教育标准化教材。

9. **三点兼顾，有机结合** 以基本知识点作为主体内容，适度增加新进展、新技术、新方法，并与劳动部门颁发的职业资格证书或技能鉴定标准和国家医师资格考试有效衔接，使知识点、创新点、执业点三点结合；紧密联系临床和科研实际情况，避免理论与实践脱节、教学与临床脱节。

本轮教材的修订编写，教育部、国家卫生和计划生育委员会、国家中医药管理局有关领导和教育部全国高等学校本科中医学教学指导委员会、中药学教学指导委员会等相关专家给予了大力支持和指导，得到了全国 50 所院校和部分医院、科研机构领导、专家和教师的积极支持和参与，在此，对有关单位和个人表示衷心的感谢！希望各院校在教学使用中以及在探索课程体系、课程标准和教材建设与改革的进程中，及时提出宝贵意见或建议，以便不断修订和完善，为下一轮教材的修订工作奠定坚实的基础。

全国高等医药教材建设研究会
人民卫生出版社有限公司
2016 年 3 月

全国高等中医药教育本科
国家卫生和计划生育委员会"十三五"规划教材
教材目录

1	中国医学史(第2版)	主编 梁永宣
2	中医各家学说(第2版)	主编 刘桂荣
3	*中医基础理论(第3版)	主编 高思华 王 键
4	中医诊断学(第3版)	主编 陈家旭 邹小娟
5	中药学(第3版)	主编 唐德才 吴庆光
6	方剂学(第3版)	主编 谢 鸣
7	*内经讲义(第3版)	主编 贺 娟 苏 颖
8	*伤寒论讲义(第3版)	主编 李赛美 李宇航
9	金匮要略讲义(第3版)	主编 张 琦 林昌松
10	温病学(第3版)	主编 谷晓红 冯全生
11	*针灸学(第3版)	主编 赵吉平 李 瑛
12	*推拿学(第2版)	主编 刘明军 孙武权
13	*中医内科学(第3版)	主编 薛博瑜 吴 伟
14	*中医外科学(第3版)	主编 何清湖 秦国政
15	*中医妇科学(第3版)	主编 罗颂平 刘雁峰
16	*中医儿科学(第3版)	主编 韩新民 熊 磊
17	*中医眼科学(第2版)	主编 段俊国
18	中医骨伤科学(第2版)	主编 詹红生 何 伟
19	中医耳鼻咽喉科学(第2版)	主编 阮 岩
20	中医养生康复学(第2版)	主编 章文春 郭海英
21	中医英语	主编 吴 青
22	医学统计学(第2版)	主编 史周华
23	医学生物学(第2版)	主编 高碧珍
24	生物化学(第3版)	主编 郑晓珂
25	正常人体解剖学(第2版)	主编 申国明

26	生理学(第3版)	主编	郭 健	杜 联
27	病理学(第2版)	主编	马跃荣	苏 宁
28	组织学与胚胎学(第3版)	主编	刘黎青	
29	免疫学基础与病原生物学(第2版)	主编	罗 晶	郝 钰
30	药理学(第3版)	主编	廖端芳	周玖瑶
31	医学伦理学(第2版)	主编	刘东梅	
32	医学心理学(第2版)	主编	孔军辉	
33	诊断学基础(第2版)	主编	成战鹰	王肖龙
34	影像学(第2版)	主编	王芳军	
35	西医内科学(第2版)	主编	钟 森	倪 伟
36	西医外科学(第2版)	主编	王 广	
37	医学文献检索(第2版)	主编	高巧林	章新友
38	解剖生理学(第2版)	主编	邵水金	朱大诚
39	中医学基础(第2版)	主编	何建成	
40	无机化学(第2版)	主编	刘幸平	吴巧凤
41	分析化学(第2版)	主编	张 梅	
42	仪器分析(第2版)	主编	尹 华	王新宏
43	有机化学(第2版)	主编	赵 骏	康 威
44	*药用植物学(第2版)	主编	熊耀康	严铸云
45	中药药理学(第2版)	主编	陆 茵	马越鸣
46	中药化学(第2版)	主编	石任兵	邱 峰
47	中药药剂学(第2版)	主编	李范珠	李永吉
48	中药炮制学(第2版)	主编	吴 皓	李 飞
49	中药鉴定学(第2版)	主编	王喜军	
50	医药国际贸易实务	主编	徐爱军	
51	药事管理与法规(第2版)	主编	谢 明	田 侃
52	中成药学(第2版)	主编	杜守颖	崔 瑛
53	中药商品学(第3版)	主编	张贵君	
54	临床中药学(第2版)	主编	王 建	张 冰
55	中西药物配伍与合理应用	主编	王 伟	朱全刚
56	中药资源学	主编	裴 瑾	
57	保健食品研发与应用	主编	张 艺	贡济宇
58	*针灸医籍选读(第2版)	主编	高希言	
59	经络腧穴学(第2版)	主编	许能贵	胡 玲
60	神经病学(第2版)	主编	孙忠人	杨文明

61	实验针灸学(第2版)	主编 余曙光 徐 斌
62	推拿手法学(第3版)	主编 王之虹
63	*刺法灸法学(第2版)	主编 方剑乔 吴焕淦
64	推拿功法学(第2版)	主编 吕 明 顾一煌
65	针灸治疗学(第2版)	主编 杜元灏 董 勤
66	*推拿治疗学(第3版)	主编 宋柏林 于天源
67	小儿推拿学(第2版)	主编 廖品东
68	正常人体学(第2版)	主编 孙红梅 包怡敏
69	医用化学与生物化学(第2版)	主编 柯尊记
70	疾病学基础(第2版)	主编 王 易
71	护理学导论(第2版)	主编 杨巧菊
72	护理学基础(第2版)	主编 马小琴
73	健康评估(第2版)	主编 张雅丽
74	护理人文修养与沟通技术(第2版)	主编 张翠娣
75	护理心理学(第2版)	主编 李丽萍
76	中医护理学基础	主编 孙秋华 陈莉军
77	中医临床护理学	主编 胡 慧
78	内科护理学(第2版)	主编 沈翠珍 高 静
79	外科护理学(第2版)	主编 彭晓玲
80	妇产科护理学(第2版)	主编 单伟颖
81	儿科护理学(第2版)	主编 段红梅
82	*急救护理学(第2版)	主编 许 虹
83	传染病护理学(第2版)	主编 陈 璇
84	精神科护理学(第2版)	主编 余雨枫
85	护理管理学(第2版)	主编 胡艳宁
86	社区护理学(第2版)	主编 张先庚
87	康复护理学(第2版)	主编 陈锦秀
88	老年护理学	主编 徐桂华
89	护理综合技能	主编 陈 燕

注:①本套教材均配网络增值服务;②教材名称左上角标有"*"者为"十二五"普通高等教育本科国家级规划教材。

第三届全国高等中医药教育教材
建设指导委员会名单

全国高等中医药教育本科
护理学专业教材评审委员会名单

顾　　问　韩丽沙

主任委员　孙秋华

副主任委员　徐桂华　陈锦秀　张先庚

委　　员（按姓氏笔画为序）

马小琴　刘兴山　池建淮　许　虹　李伊为　陈　燕　陈莉军
郝玉芳　胡　慧

秘　　书　马小琴（兼）

前　言

随着社会的发展、医学模式的转变,人类的健康观也在发生变化。人们更加注重生活的能力、生存的质量,对康复护理的需求日益迫切。康复护理学作为康复医学与护理学交叉的一门新兴学科,发展迅速,被广泛应用于神经、精神、肿瘤、骨伤、内分泌等领域,受到越来越多的重视,康复护理学已成为护理人才培养的主要课程之一。

在此背景下,我们于 2012 年编写了《康复护理学》第 1 版教材。教材出版后,得到国内各护理院校及读者的厚爱和肯定。此次在广泛征求使用意见的基础上,我们自 2015 年 8 月开始《康复护理学》第 2 版的修订工作。本次修订,在保留第 1 版教材经典的结构和内容的前提下,以吸取国内外康复护理新理念、新知识、新方法和新技术,突出康复护理特色,注重康复护理实践为原则,删除第 1 版教材中陈旧的理念、知识、方法及技术,增加康复护理实用技术与常见疾病的康复护理。主要在几个方面做了修订:第一章绪论,由陈锦秀编写,增加了早期康复及最新的残疾概念。第二章康复护理理论基础,由姜贵云编写,夯实了基础理论的内容。第三章康复护理评定,由刘晓松、夏青编写,删除了人体形态评定,增加了心肺功能评定。第四章康复护理方法,由汤继芹、袁群编写,补充完善了康复护理方法。第五章康复护理技术,由张红石、陈焰南、袁群编写,增加了心理康复护理。第六章中医康复护理,由石国凤编写,删除与《中医基础理论》重复的内容,增加传统音乐康复。第七章常见疾病的康复护理,由周文琴、李桂玲、赵清霞编写,增加了慢性阻塞性肺疾病的康复护理。并在每一节增加了案例导入。

本书突出康复护理学的特点,立足于面向本科护理学专业学生及临床护理人员,既可以作为本科护理学专业学生的教科书,也可以作为临床护理人员提升专业能力的指导用书。在本书编写过程中,我们得到了有关专家的支持,参考并引用了国内外大量相关文献,在此一并致谢。由于时间仓促,对书中不足之处,敬希读者不吝指正。

编　者

2016 年 3 月

目　录

第一章　绪论 ………………………………………………………… 1

第一节　康复护理学发展简史 …………………………………… 1

一、西方康复医学发展简史 …………………………………… 1

二、中国康复医学发展简史 …………………………………… 2

三、康复护理学发展趋势 ……………………………………… 3

第二节　康复护理学相关概念 …………………………………… 4

一、康复 ………………………………………………………… 4

二、康复医学 …………………………………………………… 4

三、康复护理与康复护理学 …………………………………… 5

四、残疾 ………………………………………………………… 6

第三节　康复护理工作特点 ……………………………………… 8

一、康复护理工作对象 ………………………………………… 8

二、康复护理工作方式 ………………………………………… 8

三、康复护理工作流程 ………………………………………… 9

四、康复护理与临床护理的联系和区别 ……………………… 10

第四节　康复护理实践 …………………………………………… 12

一、康复护理指导思想 ………………………………………… 12

二、康复护理人员素质要求 …………………………………… 14

三、康复护理人员工作职责 …………………………………… 14

四、康复护理工作领域 ………………………………………… 15

第二章　康复护理理论基础 ……………………………………… 18

第一节　神经功能恢复的理论基础 ……………………………… 18

一、神经功能恢复的理论基础 ………………………………… 18

二、神经损伤的反应 …………………………………………… 21

三、中枢神经的可塑性 ………………………………………… 21

四、神经再生 …………………………………………………… 23

五、神经元的代偿性修复 ……………………………………… 23

第二节　生物力学理论基础 ……………………………………… 24

一、生物力学的基本概念 ……………………………………… 24

二、骨与关节的生物力学 ……………………………………… 25

三、肌肉的生物力学 …………………………………………… 27

第三节 运动学的理论基础 …………………………………… 29
　一、运动对骨骼肌的影响 ………………………………… 30
　二、运动对骨关节的影响 ………………………………… 30
　三、运动对心血管系统的影响 …………………………… 30
　四、运动对呼吸系统的影响 ……………………………… 31
　五、运动对消化系统的影响 ……………………………… 32
　六、运动对代谢的影响 …………………………………… 32
　七、运动对泌尿系统的影响 ……………………………… 33
　八、运动对中枢神经系统的影响 ………………………… 33
第三章 康复护理评定 ………………………………………… 35
　第一节 概述 ……………………………………………… 35
　　一、康复护理评定的作用 ……………………………… 35
　　二、康复护理评定的内容 ……………………………… 36
　　三、康复护理评定的基本过程 ………………………… 36
　　四、康复护理评定注意事项 …………………………… 36
　第二节 运动功能评定 …………………………………… 37
　　一、肌力评定 …………………………………………… 37
　　二、肌张力评定 ………………………………………… 42
　　三、关节活动度评定 …………………………………… 42
　　四、平衡与协调功能评定 ……………………………… 45
　　五、步态分析 …………………………………………… 47
　第三节 感觉功能评定 …………………………………… 49
　　一、评定方法 …………………………………………… 49
　　二、感觉评定的判断 …………………………………… 50
　　三、感觉评定注意事项 ………………………………… 50
　第四节 心肺功能评定 …………………………………… 51
　　一、心功能评定 ………………………………………… 51
　　二、肺功能评定 ………………………………………… 53
　第五节 日常生活活动能力评定 ………………………… 54
　　一、概述 ………………………………………………… 54
　　二、评定方法 …………………………………………… 54
　　三、常用评定工具 ……………………………………… 55
　　四、ADL 评定的注意事项 ……………………………… 58
　第六节 言语功能评定 …………………………………… 58
　　一、失语症评定 ………………………………………… 58
　　二、构音障碍评定 ……………………………………… 60
　　三、言语失用 …………………………………………… 61
　　四、言语功能评定注意事项 …………………………… 61
　第七节 认知功能评定 …………………………………… 61
　　一、记忆评定 …………………………………………… 62

二、失认症评定 ·· 63

三、失用症评定 ·· 64

四、智力评定 ·· 65

五、注意的评定 ·· 66

六、执行功能评定 ·· 66

七、成套认知功能评定 ·· 67

八、认知功能评定注意事项 ·· 67

第八节　心理功能评定 ·· 67

一、人格评估 ·· 67

二、情绪和情感的评估 ·· 68

三、压力与压力应对评估 ·· 69

第九节　生活质量评定 ·· 69

一、基本概念 ·· 69

二、常用评定工具 ·· 70

第四章　康复护理方法 ·· 74

第一节　物理疗法 ·· 74

一、物理因子疗法 ·· 74

二、运动疗法 ·· 80

第二节　作业疗法 ·· 88

一、作业疗法的特点 ·· 88

二、作业疗法的适应证与禁忌证 ·· 89

三、常用作业疗法 ·· 89

四、作业疗法的护理 ·· 90

五、作业疗法的注意事项 ·· 91

第三节　言语治疗 ·· 91

一、言语治疗的原则与形式 ·· 92

二、常用言语训练方法 ·· 92

三、常见言语障碍的治疗与禁忌证 ·· 94

四、言语训练的护理 ·· 94

第五章　康复护理技术 ·· 98

第一节　康复护理环境 ·· 98

一、基本原则 ·· 98

二、环境设施 ·· 99

第二节　日常生活活动能力训练 ·· 101

一、洗漱能力训练 ·· 101

二、修饰能力训练 ·· 102

三、穿脱衣物能力训练 ·· 102

四、摄食能力训练 ·· 104

五、移动能力训练 ·· 105

第三节　体位摆放与体位转移 ·· 106

一、体位摆放 …………………………………… 106
二、体位转移 …………………………………… 109
三、注意事项 …………………………………… 114
第四节　吞咽障碍的康复护理 ………………… 114
一、康复评定 …………………………………… 115
二、康复护理措施 ……………………………… 117
三、注意事项 …………………………………… 120
第五节　呼吸训练与排痰技术 ………………… 121
一、呼吸训练 …………………………………… 121
二、排痰技术 …………………………………… 123
三、注意事项 …………………………………… 124
第六节　排泄功能障碍的康复护理 …………… 125
一、排尿障碍的康复护理 ……………………… 125
二、排便障碍的康复护理 ……………………… 130
第七节　关节活动障碍的康复护理 …………… 132
一、康复评定 …………………………………… 132
二、康复护理措施 ……………………………… 132
三、注意事项 …………………………………… 134
第八节　康复器具的使用与护理 ……………… 135
一、假肢的使用与护理 ………………………… 135
二、矫形器的使用与护理 ……………………… 137
三、助行器的使用与护理 ……………………… 139
四、轮椅的使用与护理 ………………………… 140
五、自助具的使用与护理 ……………………… 142
第九节　心理康复护理 ………………………… 144
一、残疾者的心理和社会问题 ………………… 144
二、心理康复护理原则与目标 ………………… 145
三、常用心理康复护理方法 …………………… 146
第六章　中医康复护理 ………………………… 151
第一节　中医康复护理方法 …………………… 151
一、起居护理 …………………………………… 151
二、情志护理 …………………………………… 152
三、饮食护理 …………………………………… 152
四、针灸康复 …………………………………… 153
五、推拿康复 …………………………………… 153
六、拔罐康复 …………………………………… 154
第二节　传统运动康复 ………………………… 154
一、太极拳 ……………………………………… 155
二、易筋经 ……………………………………… 156
三、五禽戏 ……………………………………… 158

　　四、六字诀 ……………………………………………… 160
　　五、八段锦 ……………………………………………… 163
　第三节　传统音乐康复 ……………………………………… 165
　　一、传统五行音乐 ……………………………………… 165
　　二、传统音乐的康复功能 ……………………………… 166
第七章　常见疾病的康复护理 ……………………………… 169
　第一节　脑卒中 ……………………………………………… 169
　　一、康复护理评估 ……………………………………… 170
　　二、康复护理措施 ……………………………………… 171
　　三、健康教育 …………………………………………… 177
　第二节　脊髓损伤 …………………………………………… 178
　　一、康复护理评估 ……………………………………… 178
　　二、康复护理措施 ……………………………………… 182
　　三、健康教育 …………………………………………… 186
　第三节　脑性瘫痪 …………………………………………… 186
　　一、康复护理评估 ……………………………………… 187
　　二、康复护理措施 ……………………………………… 189
　　三、健康教育 …………………………………………… 192
　第四节　骨折 ………………………………………………… 193
　　一、康复护理评估 ……………………………………… 193
　　二、康复护理措施 ……………………………………… 194
　　三、健康教育 …………………………………………… 198
　第五节　颈椎病 ……………………………………………… 199
　　一、康复护理评估 ……………………………………… 200
　　二、康复护理措施 ……………………………………… 201
　　三、健康教育 …………………………………………… 205
　第六节　类风湿关节炎 ……………………………………… 205
　　一、康复护理评估 ……………………………………… 206
　　二、康复护理措施 ……………………………………… 207
　　三、健康教育 …………………………………………… 209
　第七节　膝关节骨性关节炎 ………………………………… 210
　　一、康复护理评估 ……………………………………… 211
　　二、康复护理措施 ……………………………………… 211
　　三、健康教育 …………………………………………… 213
　第八节　腰椎间盘突出症 …………………………………… 214
　　一、康复护理评估 ……………………………………… 214
　　二、康复护理措施 ……………………………………… 216
　　三、健康教育 …………………………………………… 217
　第九节　慢性阻塞性肺疾病 ………………………………… 219
　　一、康复护理评估 ……………………………………… 219

二、康复护理措施 ………………………………………………………… 220

三、健康教育 …………………………………………………………… 222

　　第十节　冠心病 …………………………………………………………… 223

一、康复护理评估 ………………………………………………………… 224

二、康复护理措施 ………………………………………………………… 225

三、健康教育 …………………………………………………………… 227

　　第十一节　糖尿病 ………………………………………………………… 228

一、康复护理评估 ………………………………………………………… 228

二、康复护理措施 ………………………………………………………… 229

三、健康教育 …………………………………………………………… 232

附录一　我国修订的韦氏记忆量表测试项目、内容和评分方法 …………… 235

附录二　中国韦氏成人智力量表 …………………………………………… 236

附录三　LOTCA 各分测验项目、方法 ……………………………………… 237

附录四　焦虑状态自评量表 ………………………………………………… 239

附录五　抑郁状态自评量表 ………………………………………………… 240

附录六　住院患者压力评定量表 …………………………………………… 241

附录七　Jaloviee 应对方式评定量表 ……………………………………… 242

主要参考书目 ………………………………………………………………… 244

第一章

绪 论

学习目的

通过学习康复医学、康复护理学的基础知识,为本教材后续内容的学习奠定基础。

学习要点

康复护理学相关概念;康复护理工作特点;康复护理指导思想。

康复护理学是康复医学不可分割的一个重要组成部分,是护理专业中的一个新领域。社会经济快速发展、人们对康复需求不断增多,促进了康复医学、康复护理学的蓬勃发展。随着康复医学向临床各科及社区的不断渗透,以及护理模式的转变,康复护理正经历着专业知识的积累、传播、实践及发展阶段。近年来,康复护理质量不断提高,尤其在老年病护理、慢性病护理、创伤性疾病及手术后护理等领域发挥着举足轻重的作用。

第一节 康复护理学发展简史

从世界范围来看,早在古代就有一些简单的康复疗法和康复护理手段的雏形。直到 20 世纪以后,康复医学和康复护理学才得以飞速发展。

一、西方康复医学发展简史

20 世纪是现代康复医学发展的时期。临床医学、运动生理学、神经生理学、行为医学、社会心理学、生物医学工程以及社会经济文化的发展,为现代康复医学发展提供了条件。现代康复医学的发展经历了以下三个阶段。

1. 物理治疗学阶段(1880—1919 年) 这个阶段利用物理因子单纯治疗,如按摩、矫正体操、直流电、感应电、日光疗法、太阳灯、紫外线等。1910 年开始出现康复机构。例如第一次世界大战期间,美国在纽约成立了"国际残疾人中心";美国陆军建立身体功能恢复和康复部,对受伤的军人进行康复治疗;1917 年作业治疗师协会成立。

2. 物理医学阶段(1920—1945 年) 第一次世界大战后,由于战伤及小儿麻痹症所致的残疾人数剧增,刺激了物理医学的迅速发展,如电诊断、电疗,不仅用于治疗,还用于诊断及预防残疾,物理治疗学发展成为物理医学。而第二次世界大战期间伤员较多,为使伤员尽快返回前线,康复医学之父 Howard A.Rusk 在物理医学的基础上,运用多学科综合康复治疗,如物理治疗、心理治疗、作业治疗、语言治疗、假肢及矫形支具装配等,为大量伤病员进行功能恢复的实践,大大提高康复效果,有力地推动了康复医学的发展。

3. 物理医学与康复医学阶段(1946 年至今) 两次世界大战之后,各国战时的伤兵康复机构相继转为和平时期的康复中心,Rusk 等提倡把战时取得的康复经验运用于和平时期,推动了一些重大疾病治疗学的进展。例如,20 世纪 40 年代,Levine 和 Lown 认为心肌梗死后患者长期卧床是不明智的,Goldwater 应用有限制的定量运动,使 60%~70% 心肌梗死后患者恢复工作,为冠心病患者的运动打下实践的基础。1968 年 Sykney Licht 发起成立了"国际康复医学会",并于 1970 年在意大利召开了第一次大会,这标志着康复医学学科的成熟。为加强学科内涵建设,促进国际学术交流与团结,1999 年国际物理医学与康复联盟和国际康复医学会决定合并,成立国际物理医学与康复医学学会(International Society of Physical and Rehabilitation Medicine,ISPRM)。

随着医疗卫生事业的发展,人民生活水平的提高,人口老龄化,慢性病和老年病比例大大增加,加之交通事故和其他意外伤害事件增多,社会上的残疾人口也相应增加。患者的需求已不再局限于单纯的治病,而对机体功能的保存和改善提出了更高的要求,渴望获得良好的生活质量。以上均为康复医学的快速发展提供了社会动力,国家重要方针政策的颁布和实施则为康复医学的发展指明了方向。

二、中国康复医学发展简史

自从人类有了保健及医疗活动,就开始了康复医疗活动。祖先们受自然界中一些现象以及变化规律的启示,对砭石的运用催生了针刺康复治疗,从火的应用找到了灸和熨的治疗方法,祭祀舞蹈启发了"导引术"。1800 多年前华佗模仿五种动物的动作,创造了医学体操"五禽戏",与其后发展的太极拳、八段锦、六字诀等中国传统运动方式一直沿用至今。随着传统经验的积累、医学理论水平的提高,中医康复思想逐渐形成。中医康复医学的大量学术内容,可见于各个时期养生、预防和临床医籍中。

我国现存最早的医学古著《黄帝内经》对经络、腧穴、针灸方法以及适应证等都做了较为详细的论述,为中医预防医学、临床医学和康复医学奠定了理论基础。《灵枢》记载针灸理论丰富而系统,《素问》在论述瘫痪、肌肉萎缩的治疗中,就已重视运用针灸、导引、按摩等方法进行功能康复。《内经》受古代哲学思想影响,把人与自然、人与社会以及人体自身视为一个整体,强调疾病康复应当考虑人体的身心功能以及自然、社会和环境等综合因素,提倡全面康复的原则。《内经》中有关整体辨证康复观和杂合而治的综合治疗及调理思想,与西方康复中针对不同功能障碍拟定个体方案及多学科合作的思想不谋而合,至今仍是中医康复治疗时所遵循的法则。

晋代皇甫谧的《针灸甲乙经》对针灸学做了总结,确定 349 个腧穴的位置、主治、操作、手法及宜忌。唐代孙思邈在《千金要方》中说明了"阿是穴"的取穴法和应用。隋唐时期,按摩疗法已十分盛行,并设立"太医署",掌管医学教育,针灸、按摩分别成为一个专门的学科。

明代是针灸、按摩等传统康复技术发展昌盛的朝代,杨继洲的《针灸大成》、陈会的《神应经》、徐凤的《针灸大全》、高武的《针灸聚英发挥》等都对针灸、按摩做出了巨大贡献。康复医疗范围已扩展至临床内、外、妇、儿科。社会康复事业也普遍开展,《明会要》记载有郡县设养济院收养孤寡孤独残废者;明成祖还在北京建安乐堂,成为当时比较完整的康复疗养机构。著名医家张景岳在《类经附翼·医易》中指出:"医之为道,身心之易也。"明确了"身心"概念,强调疾病康复中必须重视身心功能并行恢复。他在《景岳全书》中还收载了大量的康复方法,尤其针对中老年人的生理特点,提出了一系列康复和养生的医疗保健措施。

我国现代康复医学起步较晚,中华人民共和国成立以后,康复医学才得到迅速发展,康复医学大多是在疗养院、中医院、综合医院的中医科、针灸科、按摩科、理疗科、体疗科、创伤骨科等发展起来。由于我国传统康复医学不断吸取西方康复治疗优点的同时,通过现代科学的研究方法进行深入的研究,使得东西方康复医学有机地融合,形成了具有中国特色的康复医学体系。近年来我国以综合医院为龙头、康复医院为重点、社区康复服务为基础的康复医疗服务体系建设正在迅猛发展。此外,全国各地积极开展多层次的康复医学教育计划,培养大批康复医学专业人才。

三、康复护理学发展趋势

早在 1854 年,南丁格尔就以其在克里米亚战场上取得的丰功伟绩,证实了护理对伤病员康复的重要作用。康复护理学是护理学与康复医学交叉形成的新兴科学,康复护理学的产生和发展离不开康复医学的发展。在康复医学迅速发展的大背景下,康复护理学跨入了快速发展的阶段。近年来我国的康复护理学发展迅速,不仅综合医院组建了康复科,区、县、街道、厂矿、学校的社区康复也正在迅速地向前推进。在这种形势下,人才与技术力量的培养,已成为突出的问题。为此,国家卫生和计划生育委员会、教育部、中国康复医学会等部门举办了大量的培训班,推广康复技术,培养康复人才。护理人员如何将现代康复的理念与护理理论、护理知识、护理方法相结合,康复护理如何实施才能满足患者精神、心理、身体、社会等各个层次的需求,成为康复护理学发展过程中面临的重要课题。

随着"预防—医疗—康复"三位一体大卫生观的提出,预防医学、康复医学得到迅速的发展,医护发展不协调的矛盾更显突出,引起了护理界的重视和呼吁。为适应 21 世纪社会发展的需要,康复护理作为全社会的康复保健事业之一,得到社会工人和各国政府以及各阶层的关注和支持。1997 年"中国康复医学会康复护理专业委员会"在浙江省杭州市成立,部分省康复护理专业委员会随之成立,在多方的积极努力下,康复护理理论、康复护理技术以及康复护理科研方面的工作取得了十分显著的成绩。近几年来,国家颁布了《综合性医院康复医学科管理规范》、《中共中央国务院关于深化医药卫生体制改革的意见》及《"十二五"时期康复医疗工作指导意见》的通知等管理条例,提出"注重预防、治疗、康复三者结合"的方针,构建分层级、分阶段的康复医疗服务体系,其中特别强调早期康复治疗可以避免残疾发生或减轻残疾程度,改善患者生活质量,减轻家庭和社会的经济负担。因此康复护理的领域不仅仅局限于康复专科或康复医院,已经渗透到临床各科护理及社区护理中。这对护理人员提出了新的挑战,护理人员不仅要有护理基础理论和临床实践经验,还要有康复医学及康复护理的理论知识和技能。因此康复护理学课程的开展对于康复护理人员的培养以及临床康复护理工作的顺利进行起着至关重要的作用。对临床康复护理理论和实践的研究使护理界日益认识到康复护理在患者治疗全过程中的地位,预防为主的新康复观

笔记

渗透到各科临床护理中,贯穿于创伤和疾病恢复的全过程,大大推进了康复护理实践和科学研究的进程。

临床康复护理工作重点从对创伤患者残存生理功能的康复护理,逐步延伸至肿瘤、精神病、多种慢性病及重症患者的康复护理。对患者心理障碍的康复也已引起护理界的广泛关注,为使患者以良好的心理状态重返社会,心理康复护理的比重日益加大。

随着医疗技术的发展、康复技术的提高、康复设备的更新,康复护理也在不断凸显自身的优势,患者回归社会的康复目标日益成为可能。社会对残疾人的平等和权利的维护,使康复护理后期效应成为现实,势必大大提高康复护理在社会上的影响力。

第二节 康复护理学相关概念

一、康复

康复(rehabilitation)一词的原意是"复原"、"恢复"、"恢复原来的权利、资格、地位、尊严"等。WHO 对康复的定义是:综合、协调地应用医学的、教育的、社会的、职业的各种方法,使病、伤、残者(包括先天性残疾)已经丧失的功能尽快地、尽最大可能地得到恢复和重建,使他们在体格上、精神上、社会上和经济上的能力得到尽可能的恢复,重新走向生活,走向工作,走向社会。简言之,康复使存在或可能存在功能问题的患者,通过积极的功能训练和综合措施,在一定的生活环境中能够获得或维持最佳的功能。

因此,康复的基本内涵包括:

1. 综合应用医疗、教育、职业、社会和工程等方面的措施,形成医疗康复、教育康复、康复工程、职业康复和社会康复,从而构建全面康复。

2. 以康复对象的功能障碍为核心。

3. 强调功能训练、再训练。

4. 以提高生存质量、回归社会为最终目标。

二、康复医学

(一) 定义

康复医学(rehabilitation medicine)是具有独立的理论基础、评定方法和治疗技术,以功能障碍的恢复为目标,以团队合作为基本工作模式的医学学科,是康复的核心内容,也是医学体系的基本组成部分。WHO 提出,现代医学包括预防、临床、康复与保健四大支柱。在实践中,康复医学与临床医学相互渗透,如利用临床手段矫治或预防残疾,在临床处理早期就介入康复治疗。

(二) 康复医学发展的基础

1. 人类健康需求的变化 心脑血管病、恶性肿瘤等慢性疾病、创伤以及人口老龄化等问题,促进了康复医学、康复护理学的发展。有效的康复治疗护理,对改善或解决此类人群现存的或潜在的功能问题,提高其自理能力和生存质量具有重要意义。

2. 经济发展的需要 社会经济的发展、社会现代化水平和生活水平的不断提高,对康复医疗护理的需求也在不断上升。如工业和交通日益发达,致伤残者比重增加;又如,一些文体活动带来伤残威胁,都促进了康复医学、康复护理学的发展。

3. 应对自然灾害和战争 目前人类还不能完全控制自然灾害和战争,因而自然灾害和战争造成的伤残者,迫切需要进行康复治疗护理。

（三）康复医学服务对象

康复医疗服务的对象主要包括因疾病和损伤所导致的功能障碍者、残疾者、年老体弱者、亚健康状态者。

三、康复护理与康复护理学

（一）康复护理

康复护理是指在总的康复医疗计划实施过程中,为达到躯体、精神、社会和职业的全面康复目的,紧密配合康复医师、康复治疗师和其他康复专业人员,对康复对象进行以功能观为核心的护理活动,从而预防残疾和继发性残疾的发生,或减轻残疾带来的损害,达到最大限度的康复和重返社会。康复护理是实现康复计划的重要组成部分,贯穿于医疗、康复的全过程。康复护理的目的是使患者尽量减少继发性功能障碍,残余的功能和能力得到维持和强化,最大程度地恢复生活能力,提高生存质量,重返家庭,回归社会。

（二）康复护理学

康复护理学是康复医学的一个重要分支,是一门旨在研究病、伤、残者及年老体弱者身体、心理、社会功能康复的康复护理理论、知识、技术及其变化规律的应用科学。随着社会的发展、医学模式的转变,人们对生活质量的要求也不断地在提高,康复护理学已成为现代护理工作的重要组成部分,广泛应用于神经、精神、肿瘤、骨伤、内分泌、心血管等领域。

（三）康复护理的内容

1. 观察病情并做好记录 仔细观察病情及康复训练过程中的功能变化,认真做好记录,提供信息,以利于康复治疗方案的顺利实施。

2. 预防继发性残疾和并发症 早期实施康复护理,可以预防继发性残疾和并发症。如偏瘫患者实施康复护理时应注意保护患侧,避免在患侧输液、牵拉患侧或进行良肢位摆放等,可以预防肩 - 手综合征、肩关节半脱位。脊髓损伤患者定时翻身,可预防压疮。

3. 实施康复护理技术 配合康复医师及其他康复技术人员,对功能障碍者进行功能评定和康复护理。如对脑卒中后软瘫期的患者实施正确的体位摆放,对脊髓损伤的患者进行神经源性膀胱的护理,指导冠心病、慢性阻塞性肺疾病患者正确的呼吸训练方法,对功能障碍者实施日常生活活动能力训练,可预防继发性功能障碍或延缓功能减退,并使训练的效果得到巩固和提高。

4. 训练生活自理能力 "自护观"是康复护理的主要原则之一,通过耐心的引导、训练及健康教育使患者摆脱"病人"角色,掌握"自我护理"技巧,提高其生活自理能力,以适应新生活,重返社会。

5. 心理康复护理 康复护理对象,尤其是残疾人和慢性病患者有其特殊的复杂心理活动。康复护理人员应理解、同情患者,时刻掌握其心理动态,及时地、耐心地做好心理护理工作,引导他们接受现实,认识现有的肢体功能水平,鼓励自尊、自信、自强、自立,尽量发挥残余能力,最大程度地适应新生活,回归社会。

6. 不同时期康复护理的重点 康复护理是以功能障碍为核心,帮助解决功能的改善、代偿、替代和环境改造的有关问题,在伤、病、残的各个阶段,工作重点各有不同:①疾病早期和急性期:应进行全面评估和评定,及时发现现存的或潜在的功能问题,预防功能障碍及二次功能障碍的发生。②功能恢复期:着重于潜在能力的激发、功能障碍的改善和恢复、残余功能的保持和强化、日常生活活动能力的再训练、康复辅助用具的使用指导等。

四、残疾

残疾(disability,disabled)是指先天缺陷或伤病所致的不同程度地丧失正常生活、学习和工作能力的一种状态。2011 年 WHO 对残疾提出新的概念,即残疾是人的一种生存状态,几乎每个人在生命的某一个阶段都有暂时或永久的损伤,而步入老龄的人将经历不断增加的功能障碍。因此,残疾人(disabled person)的称呼已经改变为伴有残疾者(person with disability)。康复护理的对象已不再局限于国家残联认定的残疾人,还应包括由遗传因素、孕期疾病、慢性疾病、传染性疾病、营养不良、外伤等因素导致的功能障碍的人。

(一) WHO 残疾分类

1. 国际残损、残疾和残障分类　1980 年 WHO 推荐的有关国际残损、残疾和障碍分类(international classification of impairments,disabilities,and handicaps,ICIDH)的标准。

(1) 残损:是生物器官系统水平上的残疾。分为 9 大类:视力残损、听力残损、语言残损、认知残损、运动残损、心理残损、内脏残损、畸形、多种综合残损。

(2) 残疾:是个体水平上的残疾。由于残疾使个人日常生活能力受限或缺乏,目前把残疾改称为活动受限。活动受限分为:行为残疾、运动残疾、生活自理残疾、交流残疾、技能活动残疾、特殊技能残疾、环境适应残疾、其他活动方面的残疾。

(3) 残障:是社会水平的残疾。由于残损或残疾,限制或阻碍一个人完成正常的社会作用。残障分为:身体自主残障(生活不能自理)、定向识别残障、行动残障、就业残障、经济自理残障、社会活动残障及其他残障。

2. 国际功能、残疾和健康分类　该分类由 WHO 于 2001 年第 54 届世界卫生大会讨论通过,正式公布了《国际功能、残疾和健康分类》(International Classification of Functioning,Disability and Health,ICF)。ICF 提出的"功能"、"健康"和"残疾"的概念相互独立而又彼此相关。它通过身体结构、个体活动和社会参与能力三个层面来认识人的功能与残疾的相互关系。同时也指出功能和残疾情况,实际上与背景性因素(包括个人因素及环境因素)之间有着动态交互作用。WHO 的 ICF 为我们理解"功能"和"残疾"的概念提供了一种国际通用的语言,也为开展康复医学的评定和评估康复疗效确定了基本法则。

(二) 中国残疾分类

中国残疾人实用的评定标准有 6 类。

1. 视力残疾标准

(1) 盲:①一级盲:最佳矫正视力低于 0.02,或视野半径小于 5°。②二级盲:最佳矫正视力等于或优于 0.02;或视野半径小于 10°。

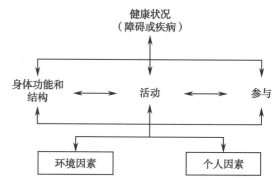

图 1-1　ICF 成分间的交互作用图

（2）低视力：①一级低视力：最佳矫正视力等于或优于0.05，而低于0.1。②二级低视力：最佳矫正视力等于或优于0.1，而低于0.3。

2. 听力残疾标准

（1）聋：①一级聋：言语频率平均听力损失大于91dB（听力级）。②二级聋：言语频率平均听力损失大于71dB，或小于等于90dB。

（2）重听：①一级重听：言语频率平均听力损失大于56dB，或小于等于90dB。②二级重听：言语频率平均听力损失大于41dB，或小于等于55dB。

3. 言语残疾标准

（1）一级：只能简单发音而言语能力完全丧失者。

（2）二级：指具有一定的发音能力，言语清晰度在10%~30%，言语能力等级测试可通过一级，但不能通过二级测试水平。

（3）三级：指具有发音能力，语言清晰度在31%~50%，言语能力等级测试可通过二级，但不能通过三级测试水平。

（4）四级：指具有发音能力，语言清晰度在51%~70%，言语能力等级测试可通过三级，但不能通过四级测试水平。

4. 智力残疾标准　按照WHO和美国智力低下协会（AAMD）的智力残疾标准，根据智商（IQ）及社会适应行为来划分智力残疾的等级。

（1）一级智力残疾（极度缺陷）：IQ小于20。适应行为极差，面容明显呆滞，终生生活全部需要他人照顾，引动感觉功能极差，如通过训练，仅在下肢、手及颌的运动方面有所反应。

（2）二级智力残疾（重度缺陷）：IQ在20~30之间。适应行为差，即使经过训练，生活能力也难达到自理，仍需他人照顾，运动、语言发育差，与人交往能力差。

（3）三级智力残疾（中度缺陷）：IQ在35~49之间。适应行为与使用技能不完全，如生活能力达到部分自理，能做简单的家务劳动，具有初步的卫生和安全知识，但是阅读和计算能力差，对周围环境辨别能力差，只能以简单的方式与人交往。

（4）四级智力残疾（轻度缺陷）：IQ在50~69之间。适应行为低于一般人的水平，具有相当的使用技能，如生活能自理，能承担一般的家务劳动或工作，但缺乏技巧和创造性。一般在指导下能适应社会，经过特殊教育可以获得一定的阅读和计算能力，对周围环境有较好的辨别能力，能比较恰当地与人交往。

5. 肢体残疾标准　该标准通过对端坐、站立、行走、穿衣、洗漱、进餐、如厕、写字八项日常生活活动能力进行评估而分级。能实现1项得1分，实现困难得0.5分，不能实现不得分，按此划分三个等级。

（1）重度一级：完全不能或基本不能完成日常生活活动（0~4分）。

（2）中度二级：能够部分完成日常生活活动（4.5~6分）。

（3）轻度三级：基本上能够完成日常生活活动（6.5~7.5分）。

6. 精神残疾标准　按照WHO"社会功能缺损筛选表"所列10个问题的评分，来划分精神残疾的等级，可分为4级。

（1）一级精神病残疾（极重度）：有3个或3个以上问题被评为2分。

（2）二级精神病残疾（重度）：有2个问题被评为2分。

（3）三级精神病残疾（中度）：只有1个问题被评为2分。

(4) 四级精神病残疾(轻度):有 2 个或 2 个以上问题被评为 1 分。

第三节　康复护理工作特点

一、康复护理工作对象

康复护理的目标是最大限度地恢复、挖掘伤残病弱者的身心功能、防止二次损伤。因此,康复护理工作的对象应包括身心功能下降或障碍者,以及可能出现身心功能下降或障碍者,即伤病者、残疾者、体弱者和亚健康状态者。

1. **伤病者**　包括急、慢性病患者及损伤者。由于患病或损伤,致使身体活动减少或受限,并由此产生功能障碍。这些功能障碍可以是潜在的或现存的,可逆的或不可逆的,部分的或完全的,可以与疾病并存或为后遗症。例如,慢性阻塞性肺疾病(COPD)患者,可因肺疾病的原因引起全身运动能力降低,进一步加重肺功能下降。应对 COPD 患者早期介入正确的呼吸训练,肺部物理治疗及有氧训练,以提高患者的肺功能及运动耐力。因此对于伤病者的康复护理工作,应将早期、主动、全面康复理念贯穿康复护理始终,既能加速功能恢复,又能预防残疾、减轻残疾。

2. **残疾者**　包括先天性和后天性因素所致的残疾者。先天性残疾常因遗传、孕妇子宫内发育环境与产科因素所致新生儿出生时异常或发育过程中出现异常,如先天性心脏病、脑性瘫痪、先天性肢体残缺等。后天性残疾常因疾病、外伤或精神因素等造成明显的身心功能障碍,如肢体残缺、视力障碍、听力障碍、语言障碍、智力障碍、内脏器官功能不全、多重残疾和其他残疾等。据世界卫生组织 2011 年世界残疾报告统计,目前全球超过 10 亿人或 15% 的世界人口带有某种形式的残疾生存,且每年以新增 1500 万人的速度递增。无论在全球范围还是在我国,残疾者都是一个特性突出、需要帮助和关怀的群体。

3. **体弱者**　主要指身体虚弱的老年人。由于老年人体弱多病,绝大多数存在不同程度的退行性改变和功能障碍。研究表明,老年人的功能障碍程度与年龄老化成正比,体弱的老年人已成为康复护理的主要工作对象。为进一步提高老年人的生活质量,康复医学及康复护理的介入是非常必要的。

4. **亚健康**　状态者一般是指机体无明显的临床症状和体征,或者有病症感觉而临床检查找不出证据,但已有潜在的发病倾向,各种适应能力不同程度减退,处于一种机体结构退化和生理功能减退的状态。如不明原因的体力疲劳、神经衰落、腰酸腿疼等。此类人群康复护理的目标是保持和提高身心功能,预防功能障碍的发生。

二、康复护理工作方式

由于人是一个整体,故康复的介入需要多学科共同协调和紧密配合方能达到一致的康复目标。因此,康复医学的基本工作方式常常以团队模式进行。由于康复护理工作是在总的康复治疗计划下进行的,护士作为康复医疗团队的主要成员之一,在康复医疗团队中发挥着重要的作用。

(一) 团队模式

团队模式(team work)是一种涉及多专业和多学科合作,共同致力于患者功能康

笔记

复的工作方式,包括学科内团队、多学科团队及急性期康复模式。

1. **学科内团队模式**　由多种康复专业技术人员组成的康复团队,其主要成员通常包括康复医师、康复护士、物理治疗师、作业治疗师、言语治疗师、心理学家、社会工作者、假肢/矫形器技师等。团队成员对康复治疗的所有结果承担共同的责任。他们共同参与康复目标的确定,提供与目标相关的观察结果,在互相尊重的基础上,共享工作经验,互相学习,取长补短。这个模式的核心思想是将综合性的康复医疗工作分解为各个专项,由多人分工实施。团队合作模式的优点是专业分工细化,综合处理的专业技术水准提升,康复医疗质量提高。

2. **多学科团队模式**　由不同学科的专业人员组成的康复团队。除康复专业技术人员外,团队成员还包括医生、护士、药剂师、营养师等。临床上常利用跨学科、跨专业的特点,把各学科的人力资源纳入康复医疗团队。团队成员相互协助,建立共同的康复目标和计划,从而更加全面、细致地为患者提供康复治疗服务。其目的是避免因专业的过度划分而失去对患者整体的关注,使创伤或残疾患者及其家庭发挥最大的康复潜能。

3. **急性期康复模式**　20世纪医疗的重点在疾病稳定期和恢复期。而21世纪的发展趋向是将康复医疗介入时间点前移到疾病的急性期,国家卫生和计划生育委员会将急性期康复医疗的早期介入纳为重要的工作内容。急性期康复模式强调多学科合作模式,将康复护理的触角延伸到临床各个学科。

(二)多学科团队模式的基本工作模式

1. **团队会议**　团队模式的交流机制是团队会议,旨在为团队成员提供相互交流的平台,使团队成员对患者状态、治疗目标以及实现目标最重要的策略和方针达成共识。团队会议定期在康复治疗现场举行,通常每周一次。会议特别关注治疗结果,一般采取定量分析的方式来记录患者的功能改变,疗效评估通常以回归社会或出院后的结果为依据。

2. **以团队为单位的查房和会诊**　以团队为单位查房已经成为综合医院康复科常用的工作模式。医生查房时相关治疗师和护士共同参与,讨论患者的问题。对于患者的特殊问题,可邀请相关学科或跨学科专业人员进行会诊,共同讨论治疗方案,即"多专业、多学科联合协作"。

三、康复护理工作流程

为了更好地贯彻和开展康复护理,确保康复护理工作的每个环节或工作内容,康复护理工作流程的制定与应用起着关键的作用。临床康复护理工作流程与护理程序一致,按照康复护理评定—提出康复护理问题—制订康复护理目标和计划—实施康复护理计划—进行康复护理评价的步骤进行。

(一)康复护理评定

1. **收集一般资料**　收集有关患者的一般资料,如性别、年龄、病史、用药情况、职业、兴趣爱好、教育程度、生活环境、家庭社会背景等。

2. **康复护理评定**　在整个康复护理流程中,康复护理评定是核心环节,循环贯穿于康复护理的始终。通常住院期间要进行三次评定,即初期、中期、后期评定。每次评定都应同康复医生、物理治疗师、作业治疗师、言语治疗师、心理治疗师、社会工作者等专业人员交换情况和资料,并认真记录,包括记录其他专业的意见和措施,以便全面掌握患者的康复情况,及时修订康复护理计划。

（二）制订康复护理目标和计划

在制订康复护理目标和计划时,康复护理人员首先需认真了解患者损伤发病情况、以往治疗经过、目前身体状况、日常生活活动能力的改变、心理状态、入院目的与希望等,才有利于制订可行的目标和计划。其次康复护理人员需与康复团队其他成员共同协商和制订计划,以利于目标和计划的全面性和整体性。

（三）实施康复护理计划

1. 环境的选择与准备　尽可能选择与患者功能障碍相适应的环境。如:为行走不便的患者提供轮椅及无障碍设施。室内用物的放置应便于乘坐轮椅患者的使用和取放。对于有言语障碍患者,应尽量不安排在同一病室,以免影响相互间的信息交流及丧失语言训练的机会。视觉障碍患者的病室内应避免在地面放置障碍物,室内物品的摆放要固定整齐。

2. 康复护理技术的应用　康复治疗过程中,康复治疗师如物理治疗师、作业治疗师、言语治疗师等,针对患者功能障碍问题进行康复治疗。但这些治疗的时间是有限的。患者接受康复治疗后回到病房继续练习或练习中遇到困难时,则需由康复护理人员来协助。在病房内康复护理训练的目的主要是继续加强患者的功能训练,预防二次损伤,如指导患者进行穿衣训练、进食训练、体位转移、膀胱训练等。

3. 并发症的预防　任何并发症的发生都会影响康复效果,延缓康复进程,甚至危及患者生命。因此,在康复护理工作中除了给予日常生活活动训练的指导与监督,强化良肢位、体位转移等康复护理技术外,在康复护理工作中还需特别注意预防各种并发症的发生,如:压疮、泌尿系感染、肺部感染、直立性低血压等。

4. 心理护理　心理护理工作贯穿于康复护理的全过程。在康复护理工作中应贯彻心理护理的原则与方法,注意观察患者的心理变化,做好安慰、劝解和心理疏导,全面系统地对患者及家属进行心理护理工作。主要内容包括:心理护理咨询、心理护理指导以及执行心理医生的医嘱。

5. 健康教育　健康教育贯穿于康复护理工作始终。由于部分患者将带着残疾回归家庭和社会,他们可能面临巨大的生活挑战,认真做好患者及其家庭成员的健康教育,可以帮助他们树立信心,更好地学会带着残疾适应生活。康复健康教育的主要内容包括:皮肤管理、感染预防、二便管理、残存肌力训练、功能障碍部位关节的保护、各种矫形器的保管方法、营养指导、安全问题管理等。康复健康教育的方法可由康复护理人员灵活掌握,定期组织患者集体听课、观看录像或个案咨询、以家庭为单位的小讲课及示范作业活动等都是行之有效的方法。

（四）康复护理评价

患者出院时,康复护理人员应根据其康复效果对患者在住院期间康复护理目标、护理措施进行评价,不断提高康复护理工作的质量。

四、康复护理与临床护理的联系和区别

康复护理学是康复医学与护理学交叉的一门新兴学科,在医疗体系中占有十分重要的地位。但在现实实践中,由于人们对医学模式理解不完善,对康复医学和康复护理学的作用和地位,不能给予全面而正确的认识,片面地认为康复医学是临床医学实施后的延

续。对于疾病,过分强调临床治疗,忽视康复预防。由于缺乏主动积极的功能锻炼,临床治疗和护理效果受到影响,甚至由于过多的静养,导致不必要的功能障碍,形成恶性循环。因此,如何明确康复护理与临床护理的联系和区别,对于康复护理人员来讲意义非凡。

康复护理与临床护理都是护理学领域中的分支学科,具有共同的护理目标,并在长期的发展中形成了固定的学科研究方向,从不同角度共同体现对人的生物、心理、社会整体性的重视;在护理实践方面既有共同的基础内容,又有两个学科特殊的护理技术。因此康复护理与临床护理的关系非常密切,是相互补充、相互联系的。

(一)康复护理与临床护理的联系

1. 康复护理以临床护理为基础　康复护理技术基于临床护理,如卧床患者的体位摆放与变换、压疮的预防、排便功能的训练、各种留置导管的护理、冷热敷疗法等,本身就是临床护理的内容,所不同的是康复护理要在临床护理过程中体现和实施康复的功能观和目标。如脑卒中患者的体位问题,在临床护理中主要考虑的是预防压疮的发生,因此强调卧床患者每隔两小时要翻身一次。而按照康复护理的理念,在此基础上要考虑如何使患者的功能得到尽快恢复,可通过早期指导患者床上正确体位摆放来预防肢体出现异常的痉挛模式。

2. 康复护理贯穿临床护理始终　康复护理应向临床护理渗透,贯穿临床护理始终。可通过各种方法,如参与临床护理查房、病例讨论,发现患者的功能问题,以利于把握良机,早期介入康复护理,防止因病致残。

3. 康复护理与临床护理共同组成康复团队　康复团队由临床医务人员与康复医务人员组成,对于患者整体功能的康复起着重要的作用。临床医生、护士进入康复团队,参与病例讨论,提供患者的信息,同团队中的其他成员一起对具体的功能问题进行跨学科的协作,帮助患者达到康复目标。护士作为康复小组中不可缺少的成员,其角色可以是教育者、促进者、患者的代言者、变革者、照顾者、协调者、商议者、咨询者、研究者。在很多情况下,护士不仅在小组成员内部起到协调者的作用,而且还需与小组以外的人员合作,如保险、学校、家庭护理和社区卫生机构的工作人员等。因此她们都有责任引导康复进程始终以患者需要、功能的恢复为导向,同小组其他成员一起对具体的功能问题进行跨学科的协作,帮助患者达到康复目标。

21世纪初的康复团队可以通过远程会议、传真、电子邮箱进行沟通。康复小组的一个明显特征是组内成员的非固定性。患者的需要决定团队组成,并在一定程度上扩大每个团队成员充当的角色。然而,患者是康复团队最重要的成员,是制订康复计划和目标的积极参与者。康复团队的其他成员还包括护士、医师、物理治疗师、作业师、言语治疗师、娱乐治疗师、社会工作者、病例管理者、营养师、职业咨询师和心理咨询师等。

(二)康复护理与临床护理的区别

1. 护理对象与目的　康复护理的对象主要有伤病者、残疾者以及年老体弱者,他们存在着各种功能障碍。因此,康复护理的目的主要围绕患者的功能问题,充分挖掘患者的潜能,使其丧失和残余的功能得到最大程度的恢复,生活自理能力得到最大的提高,早日回归家庭,重返社会。而临床护理的对象主要是临床疾病患者,包括急、慢性患者和晚期患者。因此,临床护理的目的主要针对病因,治疗护理原发病,消除致病因素,恢复和增进健康。

2. 护理工作性质与工作内容　康复护理要求患者积极主动地参与功能训练和完

成日常生活活动,护士的主要作用是指导和监督,必要时给予适当的帮助,使患者由被动接受他人护理逐步过渡到主动自我照护,最终改善生活自理能力,是一种"自我护理、主动参与"的模式;临床护理也提倡患者的"主动参与",但因疾病性质不同,仍然存在"替代护理"模式。一般情况下,临床护理随着患者的出院而终止,而康复护理往往要延续到患者出院后。在工作内容上,康复护理对患者进行康复护理评定和功能训练,最大限度地恢复患者的功能,避免出现二次损伤、继发性残疾。

3. 病房管理 康复病房与临床普通病房相比,不仅是治疗疾病的场所,也是进行功能训练的地方。因此,康复病房更加注重患者保护装置、功能训练设备、无障碍设施的设置;在陪伴和探视制度方面,康复病房更具弹性化,一定程度上放宽陪伴和探视制度,以利于家属学习功能训练技术。

第四节 康复护理实践

随着时代的发展、社会的进步和人民生活水平的提高,人们对健康日益重视,对康复护理的需求愈来愈高。为适应现代护理发展的需要,作为一名合格的康复护理人员,不仅需要掌握精湛的康复护理技术,而且要运用康复护理观指导康复护理实践。

一、康复护理指导思想

整体观、功能观、预防观和自护观是康复护理的重要内容和指导思想。随着康复护理学的发展、观念的更新,康复护理指导思想广泛地被临床护理工作者所重视,并有机地结合到康复护理常规工作中。

(一)整体观

整体观是康复学理论体系的重要内容,主要包含三层含义:①康复对象是一个生理、心理、社会、精神、文化等层面组成的整体。②康复对象与环境的整体性。③康复手段和康复团队的整体性。康复医学着眼于整体康复,其涉及的领域包括医学康复、教育康复、康复工程、职业康复、社会康复等(图1-2)。

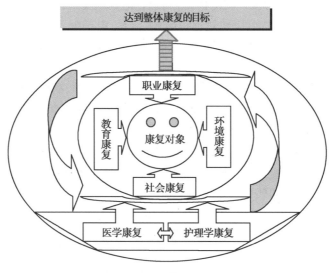

图1-2 康复的整体观

因此,康复护理应以整体康复为基本理念,结合每位患者不同的功能问题,不同的工作环境,不同的生活背景开展个体化的整体康复护理。例如,脑卒中后局部脑组织损害,应该从整体把握患者的全身功能状况如脑卒中后的长期卧床导致的不良生理效应及其他包括心理及社会方面的各种功能障碍、并发症和合并症。

（二）功能观

康复医学是以"功能"为核心的综合性学科,功能是康复医学的永恒目标。康复医学的工作内容主要围绕着功能障碍的问题展开。例如,康复评定、康复治疗训练、替代、适应和补偿、预防都是以解决功能障碍问题为中心。因此,功能观的培养对于康复工作人员具有重要的意义。

康复医学的功能观,并非单纯指某一脏器组织的生理功能,更重要的是要从整体上评价个体、家庭、社会生活以及职业劳动的功能活动,尽早发现患者现存或潜在的功能问题,采取有效的康复护理措施防止二次损伤,从而使患者功能得到最大限度的恢复,有利于早日回归家庭,重返社会。

（三）预防观

康复医学的三级预防与临床医学的三级预防是一致的,它包括以下内容:

1. 一级预防 主要是采取措施预防致残性的损伤和疾病发生。很多残疾的发生是可以避免的,根据造成残疾的原因,有针对性地采取积极有效的预防措施,可消除隐患,减少残疾的发生率。例如加强交通安全教育,预防交通事故造成外伤致残;坚持有氧运动,增强心肺功能等都属于一级预防的措施;又如,生命各个时期的健康教育及保持健康的生活方式;控制危险因素,如戒烟、禁酒、控制体重,控制血脂,减轻精神压力;通过立法,以减少事故数量,降低职业病和发生率;预防意外伤害等都属于一级预防的措施。

2. 二级预防 主要是针对损伤已经出现,采取措施防止发生伤残,预防病损恶化。早发现、早诊断、早治疗是二级预防的重点。在病、伤、残将要发生时,或在病、伤、残发生的早期,只要病情变化稳定,一般情况许可,就应早期介入康复预防,消除或减少致残因素,防止二次损伤。如对上肢骨折的患者早期进行主、被动运动,可减轻肢体肿胀,防止患肢肌肉萎缩、关节僵硬;开展心理康复,防止躯体疾病之后再出现精神障碍。又如,促进残疾人参加社区生活的机会平等,消除建筑设计所造成的建筑障碍等都属于二级预防的措施。

3. 三级预防 主要是针对病损已经发生,而且是不可逆转时,采取措施防止其恶化成为失能或残障。如训练伤残者的自理能力,提供社会职业咨询、指导职业训练,为缺乏自理能力或行动不便者提供适当的居住条件和交通工具;运用各种矫形器或支具等技术补偿和替代康复对象的功能等都属于三级预防的措施。这一阶段还需要广泛的社会干预,如提供社会职业咨询、指导以及职业训练,使患者回归家庭、回归社会;教育群众改善对病损者的态度,为功能不全者提供教育和合适的工作,为缺乏自理能力或行动不便者提供适当的居住条件和交通工具等。三级康复预防的是预防失能及预防失能向残障发展。失能并非一定导致残障,康复工作者做好三级预防则会使更多康复对象重新走向生活,走向工作,走向社会。

（四）自护观

自我护理理论最早是由美国当代著名护理理论家多罗西·奥伦提出,该理论及自护观已经被广泛地应用于临床护理、护理管理、护理教育和护理科研等领域。康复护理强调患者主动参与,侧重"自我护理"和"协同护理",这一观点与自我护理理论的观点相符合。因此,在临床护理实践应用中,康复护理人员可通过完全代偿、部分代偿、支持和教育等方法,帮助病、伤、残者克服自理方面的缺陷,使功能障碍者从被动地依赖他人,转变到充分发挥潜能,生活自理,为重返社会创造条件。例如脑卒中患者按照临床常规护理程序一般是以"替代护理"为主,即让患者被动接受护理,包括翻身、拍背、保持皮肤清洁干燥,适当按摩、被动运动、预防压疮、肺部感染和泌尿系感染等。而从自我护理理论的观点出发,则应根据脑卒中患者不同阶段的自理需求,通过耐心的鼓励、指导、协助和训练等,让患者充分发挥自己的潜能进行自我照顾,达到部分或完全"自我护理"。

二、康复护理人员素质要求

康复护理人员肩负着救死扶伤的光荣使命。康复护理人员素质不仅与医疗护理质量有密切的关系,而且是护理学科发展的决定性要素。因此,作为一名合格的康复护理人员不仅要有扎实的专业知识,而且要不断提高自身素质,有较高的思想境界、良好心理素质、优质的服务态度等,才能全心全意为人民服务,实行社会主义的人道救助。

1. 要有职业归属感 康复护理人员首先应当热爱自己的职业,如果没有这种对康复护理工作的热情,是不可能干好康复护理工作的。有了职业归属感,就能明确地进行职业生涯规划,进一步发展康复护理事业。

2. 要有崇高的奉献精神 由于康复护理工作任务繁重而辛苦,因此作为康复护理人员应具有无私奉献的精神,必要时要放弃个人利益。

3. 要有良好的心理素质 由于康复的对象主要是病、伤残者,在长期的康复治疗过程中,患者常常伴有各种心理问题,如紧张、焦虑、抑郁、愤怒,甚至产生自杀心理等,并且有可能在治疗过程中与康复治疗师、家属产生矛盾而出现新的心理问题。因此,护理人员应以热情的态度去安慰,良好的心理素质去影响、疏导患者。

4. 要有高度的责任心 康复护理的对象是人,康复护理工作关系到生命,关系到患者的身心健康。因此需要护理人员具有对工作兢兢业业、一丝不苟,高度负责的敬业精神。

5. 要有厚实的专业能力 康复护理人员必须掌握专业理论知识;技术操作熟练、准确;善于运用护理程序、康复护理流程对伤病残者实行整体的身心护理。除了具备本专业娴熟、扎实的知识外,还必须掌握相关学科的知识,如社会医学、护理心理学等。

三、康复护理人员工作职责

康复护理人员岗位职责,是医院护理工作客观规律的反映,明确职责分工,可进一步提高康复护理质量。

1. 负责临床常规的护理任务 如做好基础护理,坚持晨、晚间护理及出院护理;做好查对和交接班工作;正确地执行医嘱,按时完成治疗、护理工作;提供相关疾病的健康教育知识;参加危重病抢救工作等临床常规的护理工作。

2. 提供适宜的康复护理技术 在临床护理过程中,能根据患者的功能障碍情况,及时、恰当地实施适宜的康复护理技术,以利于患者功能得到最大限度的恢复。如指导患者进行日常生活活动训练,包括进食、穿脱衣裤、清洁(洗脸、个人修饰)、转移(床上体位变换、床 - 轮椅、轮椅 - 床)、如厕(轮椅 - 坐便器、坐便器 - 轮椅)、入浴等;抗痉挛体位摆放的应用;吞咽功能训练;排泄功能的康复护理;指导患者使用轮椅、假肢、矫形器、自助器具等。

3. 做好督导指导工作 由于护理工作是 24 小时的连续性工作性质,护理人员与患者接触时间最频繁、最密切,所以当患者回到病房后的后续训练,或是练习中有困难出现时,可由护理人员配合康复治疗师,在病区为患者实施物理治疗、作业治疗、言语治疗等。如脑卒中患者的患肩可能出现疼痛、肩 - 手综合征、肩关节半脱位等情况,会导致患者出现新的功能障碍。为了预防这一合并症的出现,在护理工作中要严密观察患者的各方面情况,及时对患者进行康复护理评定,为制订康复护理措施提供基础,并指导患者、家属注意保护患侧肢体,正确地安放合适的体位和实施被动运动,积极预防继发性功能障碍。

4. 定期评定 评定康复护理是康复过程中的重要环节,贯穿于康复护理的始终。通过评定可以了解患者一般状况及主要功能障碍情况,有根据有目的性地提供康复护理措施,并且可以评定康复护理效果,为患者回归社会做好准备工作。

5. 做好协调工作 康复工作是需要一个康复团队协作完成的,所以团队成员如何最大限度地发挥其作用,为患者提供最有效率、最优质的康复服务,需要康复护理工作人员在其中做好协调工作。康复护理人员在康复医师、康复治疗师、患者及社会工作者之间承载着桥梁的作用,在患者住院、回归家庭及重返社会过程中发挥重要的协调作用。

6. 定期检查康复器械 定期检查康复器械的使用和维护情况,如有损坏和遗失尽快查明原因并及时报修,确保器械处于良好的备用状态。

四、康复护理工作领域

目前,康复护理工作的领域涉及专业康复机构、综合医疗机构和社区康复机构。

(一)专业康复机构

专业康复机构,主要是指康复医院或康复中心,其服务对象以稳定期患者为主,提供专业、综合的康复治疗。康复医院一般设作业治疗部(科)、物理治疗部、运动治疗部等部门。治疗师可独立工作,或参与到康复团队,在康复医师的协调下工作。科内分工较细,专业化程度较高,可根据疾病病种划分,如脑卒中康复、脊髓康复、心肺康复等。康复中心一般规模较大,设备先进,人才集中,技术先进,康复资源丰富。

(二)综合医疗机构

康复医学倡导康复医学与临床医学紧密结合,通过与各临床专科的密切合作,其在研究解决各类复杂困难的临床康复问题方面做了大量卓有成效的工作。临床康复在综合医院开展,立足于疾病急性期的早期康复介入,医院康复医学科或康复中心与相关临床专科充分融合,提供及时有效、高水平的康复治疗。

(三)社区康复机构

社区康复以疾病恢复期患者为主,提供基本医疗服务和专业指导,贴近社区和家庭。其主要依靠社区的人力资源,利用初级卫生保健及民政工作网点,使用"适宜技术",即因地制宜、因陋就简地采用简单而经济的技术和设备,满足社区广大群众对社区康复的基本需求。疑难病例可通过双向转诊机制转到综合医院康复医学科或康复中心去治疗。此外,还要进行职业康复、教育康复及社会康复方面的工作,以达到全面康复的目的。目前,社区康复机构主要包括社区卫生服务中心、乡镇卫生院、养老院、护理院等。

学习小结

1. 学习内容

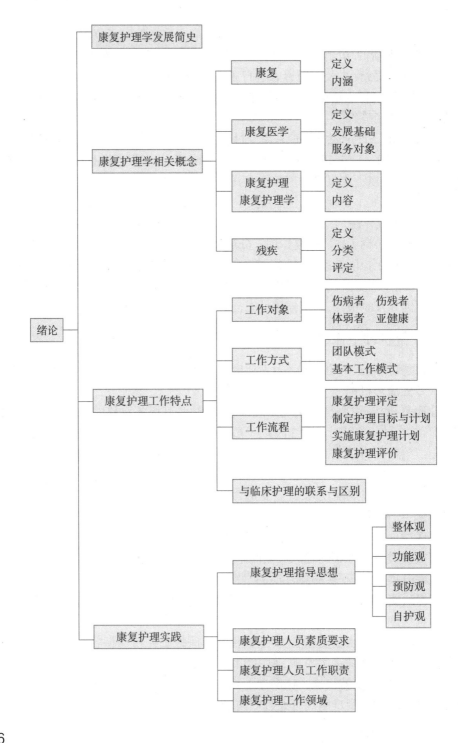

2. 学习方法

学习时要结合课外文献查阅,注重理论与临床实例相结合,深刻理解康复医学、康复护理学的基础知识,明确康复护理整体观、功能观、预防观及自护观在临床康复护理中的作用与意义。

(陈锦秀)

复习思考题

1. ICF 分级与 ICIDH 分类有何区别?
2. 在临床护理中如何贯彻康复整体观、功能观、预防观和自护观?

笔记

第二章

康复护理理论基础

学习目的
通过学习神经功能恢复、生物力学、运动学的理论基础,为常见疾病康复护理的学习奠定基础。

学习要点
神经系统构成及功能;神经元的代偿性修复;骨与关节的生物力学;肌肉的生物力学;运动对人体各系统的影响。

第一节 神经功能恢复的理论基础

一、神经功能恢复的理论基础

神经系统由中枢神经系统(central nervous system,CNS)和周围神经系统(peripheral nervous system,PNS)组成,前者指脑和脊髓,后者指脑和脊髓以外的部分,二者在功能和结构上有连续性。神经系统内含有神经细胞和神经胶质细胞两大类。神经细胞又称神经元,是构成神经系统结构和功能的基本单位,神经元的主要功能是接受刺激和传递信息。典型的神经元由胞体和突起两部分组成,胞体是神经元的代谢中心,突起可分为轴突和树突每个神经元只发出一条轴突,长短不一。轴突和感觉神经元的长树突二者统称为轴索,轴索外包有髓鞘或神经膜,称为神经纤维,其主要功能是传导兴奋。神经纤维末端称为神经末梢。根据神经元的功能,可分为感觉神经元、运动神经元和联络神经元。感觉神经元又称传入神经元,一般位于外周的感觉神经节内,感觉神经元的周围突接受内外界环境的各种刺激,经胞体和中枢突将冲动传至中枢;运动神经元又名传出神经元,一般位于脑、脊髓的运动核内或周围的自主神经节内,它将冲动从中枢传至肌肉或腺体等效应器;联络神经元又称中间神经元,起联络、整合等作用(图 2-1)。

人类神经系统还含有大量的神经胶质细胞,其数量约为神经元的 10~50 倍,胞体较小,不具有传导冲动的功能。神经胶质对神经元起着支持、绝缘、营养和保护等作用,并参与构成血脑屏障(图 2-2,图 2-3)。

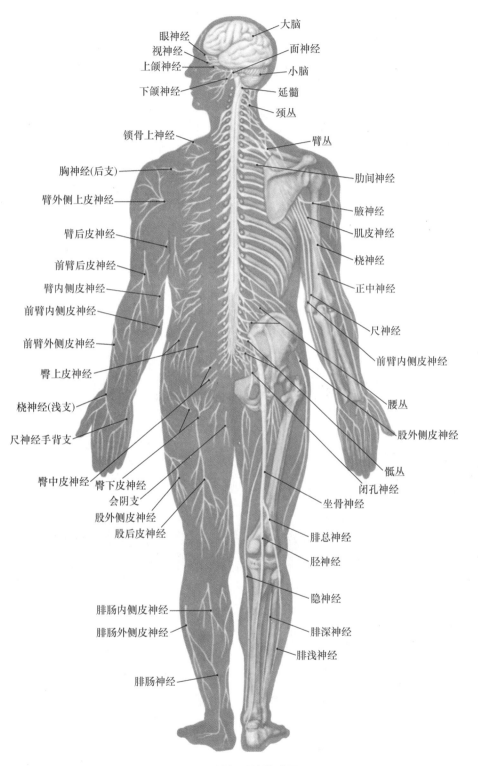

眼神经
视神经
上颌神经
下颌神经
大脑
面神经
小脑
延髓
颈丛

锁骨上神经
臂丛

胸神经(后支)
肋间神经

臂外侧上皮神经
腋神经
肌皮神经
桡神经

臂后皮神经

前臂后皮神经
正中神经

臂内侧皮神经

前臂内侧皮神经
尺神经

前臂外侧皮神经
前臂内侧皮神经

臀上皮神经
腰丛

桡神经(浅支)
股外侧皮神经

尺神经手背支

骶丛
闭孔神经
坐骨神经

臀中皮神经　臀下皮神经
会阴支
股外侧皮神经
股后皮神经

腓总神经
胫神经

隐神经

腓肠内侧皮神经

腓肠外侧皮神经
腓深神经

腓浅神经

腓肠神经

图 2-1　神经系统模式图

笔记

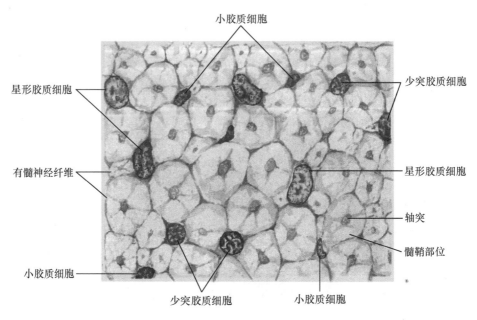

小胶质细胞

星形胶质细胞

有髓神经纤维

小胶质细胞

少突胶质细胞

少突胶质细胞

小胶质细胞

星形胶质细胞

轴突

髓鞘部位

图 2-2 中枢神经系统的各种神经胶质细胞

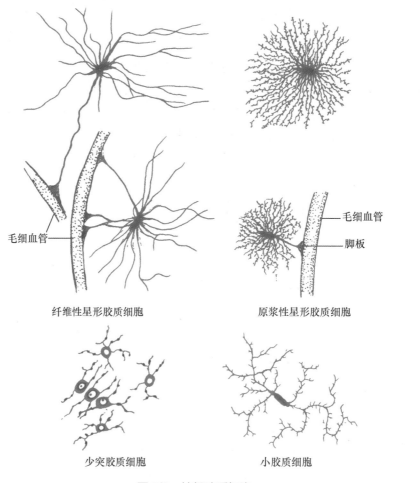

毛细血管

毛细血管

脚板

纤维性星形胶质细胞

原浆性星形胶质细胞

少突胶质细胞

小胶质细胞

图 2-3 神经胶质细胞

二、神经损伤的反应

各种物理性创伤、化学物质中毒、感染、慢性疾病以及老化、营养代谢障碍等均可使神经系统发生损伤性反应。神经系统对于损伤的反应取决于损伤的性质、部位和损伤因素作用时间的长短。

中枢神经损伤时,除损伤区域的神经组织直接受损外,同时也继发动力性损伤,如脑卒中引起的缺血、缺氧继发的神经元胞膜的改变,细胞外 Ca^{2+} 大量内流,随后发生的细胞内级联反应,细胞变性、肿胀,挤压邻近组织细胞,可进一步加重脑组织缺血、缺氧,加重脑损伤,继而引起脑功能的进一步缺失。缺血半暗区是指脑缺血性损伤发生后,位于中央坏死区周围缺血程度相对较轻的脑组织,病变有一定的可逆性,如在损伤早期进行积极干预,可减少脑细胞死亡。脊髓损伤早期主要是局部出现水肿和神经元变性,胶质细胞浸润;由于轴突离断出现的逆行性溃变,灰质神经元核周体变性,胞体细胞器减少;白质的上、下行纤维由于与胞体离断,出现典型的 Waller 变性、轴突变性、髓鞘崩解。晚期的变化为瘢痕增生、囊肿、硬膜粘连、溶血性硬脊膜炎、神经胶质化。

三、中枢神经的可塑性

在内外环境因素的刺激下,神经系统发生结构和功能的改变,并维持一定的时间,这种变化就是可塑性(plasticity)或可修饰性(modifiability),是神经系统对内外环境刺激伤害等行为的反应能力,是生物体学习新技能、建立新记忆及损伤后修复的基础,同时也是某些病理过程发生发展的基础,如癫痫。

(一) 不同时期神经系统的可塑性

广义的神经系统可塑性即指神经系统改变的能力,神经系统结构和功能的可塑性是神经系统的重要特性,这种变化贯穿于生物体发育期、成年期及老年期的全过程。

1. 发育期　神经系统在发育期会受到不同刺激因素的作用,使相关部位的神经连续发生改变,如建立新的突触联系、神经环路的形成和发展等。因此,环境因素与基因共同决定了神经系统的可塑性。同等程度的神经损伤如发生在发育期或幼年,其功能恢复往往比成年人好。

2. 成年期　在发育成熟的神经系统内,神经回路和突触结构仍能发生适应性变化,如突触更新和突触重排等,这也是生物体成年后适应环境、学习及损伤修复的基础。如脑卒中后偏瘫患者,在进行康复训练和药物治疗后瘫痪侧肢体功能可逐步改善或恢复,这说明大脑皮质有重组能力,损伤区的功能得到了代偿。

3. 老年期　成年以后,神经系统即开始发生退行性改变,即脑老化(aging of the brain)。脑老化是指脑生长、发育、成熟到衰亡过程中的最后一个阶段,包括一系列生理、心理、形态结构和功能的变化。其表现以脑功能的降低、减弱和消失为特征。

(二) 神经系统可塑性

神经损伤后可塑性的改变既包括损伤区残存组织细胞的改变,也包括邻近脑组织及对侧脑组织的代偿。脑损伤后功能的修复涉及相关脑区、核团神经元内结构和突触水平的改变。

1. 突触功能的调整

(1) 突触长芽:突触长芽有两种形式,一种为再生长芽,是消失的神经突触本身的真正再生,较少见,即从损伤轴突的断端向损伤区生长,由于速度慢、距离长,易被神经胶质细胞包围形成神经胶质瘢痕,使轴突无法进入损伤区,无法恢复神经支配。另一种为侧枝长芽,较常见,是从最靠近损伤区的正常轴突向侧方伸出分支去支配损伤的区域,由于轴突本身正常、距离近,可迅速恢复支配。反映了功能代偿或再建的实质。

(2) 长时程增强和长时程抑制:神经系统受到刺激后可促使突触内 Ca^{2+} 浓度发生改变,致使突触传递效率增强或降低,即长时程增强(long-term potentiation,LTP)或长时程抑制(long-term depression,LTD)。

(3) 潜伏通路和突触的启用(unmasking):指已经存在的但没有发挥作用的通路在主要通路失效时开始发挥主要作用。这一现象常于伤后数周出现,引发一定的自发恢复,但这种恢复是很不充分的。

(4) 突触效率的改变:CNS 可塑性的一个重要表现即突触效率的改变。其方式主要有:①侧枝长芽时突触的前端扩大,增加信息传输的面积和效率;②侧枝长芽时使单突触变为双突触;③使新生的突触更靠近细胞体;④增加突触间隙的宽度;⑤增加神经递质的数量;⑥改变细胞膜的通透性,从而改变细胞的兴奋性等。

2. 神经递质的改变 神经损伤后 N- 甲基 -D 天门冬氨酸(NMDA)、γ- 氨基丁酸等神经递质及相应受体都发生相应的改变,对神经功能进行调整。

3. 系统间的功能重组 即损伤后由功能不完全相同的另一系统来承担损伤组织的功能。其形式有:①古旧脑的代偿:哺乳类动物的脑在发育上可分为古、旧、新 3 个部分。新的部分在人脑的最外层,占人脑的大部,位置外露,由终末血管支配,难以形成侧支循环,古、旧脑部分在内层,血运丰富,在新脑部分损伤后,其较粗糙和较低级的功能可由古、旧脑代偿;②邻近或对侧脑组织的代偿:已有很多证据证实一侧大脑半球损伤后,其功能可由对侧半球代偿;而在一侧大脑半球部分损伤后,其功能可由邻近脑组织或对侧大脑半球代偿。

4. 内环境因素 神经系统的可塑性还受到内环境等各种因素的影响。

(1) 神经生长因子(Nerve Growth Factor,NGF):对神经系统的分化发育起重要作用。神经系统内存在各种神经生长因子,如脑源性神经生长因子、胶质源性神经生长因子、成纤维细胞生长因子等,可促进神经元生长发育,增加伤后神经元的存活,对抗神经毒性,保护神经元,促进神经轴突长芽、促进正确神经环路的形成等。

(2) 热休克和早期反应基因:热休克基因(heat shock gene)多为 72KD 的蛋白,故又称热休克蛋白 72(heat shock protein,72HSP),其一部分存在于正常细胞中由应激导出,另一部分不存在于正常细胞中,也由应激导出。在脑卒中、颅脑外伤时 72HSP 增多,对 CNS 有保护和修复的作用。

(3) 血管新生:血管生成素(angiopoietin,ANG)家族及其受体、血管内皮生长因子(vascular endothelial growth factor,VEGF)及其受体等能够介导血管生成,促进血管新生,在侧支循环的形成中发挥非常重要的作用。神经损伤后血管的新生、侧支循环的建立等是神经系统发生可塑性变化的基础,也是生物体功能恢复的基础。

5. 外环境因素

（1）促进脑功能恢复的药物：目前已有一些促进脑功能恢复的药物在临床上应用，如神经节苷酯、自由基清除剂、Ca^{2+}拮抗剂等。

（2）环境的影响：目前研究认为环境强化（environmental enrichment，EE）可促进大脑皮质的发育，有利于脑损伤后受损神经功能的恢复。如"卒中单元"的康复模式就应用了这一理论。

（3）功能恢复训练：是影响中枢神经系统可塑性极其重要的外界因素，在损伤早期、中期、晚期都有非常重要的作用。功能恢复训练，是通过重新学习恢复原有功能的过程；是通过与他人和环境的相互作用，练习在接受刺激时及时和适当地做出反应；练习适应环境和重新学习生活、工作所需技能的过程。

四、神经再生

神经损伤后的再生修复是十分复杂的病理生理过程，涉及从分子、细胞到整体的各个层次的变化。在人类神经再生主要指周围神经轴突的再生，其再生的前提是必须有能行使功能的胞体存在。

（一）再生过程

神经系统损伤后的再生是神经可塑性的一种表现，完整有效的再生过程包括再生轴突的出芽、生长和延伸，与靶细胞重建轴突联系、实现神经再支配而使功能修复。

（二）影响神经再生的因素

神经再生是非常复杂的病理生理过程，它涉及神经元本身和有关神经元微环境的各个方面。

1. 胶质细胞和施万细胞的增殖和分泌　中枢和外周神经的共同特点是损伤引起胶质细胞和施万细胞的增殖和分泌，这种增殖和分泌所产生的效应是双向性的，适当的增殖有利于再生轴突的生长，但过度增殖所形成的瘢痕则阻碍再生轴突的生长和延伸，并使再生轴突再次退变。

2. 神经因子　多数神经因子能促进神经元生长和存活，但能刺激神经元生长的很多活性物质并非都是神经因子。已知的神经因子有神经生长因子、成纤维细胞生长因子等，可促进神经再生。促进突起生长的因子在发育的过程中其基因表达常出现时相变异，对不同种类的神经元还有明显的作用选择性。

3. 神经细胞黏附分子　它是质膜上的整合蛋白，通过粘连和导向作用不仅影响神经突起的生长、延伸和树突分支而调节神经元的形态，还可借此影响神经元细胞骨架蛋白的分配、聚合和细胞骨架的组装。

4. 环境因素的刺激　多种环境因素均可影响神经再生，如外源性的神经生长因子，电、磁等物理刺激以及功能训练等。

五、神经元的代偿性修复

神经损伤后的代偿性修复是一个十分复杂的过程，在损害因素造成神经损伤的同时，也启动了神经修复反应。成年脑损伤以后，有一定的神经发生，新产生的神经细胞需要整合到原有的神经环路中才能发挥作用。尽管如此，成年脑内的新生神经元数量很少，难以代偿丧失的功能。神经元和神经胶质细胞还可分泌多种神经递质

笔记

及神经生长因子,促进原有神经细胞的生存及新生神经元的迁移。与此同时,损伤周边正常的神经元在损伤因素及环境刺激的作用下可发生可塑性变化,进行功能重组。例如,在脑缺血发生后,可激活自身的神经干细胞增殖、迁移、分化,但增殖的神经干细胞数量非常有限,受损功能的恢复在很大程度上依赖可塑性改变,如突触功能的调整、神经递质的改变及邻近或对侧脑区的代偿等,可代偿或部分代偿受损的功能。

 知识链接

脑损伤后功能重组的过程

脑可塑性的发生和功能的重组是一个动态变化的过程,脑损伤后功能重组可分为四个阶段:①脑卒中后的即刻改变,整个神经网络都处于一种抑制状态;②主要是未受损半球的增量调节和过度活动;③双侧半球运动相关区域的激活减低,在这一阶段,残存的神经网络建立新的平衡;④卒中后恢复的慢性阶段。

脑卒中后功能重组的动态变化提示,在脑卒中的不同恢复时期,应采用不同的康复措施以促进脑功能的重组及运动功能的恢复。

第二节　生物力学理论基础

一、生物力学的基本概念

生物力学(biomechanics)是研究力作用于人体和其他生物体上的规律的一门学科,是力学、生物学、医学等学科相互渗透的学科。动力学主要研究各种力对主体的作用,它可使身体移动或保持平衡,也可使组织损伤或变形。按照力学观点,人体或一般生物体的运动是神经系统、肌肉系统和骨骼系统协同工作的结果。神经系统控制肌肉系统,产生对骨骼系统的作用力以完成各种机械动作。运动疗法是重要的康复治疗方法,治疗中骨骼系统对力的耐受性、活动性决定了运动疗法的效果。因此,了解运动器官各部分的力学特性及其与运动之间的相互关系是非常重要的。

（一）作用于人体的力

人体受力包括外力和内力两大类:

1. 外力　指外界环境作用于人体的力。包括:①重力;②静力及动力支撑反作用力;③摩擦力;④流体作用力;⑤器械的其他阻力(图2-4)。

2. 内力　指人体内部各组织器官间的相互作用力。包括:①肌肉收缩时产生的力;②各组织器官间的被动阻力;③各内脏器官的摩擦力;④流体阻力。机体在外力和内力的共同作用下运动,满足人体适应环境的需要。

（二）力和应变

单位面积上的作用力称应力。物

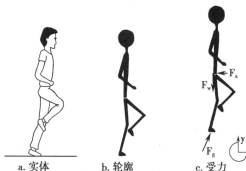

a. 实体　　b. 轮廓　　c. 受力

图2-4　人体跑步的自由受力图

体受外力作用发生形状和大小的改变称形变。在一定的形变限度内,当解除外力后,物体能够完全恢复原状的变形称弹性形变,其基本形式有长度形变、体积形变和形状形变。当一个细长物体受到纵向牵拉或挤压时,形变主要发生在沿作用力方向的长度改变,即长度形变。当物体受到压强作用,体积发生变化而形状不改变的形变称体积形变。只有形状改变而不发生体积改变的剪切形变,如一弹性长方体,在两对平行切面上施加一对大小相等、方向相反、作用线平行的剪切力的作用所发生的形变即剪切形变,其对应的应变为剪切应变。

(三)刚体

在外力作用下,物体的大小与形状不发生改变的物体称为刚体。理论上,刚体是指在任何载荷下都不发生变形的物体。在实际研究中,当有些部分在特定载荷下的变形与该研究中其他部分的变形量相比极其微小可忽略不计时,则可将该部分视为刚体。因此,刚体是由实际物体抽象出来的力学简化模型,生物力学把人体看成是由多个刚体系统组成的。如在腰椎运动中,椎体与椎间盘、韧带、关节囊相比,变形量极小,因而可被视为刚体,而椎间盘等其他物体则视为塑性物体。

(四)力矩和力偶

力矩是力对物体转动作用的量度,是力和力臂的乘积。人体的各种运动多是肌肉的拉力矩作用于相应关节,使之绕关节轴转动而实现的。通常把两个大小相等、方向相反、作用线相互平行且不在同一条直线上的一对力称为力偶。它们作用在刚体上可改变刚体的转动状态。

二、骨与关节的生物力学

骨骼系统是人体重要的力学支柱,作用是保护内脏器官并为肌肉提供坚强的动力联系和附着点,以利于肌肉收缩和身体运动。骨组织主要由骨细胞、有机纤维、黏蛋白、无机结晶体和水组成,具有相应的力学性能。骨的力学性能受年龄、性别、部位的影响。

(一)骨骼生物力学

1. 骨的力学性能 强度和刚度是骨的重要力学性能。当骨受到一定的应力作用时,如果在骨组织的弹性区内加载,骨组织将发生一定的变形,去除应力后可恢复,骨组织并不产生永久变形;若应力进一步加大,超过骨组织的弹性区,去除应力后骨组织将出现永久变形;如应力继续加大,达到骨组织的极限断裂点,骨组织断裂。

2. 不同应力下骨的性能 不同方向的力或力矩施加在骨上,可以产生骨的变形:①拉伸:在拉伸应力的作用下,骨组织变长变细,达到极限时可致骨折,如常见的撕脱骨折;②压缩:在压缩应力的作用下,骨组织变短变粗。由压缩应力所致的骨折常见于脊椎;③剪切:在剪切应力的作用下,骨组织内部发生角变形;④弯曲:在弯曲应力的作用下,骨组织可发生与应力方向相同的弯曲形变,是导致骨折的常见作用力;⑤扭转:在扭转应力的作用下,骨组织绕中轴发生扭转,越外侧应力越大;⑥联合载荷:在生物体内,由于骨骼几何结构的不规则性及人体运动的复杂性,骨极少受到单一应力的作用,其所受的应力是综合的。骨骼的层状结构充分发挥其力学性能,骨组织在这些不同的力的作用下,发生综合的改变。

3. 应力对骨生长的作用 骨是能再生和修复的活性组织,骨骼长期处于破骨细胞及成骨细胞的平衡中,一旦这种平衡被打破,骨骼的完整性和稳定性会出现变化。

25

研究表明,骨骼都有其最适宜的应力范围,应力过高或过低都会使其吸收加快。如瘫痪的患者,骨骼长期缺乏肌肉运动及重力的应力作用,使骨吸收加快,产生骨质疏松。另外,失重也可造成骨钙丢失,可见于宇航员等。骨折后的骨愈合需骨痂形成,而骨痂的形成需要应力作用。机械应力对骨组织是有效地刺激,骨的重建是骨对应力的适应,骨在需要应力的部位生长,在不需要的部位吸收。制动或活动减少时,骨缺乏应力刺激而出现骨膜下骨质的吸收,骨的强度降低。骨折钢板内固定,载荷通过钢板传递,骨骼收到的应力刺激减少,骨骼的直径缩小,抗扭转能力下降。相反,反复承受高应力的作用,可引起骨膜下的骨质增生。

(二) 关节的生物力学

关节的结构极为复杂,包括骨、软骨、周围软组织等,关节又是脊柱、四肢等赖以活动的基础,因此在康复治疗中必须充分了解关节的各种特性。

1. 关节的分型 依据关节运动的轴心及自由度可将关节分为:

(1) 单轴关节:此类关节只能围绕一个运动轴在一个平面上运动。包括:①滑车关节:如指间关节、肱尺关节等,可沿额状轴在矢状面上运动;②车轴关节:如近、远侧桡尺关节,可沿垂直轴在水平面上运动。

(2) 双轴关节:此类关节可绕两个相互垂直的轴在两个平面上运动。包括:①椭圆关节:如桡腕关节,可在额状轴和矢状轴上做屈伸、外展、内收运动;②鞍状关节:如拇指腕掌关节,可作屈伸及收展运动。

(3) 三轴关节或多轴关节:此类关节可在三个互相垂直的运动轴上做屈伸、收展、旋转等多个方向的运动,包括:①球窝关节:如肩关节;②杵臼关节:如髋关节;③平面关节:如肩锁关节、腕骨和跗骨间诸关节。

2. 关节的生物力学特性 关节的生物学功能主要取决于关节的活动度和稳定性。一般情况下,上肢关节活动度较大,下肢关节稳定性较充分。关节的生物力学特性受到多种因素的影响:①构成关节两个关节面的弧度之差;②关节囊的厚薄与松紧度;③关节韧带的强弱与多少;④关节周围肌群的强弱与伸展性。一般情况下,骨骼和韧带对关节的静态稳定起主要作用,肌肉拉力则对关节的动态稳定起次要作用。

(1) 关节软骨的生物力学:关节软骨是覆盖在活动关节骨质表面的一层透明软骨,为 1~5mm 的致密白色结缔组织,关节软骨没有单独的血液和淋巴供应,主要依赖软骨下骨组织提供软骨下部近 1/3 的血供,其余依赖滑膜周围毛细血管的渗入。关节软骨有其独特的生物学特性:①渗透性:关节软骨的渗透性与组织内水分的含量呈正相关,与蛋白多糖的含量成负相关;②黏弹性:关节软骨的黏弹性,当软骨受到的压力不变时,随着时间的延长,关节软骨的形变增加;③剪切性:关节软骨中层胶原蛋白的随机分布,使其具有剪切 - 应变性;④拉伸性:当关节软骨受到牵拉或压缩时,其容积发生变化。

(2) 胶原组织的生物力学:组成关节的韧带、肌腱、皮肤等都包含有胶原组织。胶原组织主要由三种类型的纤维组成,即胶原纤维、弹性纤维和网状纤维。胶原纤维主要为组织提供强度和刚度,弹性纤维在组织受到应力作用时提供延展性,而网状纤维提供容积。胶原组织的另一种成分是基质,可减少纤维间的摩擦。对于构成关节的不同组织(韧带、肌腱、皮肤等),由于各种胶原纤维、基质的构成和排列不同,其生物力学性能也不同。例如韧带主要由胶原纤维构成,主要功能是稳定关节、支持关节运动并防止过量运动。韧带的强度主要由韧带的粗细、形状等决定,韧带的横截面积越大,与载荷方向一致的纤维数越多,强度就越大。

三、肌肉的生物力学

(一) 肌肉的力学特性

1. 伸展性和弹性　肌肉的伸展性是指肌肉放松,在外力作用下其长度增加的能力;肌肉的弹性是指当外力去除后,肌肉恢复原来长度的能力。

2. 运动单位募集　指进行特定活动时,通过大脑皮质的运动程序,调集相应数量的运动神经元及其所支配的肌肉纤维的兴奋和收缩过程。运动单位募集越多,肌力就越大。运动单位募集受中枢神经系统功能状态的影响,当运动神经发出的冲动强度大时,动员的运动单位就多;当运动神经冲动的频率高时,激活的运动单位也多。

3. 杠杆原理　肌肉附着于骨骼和关节,所有关节运动都存在着杠杆原理。任何杠杆均分为三个部分:力点、支点和阻力点。在人体上,力点是肌肉在骨骼上的附着点,支点是运动的关节中心,阻力点是骨杠杆上的阻力,与运动方向相反。根据力点、支点和阻力点的不同位置关系,可分为三类杠杆。第一类杠杆(平衡杠杆):支点在力点与阻力点之间。它可用小的作用力平衡较大的阻力。枕寰关节即为平衡杠杆。枕寰关节为支点,颈后肌的牵拉力为 F,头的重量为 W,借平衡杠杆维持头的平衡。第二类杠杆(省力杠杆):阻力位于作用力与支点之间。阻力臂小于作用力臂,故机械效益较大。因此用较小的力即可支起较大的重量如提踵运动时,支点相当于跖趾关节,小腿三头肌收缩产生拉力,身体阻力在踝关节中立向下,因此可用较小的力支起较大的体重,在行走、跑、跳时起作用。第三类杠杆(速度杠杆):作用力点位于支点与阻力点之间。如手提重物屈肘,肱二头肌为作用力,阻力在手部,肘关节为支点,作用力臂小于阻力臂,通过较大的作用力来赢得重物距离的移动,对速度和关节活动度有利。

人体中多数是一、三类杠杆,其特点是将肌腱的运动范围在同方向或反方向上放大,比较费力,肌肉附着点越靠近关节越明显。这种排列的生物学优势是肌肉集中排列,能使四肢更轻、更细。若一块肌肉跨过关节分别止于两块骨上,一块固定,另一块可动,那么肌肉收缩可产生两个效应即转动效应和关节的反作用力(图 2-5~ 图 2-7)。

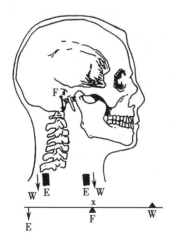

图 2-5　第一类杠杆
W:重量,重(阻)力点;W:力,力点;F:支点

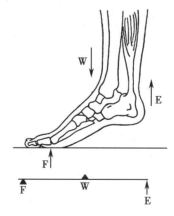

图 2-6　第二类杠杆
W:重量,重(阻)力点;W:力,点;F:支点

(二) 肌肉的类型

根据肌细胞分化情况可将肌细胞分为骨骼肌、心肌和平滑肌。根据骨骼肌在运动中作用的不同,将骨骼肌分为原动肌、拮抗肌、固定肌和协同肌。

1. 原动肌(agonist)　在运动的发动和维持中一直起主动作用的肌肉称原动肌。

2. 拮抗肌(antagonist)　与运动方向完全相反或发动和维持相反运动的肌肉。原动肌收缩时,拮抗肌协调地放松或做适当的离心收缩,以保持关节活动的稳定性及增加动作的精确性,并能防止关节损伤。如在屈肘运动中,肱二头肌是原动肌,肱三头肌是拮抗肌。在做不同的运动时,原动肌与拮抗肌的作用可相互转化。

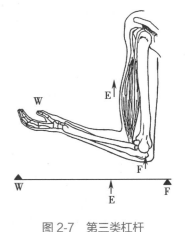

图 2-7　第三类杠杆
W:重量,重(阻)力点;W:力,力点;F:支点

3. 固定肌(fixator)　为了发挥原动肌对肢体的动力作用,需将肌肉近端附着的骨骼作充分固定,起这种固定作用的肌肉即为固定肌。如肩关节,当上臂下垂时,冈上肌起固定作用。

4. 协同肌(synergist)　一块原动肌跨过一个单轴关节可产生单一运动,如多个原动肌跨过多轴关节或多个关节,可产生复杂的运动,包括需要其他肌肉收缩来消除某些因素,这些肌肉可辅助完成某些动作称为协同肌。

在不同的运动中,某块肌肉可担当原动肌、拮抗肌、固定肌或协同肌等不同的角色。即使在同一运动中,由于重力的协助或抵抗力不同,同一块肌肉的作用也会改变。

(三) 肌细胞结构和收缩

以骨骼肌为例,每个肌细胞即肌纤维都含有大量的肌原纤维。肌原纤维的全长呈规则的明暗交替,分别称明带和暗带。暗带的长度比较固定,其中央有一段相对透明的区域称为 H 带,它的长度随肌肉所处状态的不同而有变化。在 H 带的中央有一条横向的 M 线。明带的长度是可变的,在肌肉安静时较长,收缩时变短。明带的中央也有一条横向的暗线,称 Z 线。肌原纤维上每两条 Z 线之间的结构称为肌小节。肌小节的明带和暗带包含更细的、平行排列的丝状结构,称为肌丝。暗带中含有的肌丝较粗,称为粗肌丝;明带中的较细,则成为细肌丝。细肌丝由 Z 线结构向两侧明带伸出,必然有一段要深入暗带和粗肌丝处于交错和重叠状态。肌肉被动拉长时,肌小节长度增大,运动时细肌丝由暗带重叠区拉出,使明带长度增大。

肌细胞的收缩机制多由滑行学说来解释。肌细胞收缩时肌原纤维的缩短不是肌细胞内肌丝本身的缩短或卷曲,而是细肌丝在粗肌丝之间滑行的结果。此理论在实践中得到证实,当肌细胞收缩时,见到 Z 线互相靠拢,肌小节变短,明带和 H 区变短甚至消失,而暗带的长度则保持不变,这就是细肌丝在粗肌丝之间向 M 线方向滑动的结果。从该实验可看出,肌纤维的缩短是有一定限度的,参加收缩的肌原纤维所含的肌小节变成最短时即是肌细胞缩短的最大限度。

(四) 肌肉的收缩形式

骨骼肌在运动神经的支配下,产生肌肉的收缩,在骨关节和韧带的配合下完成躯体的各种运动。其收缩形式有等张收缩、等长收缩和等速收缩。

1. 等长收缩(isometric contraction)　是指肌肉收缩时只有张力的增加,而长度基

笔记

本不变。此时肌肉承受的负荷等于或大于肌肉收缩力。肌肉等长收缩可产生很大的张力,但由于肌肉作用的物体未发生位移,所以未对物体做功。它的作用主要是维持人体的位置和姿势。

2. 等张收缩(isotonic contraction) 是指肌肉收缩时只有长度的变换,而张力基本不变,有关节的运动。此时肌肉承受的负荷小于肌肉的收缩力,肌肉的收缩力除克服施加给它的负荷外还能使物体发生位移,所以它对物体做了功。人体四肢特别是上肢的运动主要是等张收缩。

在等张收缩中,根据收缩时肌纤维的长度改变不同将收缩分为:①向心性收缩:指肌肉收缩时,肌肉的止点和起点相互靠近的收缩形式,如上楼梯时股四头肌的缩短收缩;②离心性收缩:指肌肉收缩时肌力低于阻力,使原先缩短的肌肉被动延长,如下楼梯时股四头肌的延长收缩。

3. 等速收缩(isokinetic contraction) 肌肉收缩时产生的张力可变,但关节的等速运动是不变的。

一般情况下,人体骨骼肌的收缩大多是混合式收缩,即同时有张力的增加及长度的变化,且总是张力增加在前,当肌张力增加超过负荷时,肌肉收缩才出现长度的变化,一旦出现长度的变化,肌张力就不再增加。

(五)影响骨骼肌收缩效能的因素

肌肉收缩效能表现为收缩时产生的张力或缩短程度,以及产生张力或缩短的速度。主要由收缩时承受的负荷、自身的收缩能力和综合效应等因素决定。

1. 前负荷 肌肉在收缩前承受的负荷,称为前负荷,决定了肌肉在收缩前的长度,即肌肉的初长度。肌肉收缩存在一个最适初长度,在这一初长度下,肌肉收缩产生最大的主动张力,收缩速度最快,做功的效率也最高。大于或小于最适初长度,肌肉收缩产生的张力都减小。

2. 后负荷 肌肉在收缩过程中所承受的负荷称为后负荷。有后负荷存在时,肌肉收缩、肌张力增加在前,肌长度缩短在后。在一定范围内,肌肉的收缩速度与后负荷呈反变关系,称为张力-速度曲线。当后负荷增加到某一数值时,肌肉产生的张力可达最大限度,此时肌肉将不出现缩短,初速度为零,其收缩形式为等长收缩。前后负荷均为零时,肌肉收缩不需克服阻力,速度达到最大值。在肌肉初速度为零和速度最大之间,肌肉收缩既产生张力,又出现缩短,而且每次收缩出现,张力都不再增加,此时的收缩形式为等张收缩。

3. 肌肉的收缩能力 肌肉的收缩能力是指与负荷无关的、决定肌肉收缩效能的内在特性,主要取决于兴奋-收缩偶联过程中胞质内 Ca^{2+} 的水平和肌球蛋白的 ATP 酶活性。许多神经递质、体液物质、病理因素和药物,都是通过上述途径来调节和影响肌肉收缩能力的。

4. 收缩的总和 骨骼肌通过收缩的总和可快速调节收缩的强度。总和的发生是在神经系统的调节下完成的。它有两种形式,即运动单位数量的总和以及频率效应的总和。

第三节 运动学的理论基础

运动是生命的标志。人体运动学(kinematics)是运用物理学方法来研究人体节段运动与整体运动时,各组织、器官的空间位置随时间变化的规律,以及伴随运动发生的一系列生理、生化、心理等改变。运动是人体最常见的生理性刺激,对全身各个系统和器官的功能都有明显的调节作用。运动时身体的各系统都将产生适应性变化,继而引起功能的改变。

一、运动对骨骼肌的影响

运动是由骨骼肌在神经支配下完成的收缩和舒张动作,肌肉和关节的运动类型与肌肉的配布、关节的形态、神经冲动的强弱有关。不同运动类型对骨骼肌影响效果不同。力量大和重复次数少的力量训练可增加肌肉力量,这是肌肉横截面积增加的结果,同时肌肉力量的增加与运动单位的募集有密切关系。相对低强度的反复收缩,可增加肌细胞内线粒体的量和质,提高肌细胞内酶的活性,使肌纤维增粗,肌肉的耐力增加。

二、运动对骨关节的影响

(一)运动对骨密度的影响

骨骼的密度与形态取决于施加在骨上的力。运动可增加骨的受力,可刺激骨生长、使骨量增加,反之,骨受力降低可抑制其生长,骨量减少。通常体力劳动者骨密度高于脑力劳动者。

冲击性运动(如踏步、跳跃)对髋部骨骼结构具有良好的刺激性。中等强度的承重训练(如慢跑、爬楼梯)有利于腰椎骨密度的增加和保持骨的弹性。在进行不发生关节活动的等长抗阻训练时,可实现疼痛最小化和靶骨骼受力的最大化,该训练对合并有骨性关节病的骨质疏松症患者较为适宜。

关节骨的代谢主要依赖日常活动时的加压和牵伸。站立位的重力使关节骨受压,肌腱的作用在于牵伸,以上两个力直接影响关节骨的形态和密度。关节附近的骨折、关节置换术后,应及时正确的应用运动疗法,刺激软骨细胞,增加胶原和氨基己糖的合成,防止滑膜粘连和血管翳的形成,从而增加关节的活动范围,恢复关节的功能。运动提供的应力使胶原纤维按功能需要有规律的排列,促进关节骨折的愈合。

(二)应力与骨重建

骨组织对机械性的骨重建表现出两种应力范围。机械性的骨重建需要很高强度的水平应力刺激,当应力高于某一值时,才可引起皮质骨钙的沉积,使骨量增加。相反,水平应力过高或过低,则抑制骨重建。一般认为,机械应力对骨重建是有效的刺激。骨骼的力学特性是由其物质组成、骨量和几何结构决定的,当面临机械性应力刺激时,常常出现适应性的变化,否则,将会发生骨折。负重对维持骨小梁的连续性、提高交叉区面积起重要作用,施加于骨组织上的机械应力可引起骨骼的变形,这种变形可导致成骨细胞活性增加,破骨细胞活性受到抑制。

三、运动对心血管系统的影响

机体进行运动过程中,心血管系统会随之做出适应性反应,如心率加快、回心血量增多、外周阻力下降、收缩压改变等,对全身的血液分布进行调节,以满足运动肌群对氧的需求和对废物的清除,从而维持正常的肌肉工作环境。

（一）对心脏的影响

运动可增加窦房结除极的频率,从而增加心率,这也是运动后心血管系统第一个可测的反应。运动时心脏做功负荷、心率与氧摄入量呈线性增加关系,在低强度运动时,心率在数分钟内达到一个稳定的平台状态;而在高强度运动时,心率需较长时间才能达到一个更高的平台。然而长期运动可增加心血管系统的适应性,使安静时的基础心率减慢。

在轻至中等强度运动时,心率改变与运动强度基本一致:轻量运动时,心率增至100次/分;中等量时,心率可达150次/分;极量运动时,心率可超过200次/分。

运动时,迷走神经兴奋性降低,交感神经兴奋性增加,有正性肌力作用,增强心肌收缩力,使心输出量增加,适应运动时机体的需要。

（二）对于外周血管的影响

运动时不参与运动的血管普遍收缩,使血液由肾脏、肝脏、脾脏等内脏血管及不参与运动肌肉的血管分流到工作肌,体内有效循环血量重新分配,以保证工作肌肉的血供。运动时,由于代谢的增加,局部代谢产物如ADP、CO_2等的积聚,可刺激血管舒张,增加局部的血流量,总的效应是全身血管阻力降低。

运动时骨骼肌血管扩张,局部血流灌注显著增加,需要以下相应的调节机制保证良好的静脉回流:①静脉系统内静脉瓣可防止血液逆流;②肌肉收缩可挤压相应静脉,迫使血液向心脏流动;肌肉舒张时静脉重新充盈,这样反复挤压,可防止血液的淤滞,也称为肌肉的"泵"作用;③运动时,呼吸加深加快,吸气时胸腔扩张,胸膜腔内压下降,膈肌收缩,促进静脉回流至心脏,回心血量增加;④交感神经兴奋,容量血管收缩。

运动时血压的变化受心输出量和外周阻力的共同影响,当有较多肌肉参与运动时,肌肉血管舒张对外周阻力的影响大于其他血管收缩的作用,总外周阻力降低,舒张压降低。另一方面,心输出量显著增加可使收缩压明显增加。

四、运动对呼吸系统的影响

呼吸系统的主要功能是进行气体交换,为机体的活动提供所需要的氧气。运动时,呼吸频率增加,潮气量增加,每分通气量增加,摄氧量随之增加,呼出的二氧化碳也随之增加。在摄氧量能够满足需氧量的轻或中等强度运动中,只要运动强度不变,即能量消耗恒定时,摄氧量便能保持在一定水平,即稳定状态。但在运动刚开始的短时间内,因呼吸、循环的调节较迟缓,O_2在体内的运输滞后,致使摄氧水平不能立即到位,而是呈指数函数曲线样上升,称为工作的非稳态期,这一阶段的摄氧量与根据稳定状态推断的需氧量相比,其不足部分即无氧供能部分称为"氧亏"。当运动结束进入恢复期时,摄氧量也并非从高水平立即降至安静水平,而是通过快慢两个下降曲线逐渐移到安静水平。这一超过安静水平多消耗的氧量即"氧债",一般氧债与总的氧亏是等量的。

运动时消耗的能量随运动强度加大而增加,当机体进行中等强度的负荷运动时,在达到"稳定状态"后持续运动期间的每分摄氧量可反映该运动的能量消耗和强度水平。在运动中,一般是随功率的加大,每分摄氧量逐渐增加,但当功率加大到一定值时,每分摄氧量达到最大而不再增加,此值称为最大摄氧量(VO_{2max})。VO_{2max}的绝对值以 L/min 为单位,相对值以 ml/(kg·min) 为单位。与绝对值相比,相对值消除了体重的影响,在进行个体间横向比较时更有实际意义。

五、运动对消化系统的影响

研究表明,低强度运动对胃酸分泌或胃排空仅有轻微的影响,随着运动强度的增加,胃酸分泌明显减少。中等至大强度运动时可延缓胃的排空,特别是过饱、高渗性饮食和高脂饮食后尤为明显。对于慢性十二指肠球部溃疡患者,即使按 50% 的最大强度运动,无论在运动中或静息期均出现高酸性反应,这可能是自主神经功能异常所致。

既往认为运动时胃肠循环血量减少,可降低胃肠道吸收功能,但研究发现,只有当血流量下降低于 50% 时,才影响吸收功能。运动时,肝血流量可降低 80% 以上,故长时间大量运动后血清谷丙转氨酶、胆红素、碱性磷酸酶升高。运动有利于脂肪代谢和胆汁的合成、排出,降低肌肉中胆固醇,并可减少胆石症的发生。

六、运动对代谢的影响

运动是一个耗能的过程,对于体内各种能量物质的代谢都有非常重要的影响,如糖、蛋白质、脂肪等,其中对于糖代谢的影响尤为重要。

(一) 运动对糖代谢的影响

糖是人体活动时不可缺少的能源物质,通过氧化分解释放能量,供应机体活动所需。机体内糖类主要以血糖(葡萄糖)和糖原(肝糖原和肌糖原)两种形式存在,分别是糖类运输和贮存的形式。

1. 对肝糖原的影响　肝脏是葡萄糖产生和输出的重要场所。运动时,为了维持血糖的稳定,肝糖原分解和糖异生增加,葡萄糖释放入血增加,且肝糖原释放速率与运动强度和运动时间呈正比。

2. 对肌糖原的影响　肌糖原是运动的主要能源物质,但安静状态下,人体并不依靠肌糖原分解获得能量,只有在运动时才会动用肌糖原供能。运动时,肌糖原分解迅速激活,为肌肉活动提供能量,但其利用受到运动强度、持续时间、运动类型、个体条件、饮食和环境等多种因素的影响。

3. 对血糖的影响　运动时肌肉摄取葡萄糖增加,但血糖受到神经系统、激素和组织器官的协同调节。运动时,升糖激素肾上腺素、胰高糖素、糖皮质激素、生长激素等水平上调,使血糖升高,维持血糖的稳定。

无论在安静和运动中血糖都受到胰岛素的调节,同时运动也可对胰岛素的作用进行反馈调节。胰岛素可维护肌细胞膜,增加收缩过程中葡萄糖的转运和弥散;同时运动可促进肌细胞膜葡萄糖载体的转位,增强肌细胞对胰岛素的敏感性,从而使血糖下降。因此,运动疗法是糖尿病患者治疗的重要疗法之一。

(二) 运动对蛋白代谢的影响

蛋白质是生命活动的物质基础,是组成人体结构成分和多肽类激素、神经递质、酶、抗体等的特殊物质,一般情况下处于稳定状态。在耐力型运动中,蛋白质也是重要的能源物质。长时间运动时,蛋白质分解代谢加强,机体内游离氨基酸增加,氨基酸可脱氨基转变成可以进入能量释放通路的形式,进入能量代谢,为肌肉运动提供能量。

(三) 运动对脂代谢的影响

脂肪酸是安静时和轻至中等强度运动时后阶段 ATP 形成的主要能源。运动时,脂肪动员加强,脂肪组织中的游离脂肪酸释放入血,为肌肉提供能量。例如在 40% 最大摄氧量强度运动时,脂肪酸的氧化约占肌肉能量来源的 60%。同时,运动可提高脂肪组织中脂蛋白酯酶的活性,加速富含甘油三酯的乳糜和极低密度脂蛋白的分解(其中部分转化为小分子的高密度脂蛋白胆固醇),因此,运动可降低血浆甘油三酯、胆固醇、低密度脂蛋白胆固醇及极低密度脂蛋白胆固醇水平,增加高密度脂蛋白胆固醇的含量。所以,运动有显著的降脂作用。

七、运动对泌尿系统的影响

正常安静时,心排血量的 20% 经肾脏滤过,运动时肾血流量减少,尤其在剧烈运动时,肾血流量可下降至安静时的 50%,尿液生成减少。

运动时,体内水分蒸发增加,同时带走大量电解质,且水分子经跨膜运动从血液转移到参与活动的肌细胞中参与代谢,水分丢失增多。当脱水相当于体重的 6% 时,血浆渗透压升高,抗利尿激素分泌增加,尿 Na^+ 排出减少。

八、运动对中枢神经系统的影响

中枢神经系统在人体生理功能调节中起着主导作用,体内的各个系统和器官都在其直接或间接调节下完成生理功能,并对体内外环境变化做出反应,维持机体的正常生理活动。运动是中枢神经系统最有效的刺激形式,向中枢神经提供感觉、运动和反射性传入,多次重复训练还是条件反射的综合,随运动复杂性的增加,大脑皮质将建立暂时性的联系和条件反射,神经活动的兴奋性、灵活性和反应性都得以提高。同时,运动对大脑的功能重组和代偿也起重要作用。长期制动以后,由于感觉输入减少,可以产生异常感觉和痛阈降低。与社会隔离,感觉输入减少,会使患者产生焦虑、抑郁、情绪不稳定或出现感觉淡漠、退缩、易怒等异常行为,严重者有异样感觉、幻视与幻听。

学习小结

1. 学习内容

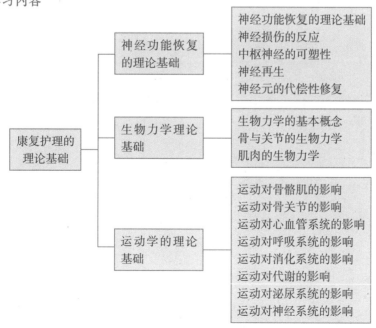

2. 学习方法

通过复习医学相关基础理论,结合解剖学图谱,进一步深刻认识神经损伤的反应、中枢神经的可塑性、神经再生与修复、骨关节与肌肉的生物力学,为康复医学的开展奠定理论基础。

(姜贵云)

复习思考题

1. 神经的再生过程和影响再生的因素有哪些?
2. 运动对骨、关节、肌肉的影响有哪些方面?

第三章

康复护理评定

学习目的

通过学习康复护理常用的评定技术和方法,为本教材后续章节康复治疗与护理、康复护理技术、常见疾病康复护理的学习奠定基础。

学习要点

康复护理评定的作用;康复护理评定的注意事项;日常生活活动能力评定;生活质量评定;运动功能评定;感觉功能评定;言语功能评定;认知功能评定;心理功能评定。

康复护理评定又称康复护理评估,是指收集评估对象的病史等相关资料,运用客观、量化的方法准确、有效地评定伤残者功能障碍的种类、性质、部位、严重程度,并制定合理的康复护理方案、评估康复护理效果和预测预后。

第一节 概　　述

一、康复护理评定的作用

1. 明确患者的功能障碍　通过康复护理评定明确功能障碍的种类、严重程度,常以其独立程度作为判断标准。

2. 明确康复护理目标　根据功能障碍的主要、次要问题,确定近期和远期康复护理,以提高患者生活自理能力、家庭及社会适应能力、学习和就业能力为目标。

3. 确定康复护理措施　根据功能障碍的主次,对康复护理的先后顺序做出合理安排。最能影响患者生活自理能力,使患者感到最痛苦和最迫切希望解决的问题应予优先考虑。

4. 检验康复护理效果　通过对评定结果的前后进行对比,检验康复护理效果,确定是否达到预期目标。

5. 评估预后　从评定的结果可以了解到评定对象功能障碍程度以及功能恢复的程度,有助于患者及家属了解其最终功能及残疾状况,对生活、工作做出合理的判断,让其更好地适应生活,并重返社会。

6. 确定康复护理服务形式　康复服务形式包含医院、机构康复、上门服务或社区康复。例如有认知障碍患者可建议到有条件的综合医院康复科训练,充分发挥地区和家庭的作用,分工协作,共同完成恢复患者功能的任务。

7. 开展护理科研　通过对大量临床资料的积累、整理与分析,确定其康复治疗和护理的效果。还可用于进行康复护理手段分析,比较康复护理方案的优劣,选择最佳的护理措施。

二、康复护理评定的内容

康复护理评定的内容一般包括躯体功能、精神心理状态、言语功能和社会功能四个方面,涉及器官或系统水平、个体水平和社会水平等不同层次。

1. 躯体功能　肌力评定、肌张力评定、痉挛评定、关节活动度评定、协调与平衡评定、步态分析、日常生活活动能力评定、感觉评定、心肺功能评定、泌尿和性功能评定以及神经电生理评定等。

2. 精神心理功能　认知功能评定、心理状态评定、性格测定等。

3. 言语功能　失语症评定、构音障碍评定、言语失用评定、言语发育迟缓评定及听力测定等。

4. 社会功能　社会生活能力评定、生活质量评定、就业能力评定等。

三、康复护理评定的基本过程

1. 一般评估　采用交谈的方式,收集患者主诉、现病史和既往史等资料,了解其对于生活方式、康复目标和期望、职业和家庭状况等信息。

2. 直接观察　在实际生活环境和人为的场所中进行全面观察。①全身观察:从静态或动态观察其功能状况,如肢体摆放位置、行走时的步态等;②局部观察:以障碍部位为中心观察功能情况,如手的捏握能力下降是否与骨关节的畸形有关。

3. 检查和测定　量化评定患者的身体状况与功能障碍程度,其方法采用:

(1) 检查:①徒手检查:如肌力检查、关节活动度检查。其优点是经济适用、简便易行,不受场地限制,但易受人为因素影响,结果不及使用仪器精确;②仪器检查:如肌电图、步态分析仪等。其优点是结果客观精确,但需要专门的场地,价格昂贵,检查费用较高。

(2) 测定:①等级评定量表:针对问题采用经过标准化设计、具有统一内容及评价标准的检查评定表,是目前临床与科研中观察疗效、研究新方法的常用手段。如Barthel 指数、Katz 指数评定;②问卷及调查表:针对问题事先设计成的表格,通过提问方式或填写获得资料。

4. 记录与分析　将检查测量结果完整翔实记录,并分析问题所在,做出合理的康复护理评定。

四、康复护理评定注意事项

1. 熟悉康复护理评定技术　应熟悉神经科和骨科等康复基础知识,在了解患者的基本情况后,快速确定进一步要检查的内容,针对相应的功能障碍进行评定。

2. 正确选择评定方法　应采用国际通用的、标准的评价量表和技术进行定量和定性评定。

3. 发挥患者的主观能动性　评定前向患者说明评定的目的和方法,以消除不安,

笔记

降低对评定的不利影响。

4. 尽量缩短评定时间　应熟练掌握评定方法,动作准确,不引起患者的疲劳,如果出现疲劳应立即休息或改日再进行。

5. 避免操作中的误差　康复护理评定的环境、时间、地点、方法、测量者及所用测量工具应保持一致,尽可能由一人从始至终地进行,并注意健侧与患侧对照,避免出现误差。

第二节　运动功能评定

一、肌力评定

肌力是指在主动运动时肌肉最大收缩的力量,表现为人体在主动运动时肌肉或肌群的力量。肌力评定用以测定肌力低下的范围、程度,选择肌力训练方法,判断康复治疗效果。

常用的肌力测定方法有徒手肌力检查和器械检查,后者有简单器械的肌力测试和等速肌力测试。

(一) 徒手肌力检查

徒手肌力检查(manual muscle testing,MMT)是指检查者用自己的双手,凭借自身的技能和判断,按照一定的标准,判断肌力是否正常及其等级的一种检查方法。由于MMT检查不需特殊的器具,不受检查场所的限制,临床应用方便。但它只能表明肌力的大小,不能代表肌肉收缩的耐力。

1. 肌力的标准　Lovett肌力分级法(表3-1)将肌力分为6级,其中3级是手法检查的中心,肌力达3级时,可以抗重力,做全关节范围活动,但不能抗阻力;肌力达4级时,可采用其他专门器械做进一步定量分析。

表3-1　Lovett肌力分级法

级别	名称	标准	相当正常肌力的百分比(%)
0	零(zero,O)	无可测知的肌肉收缩	0
1	微缩(trace,T)	有轻微肌肉收缩,无关节活动	10
2	差(poor,P)	减重状态下能完成关节全范围运动	25
3	尚可(fair,F)	能抗重力完成关节全范围运动,但不能抗阻力	50
4	良好(good,G)	能抗重力、抗一定阻力完成关节全范围运动	75
5	正常(normal,N)	能抗重力、抗充分阻力完成关节全范围运动	100

Lovett肌力分级法的定量分级标准较粗略,为进一步表达患者肌力情况时,可在1~5级的右上角加"+"或"−"进一步细分。如"4+"或"4−",表示肌力比4级稍好或稍差。

2. 检查方法　根据受检肌肉或肌群的功能,采取合适的体位和姿势,结合肌力分级标准,分别运用重力检查、肌肉收缩检查、抗阻力检查和运动幅度检查进行评定。

首先采用重力检查。在垂直方向上,用一手固定近端肢体,令受试者用力收缩被测肌肉,使远端肢体对抗自身重力作全幅度运动,如能完成,说明肌力在 3 级或 3 级以上。其次,观察抗阻力情况。若能完成,依据其能克服的阻力大小判定肌力 4 或 5级,不能承受外加阻力则为 3 级。当肢体不能克服重力作全幅度运动时,则消除重力的作用,将肢体旋转 90°,在水平面上运动(可稍托肢体,或在肢体下放置平板),能完成大幅度运动,肌力为 2 级,如仅有微小关节活动或无活动,仅在肌腹或肌腱上扪到收缩感,肌力为 1 级,扪不到为 0 级。

3. 四肢常用肌力检查(表 3-2,表 3-3)

表 3-2　上肢主要肌肉徒手肌力检查

肌肉	检查方法		
	1 级	2 级	3、4、5 级
三角肌前部 喙肱肌	仰卧,试图屈肩时可触及三角肌前部收缩	向对侧侧卧,上侧上肢放滑板上,肩可主动屈曲	坐位,肩内旋,屈肘,掌心向下;肩屈曲,阻力加于上臂远端
三角肌后部 大圆肌、背阔肌	俯卧,试图伸肩时可触及大圆肌、背阔肌收缩	向对侧侧卧,上侧上肢放滑板上,肩可主动伸展	俯卧,肩伸展 30°~40°,阻力加于上臂远端
三角肌中部 冈上肌	仰卧,试图肩外展时可触及三角肌收缩	同左,上肢放滑板上,肩可主动外展	坐位,屈肘:肩外展 90°,阻力加于上臂远端外侧
冈下肌 小圆肌	俯卧,上肢在床缘外下垂:试图肩外旋时在肩胛骨外缘可触及肌肉收缩	同左,肩可主动外旋	俯卧,肩外展,屈肘,前臂在床缘外下垂:肩外旋,阻力加于前臂远端
肩胛下肌 大圆肌 胸大肌 背阔肌	俯卧,上肢在床缘外下垂:试图肩内旋时在腋窝前、后壁可触及相应肌肉收缩	同左,肩可主动内旋	俯卧,肩外展,屈肘,前臂在床缘外下垂:肩内旋,阻力加于前臂远端掌侧
肱二头肌 肱肌 肱桡肌	坐位,肩外展,上肢放滑板上:试图屈肘时可触及相应肌肉收缩	同左,肘可主动屈曲	坐位,上肢下垂:前臂旋后(测肱二头肌)或旋前(测肱肌)或中立位(测肱桡肌),肘屈曲,阻力加于前臂远端
肱三头肌 肘肌	坐位,肩外展,上肢放滑板上:试图伸肘时可触及肱三头肌收缩	同左,肘可主动伸屈	俯卧,肩外展,屈肘,前臂在床缘外下垂:肘伸展,阻力加于前臂远端
肱二头肌 旋后肌	俯卧,肩外展,前臂在床缘外下垂:试图前臂旋后时可于前臂上端桡侧触及肌肉收缩	同左,前臂可主动旋后	坐位,屈肘 90°,前臂旋前:前臂旋后,握住腕部施加反方向阻力
旋前圆肌 旋前方肌	俯卧,肩外展,前臂在床缘外下垂:试图前臂旋前时可于肘下、腕上触及肌肉收缩	同左,前臂可主动旋前	坐位,屈肘 90°,前臂旋后:前臂旋前,握住腕部施加反方向阻力

笔记

表 3-3 下肢主要肌肉徒手肌力检查

肌肉	检查方法		
	1级	2级	3、4、5级
髂腰肌	仰卧:试图屈髋时于腹股沟上缘可触及肌肉收缩	向同侧侧卧,托住对侧下肢,可主动屈髋	仰卧,小腿悬于床缘外:屈髋,阻力加于股骨远端前面
臀大肌 腘绳肌	仰卧:试图伸髋时于臀部及坐骨结节下方可触及肌肉收缩	向同侧侧卧,托住对侧下肢,可主动伸髋	俯卧:屈膝(测臀大肌)或伸膝(测腘绳肌),髋伸 10°~15°,阻力加于股骨远端后面
大收肌、长收肌、短收肌、股薄肌、耻骨肌	仰卧,分腿30°:试图髋内收时于股骨内侧部可触及肌肉收缩	同左,下肢放滑板上,可主动内收髋	向同侧侧卧,两腿伸直,髋内收:阻力加于股骨远端内侧
臀中肌、臀小肌、阔筋膜张肌	仰卧:试图髋外展时于大转子上方可触及肌肉收缩	同左,下肢放滑板上,可主动外展髋	向对侧侧卧,对侧下肢半屈,髋外展:阻力加于股骨远端外侧
股方肌 梨状肌 臀大肌	仰卧,腿伸直:试图髋外旋时于股骨大转子上方可触及肌肉收缩	同左,可主动外旋髋	仰卧,小腿在床缘外下垂:髋外旋,阻力加于小腿远端内侧
上、下孖肌及闭孔内、外肌、臀小肌、阔筋膜张肌	仰卧,腿伸直:试图髋内旋时于大转子上方可触及肌肉收缩	同左,可主动内旋髋	仰卧,小腿在床缘外下垂:髋内旋,阻力加于小腿远端外侧
腘绳肌	俯卧:试图屈膝时于腘窝两侧可触及肌腱收缩	向同侧侧卧,托住对侧下肢,可主动屈膝	俯卧:膝从伸直位屈曲,阻力加于小腿远端后侧
股四头肌	俯卧:试图伸膝时可触及髌韧带收缩	向同侧侧卧,托住对侧下肢,可主动伸膝	仰卧,小腿在床缘外下垂:伸膝,阻力加于小腿下端前侧
腓肠肌 比目鱼肌	侧卧:试图踝跖屈时可触及跟腱活动	同左,踝可主动跖屈	仰卧,膝伸(测腓肠肌)或膝屈(测比目鱼肌),踝跖屈,阻力加于足跟
胫前肌	仰卧,试图踝背屈、足内翻时可触及跟腱活动	侧卧,可主动踝背屈及足内翻	坐位,小腿下垂:踝背伸并足内翻,阻力加于足背内侧缘

（二）简单器械的肌力测定

当肌力达 3 级以上时,用专门的器械进行肌力检查,以取得较精确的定量数据。

1. 等长肌力测定　在标准姿位下用不同的测力器测定一组肌群在等长收缩时所能产生的最大张力。肌肉收缩产生张力但不产生关节的屈伸运动,称为肌肉的等长收缩。常用的检查方法有:

（1）握力:用握力计测定。测定时上肢在体侧自然下垂,握力计表面向外,将把手调节到适当宽度,用力测试 2~3 次,取最大值。用力时,禁止摆臂、下蹲或将握力计接触身体(图 3-1)。握力的大小用握力指数评定,正常值应大于 50%。

$$握力指数 = 握力(kg)/体重(kg) \times 100\%$$

(2) 捏力:该测试反映拇对掌肌及屈曲肌的肌力大小。检测时调整好捏力计,用拇指与其他手指相对的指腹捏压握力计或捏力计,从捏力计上得出读数,正常值约为握力的30%(图3-2)。

(3) 背肌力:用拉力计测定背肌力的大小。测定时,先调整好拉力计,将把手调节到膝盖高度,受试者双手握住拉力计把手,双足固定拉力计,两膝伸直弯腰,然后用力伸直躯干上拉把手(图3-3)。背肌力用拉力指数评定。正常男性为105%~200%,女性为100%~150%。此法一般不用于腰痛患者或老年人。

$$拉力指数 = 拉力(kg)/体重(kg) \times 100\%$$

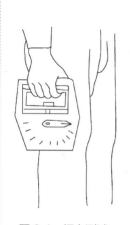 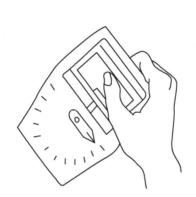 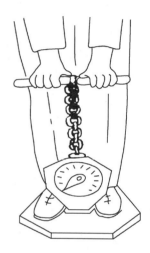

图 3-1 握力测试 　　　　图 3-2 捏力测试 　　　　图 3-3 背拉力测试

(4) 四肢大关节肌肉测定:用等速测力仪器测定,测试时设定测试程序为等长测试模式下测定一组肌群的最大力矩值、最大力矩维持时间以及其他肌肉功能相关参数。

2. 等张肌力测定 在标准姿位下测定一组肌群在做等张收缩时能使关节做全幅度运动时的最大阻力。

(1) 运动器械:哑铃、沙袋、杠铃片或其他定量负重的运动器械。

(2) 测试指标:以试举重物进行测试,做1次运动所能承受的最大阻力称1次最大阻力(1RM),完成10次连续运动所能承受的最大阻力为10次最大阻力(10RM)。

(3) 注意事项:进行等张肌力测试时须对试用阻力做适当估计,如多次反复试举则使肌肉产生疲劳,影响测试结果。

3. 等速肌力测定 运用等速测试仪器测定肌肉在进行等速运动时肌力大小和肌肉功能,其运动速度又称角速度,单位为度/秒(°/s)。测定范围包括四肢大关节运动肌群及腰背肌的力量大小,可作为运动功能评定、运动系统伤病的辅助诊断及疗效评价的准确指标。

测试的速度有慢速和快速二种。速度在60°/s或60°/s以下时为慢速测试,主要测定肌肉力量;速度在180°/s或180°/s以上时为快速测试,主要测定肌肉耐力。慢速测试时,测试次数为4~6次;快速测试时,测试次数为20~30次。测试中每种测试速度之间通常间歇1分钟,使肌肉有短暂休息。耐力测试后需要间歇1.5分钟以上。两侧肢体的测试间应间歇3~5分钟。

在正式测试前,根据测试要求摆放患者体位,并进行妥善的固定。同时,应先让患者进行3~4次预测试,以熟悉测试方法和要领。一般评价康复治疗的疗效,多是每月测试1次。

4. 肌肉耐力评定　肌肉耐力是指肌力所能维持的时间。常用的评定方法有:

(1) 四肢关节肌肉耐力测定:

1) 等长肌肉耐力测定:在等速测试仪上设定运动速度为0°/s,测定肌群以最大等长收缩起始至收缩力衰减50%的维持时间。

2) 等速肌肉耐力测定:在等速测试仪上以180°/s的运动速度连续做最大收缩20~25次,计末5次(或10次)与首5次(或10次)的做功量之比,即可测定肌肉耐力比,作为判断肌肉耐力的指标。

(2) 背肌和腹肌的耐力评定:

1) 背肌耐力评定:俯卧位,两手抱头,脐部以上的上身部分在桌缘外,固定双下肢,伸直后背部,使上体凌空成超过水平位,若低于水平位为终止(图3-4)。记录其能维持此姿势的最长时间,一般以1分钟为正常。

2) 腹肌耐力评定:仰卧位,两下肢伸直并拢,抬高45°,记录其能维持的最长时间,也以1分钟为正常值(图3-5)。

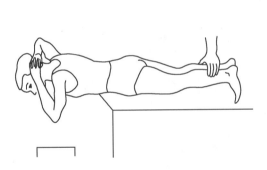 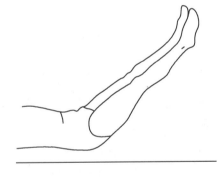

图3-4　背肌等长耐力测定　　　　　图3-5　腹肌等长耐力测定

(三) 注意事项

1. 要求熟悉各肌群的解剖及功能、体位与抗重力、抗阻力的关系等,才能得出较为准确的结果。

2. 室内温暖,适当脱去影响评定的衣物。

3. 检查前向患者说明检查目的、步骤和方法,必要时给予示范,以消除患者紧张,取得最大合作。并协助患者采取正确的体位与姿势,充分固定关节近端,防止某些肌肉的替代。

4. 先检查健侧同名肌,后查患侧,依据施加阻力大小与健侧对照判断。

5. 检查中如有疼痛、肿胀或痉挛,应在结果记录中注明。

6. 选择合适的时间,骨折未愈合、疲劳、饱餐后、中枢神经系统疾病和损伤所致的痉挛性瘫痪不宜运用手法肌力检查。有心血管疾病者,进行肌力测试时,应注意避免屏气使劲。

7. 器械测试仪器在测试前需要先行校正,以保证测试结果的可靠。测试中应告诉患者如何正确地按测试要求进行肌肉收缩,并给予适当的预测试,使患者熟悉测试方法。测试中应给予适当鼓励的指令,提高患者用力的兴奋性,以便获得最大肌力。

二、肌张力评定

肌张力是指肌肉在静息状态下的紧张度,表现为肌肉松弛时被动运动中所遇到的阻力。神经肌肉反射弧上的病变都可能导致肌张力的变化,肌张力增高表现为痉挛,肌张力降低表现为迟缓性麻痹。临床以肌张力增高最为常见。

(一)痉挛的评定

检查者对受试者的相关关节进行被动运动,根据其关节被动运动时所感受的阻力进行分级评定。改良 Ashworth 分级法(表 3-4)是临床上评定痉挛的主要方法。

表 3-4 改良 Ashworth 痉挛评定量表

级别	痉挛程度	标准
0 级	无肌痉挛	无肌张力的增加
1 级	轻微增加	受累部分被动屈伸时,在关节活动之末出现最小的阻力或突然的卡住和释放。
1+ 级	轻度增加	在关节活动范围 50% 内范围内突然出现卡住,然后在关节活动范围 50% 之后,始终呈现最小的阻力。
2 级	明显增加	关节活动范围的大部分肌张力均明显增加,但受累部分仍能较容易地被动移动。
3 级	严重增高	被动运动有困难
4 级	僵直	僵直部分呈现屈曲或伸直状态,不能活动

(二)迟缓性麻痹程度的评定

1. 轻度 包括肌张力降低;肌力下降;把肢体放在可以下垂的位置并释放时,肢体只能短暂地抗重力,然后立即落下;仍有一些功能活动。

2. 中重度 包括肌张力显著降低或消失;肌力 0 级或 1 级;把肢体放在可以下垂的位置上并释放时,立即落下;不能进行任何有功能的活动。

(三)肌张力评定的注意事项

除了神经肌肉反射弧上的病变都可能导致肌张力的变化外,肌腱的挛缩、关节的强硬等都会影响肌张力的检查。肌张力的检查必须在温暖的环境和舒适的体位中进行,嘱咐被测试者尽量放松。检查者活动受试者肢体时,应以不同速度和幅度来回活动,并比较两侧。

三、关节活动度评定

(一)关节活动度的概念

关节活动度(range of motion,ROM)又称关节活动范围,是指关节运动时所通过的弧度,常以度数表示。通过关节活动范围测定,可以发现关节活动范围障碍的程度,分析可能的原因,为选择治疗方法提供参考,并可评定治疗效果的好坏。

关节活动有主动与被动之分,因此关节活动范围亦分为主动关节活动范围与被动关节活动范围。主动关节活动范围是指作用于关节的肌肉随意收缩使关节运动时所通过的运动弧;被动关节活动范围是指由外力使关节运动时所通过的运动弧。关节的解剖结构和肌力异常可造成关节活动异常。

(二) 测量工具

常用的有通用量角器、方盘量角器、电子仪器等。

1. 通用量角器 是临床应用最普遍的一种关节活动度测量工具,主要用来测量四肢关节。量角器由两臂(其一臂有刻度,另一臂有指针)和一轴心连接而著称。使用时,在标准的测量姿势体位下,把量角器的中心点放置在代表关节活动中心的骨性标志点,固定臂与构成关节的近端骨长轴平行,移动臂与远端骨长轴平行,量角器的刻度面与被测关节的运动平面一致。随着关节远端肢体的移动,在量角器刻度盘上读出关节活动度(图 3-6)。

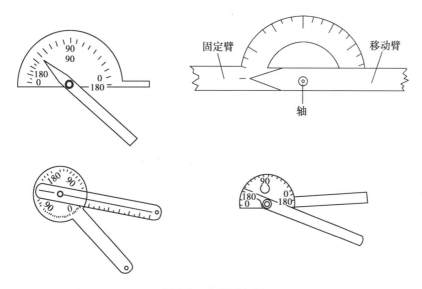

图 3-6 各种量角器

2. 方盘量角器 为一正方形、中央有圆形分角刻度的木盘,其刻度自 0 点向左右各为 180° 连线平行。指针由于重心在下而始终自动指向正上方。使用时要求关节两端肢体处于同一个垂直面上,并使一端肢体处于水平位或垂直位,以方盘的一条边紧贴另一端肢体,使其刻度面与肢体处于同一垂直面上,即可读得关节所处的角度。方盘边缘的选择以使"0"点指向规定的方向为准(图 3-7)。

(三) 测量方法

使用量器测量关节活动范围时,重要的是确定关节活动的起点,即"0"点。对大多数运动来说,通常 0° 位是开始位置。解剖位就是开始位,180° 是重叠在发生运动的人体一个平面上的

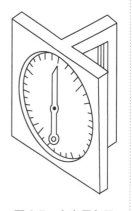

图 3-7 方盘量角器

笔记

半圆。关节的运动轴心就是这个半圆周或运动弧的轴心,所有关节运动均是在 0° 开始并向 180° 方向增加。这一方式在临床上应用最普遍。

1. 上肢主要关节活动范围的测量方法(表3-5)

表3-5　上肢主要关节活动范围测量方法

关节	运动	受检者体位	量角器放置方法			正常活动范围
			轴心	固定臂	移动臂	
肩	屈、伸	坐或立位,臂置于体侧,肘伸直	肩峰	与腋中线平行	与肱骨纵轴平行	屈:0~180° 伸:0~50°
	外展	坐或立位,臂置于体侧,肘伸直	肩峰	与身体中线(脊柱)平行	与肱骨纵轴平行	0~180°
	内、外旋	仰卧,肩外展90°,肘屈90°	鹰嘴	与腋中线平行	与桡骨纵轴平行	各0~90°
肘	屈、伸	仰卧或坐或立位,臂取解剖位	肱骨外上髁	与肱骨纵轴平行	与桡骨纵轴平行	屈:0~150° 伸:0°
桡尺	旋前旋后	坐位,上臂置于体侧,肘屈90°	尺骨茎突	与地面垂直	腕关节背面(测旋前)或掌面(测旋后)	各0~90°
腕	屈、伸	坐或站位,前臂完全旋前	尺骨茎突	与前臂纵轴平行	与第二掌骨纵轴平行	屈:0~90° 伸:0~70°
	尺、桡侧偏移(尺、桡侧外展)	坐位,屈肘,前臂旋前,腕中立位	腕背侧中点	前臂背侧中线	第三掌骨纵轴	桡偏0~25° 尺偏0~55°

2. 下肢主要关节活动范围的测量方法(表3-6)

表3-6　下肢主要关节活动范围测量方法

关节	运动	受检者体位	量角器放置方法			正常活动范围
			轴心	固定臂	移动臂	
髋	屈	仰卧或侧卧,对侧下肢伸直	股骨大转子	与身体纵轴平行	与股骨纵轴平行	0~125°
	伸	侧卧,被测下肢在上	股骨大转子	与身体纵轴平行	与股骨纵轴平行	0~15°
	内收、外展	仰卧	髂前上棘	左右髂前上棘连线的垂线	髂前上棘至髌骨中心的连线	各0~45°
	内旋、外旋	仰卧,两小腿于床缘外下垂	髌骨下端	与地面垂直	与胫骨纵轴平行	各0~45°
膝	屈、伸	俯卧或仰卧或坐在椅子边缘	股骨外髁	与股骨纵轴平行	与胫骨纵轴平行	屈:0~150° 伸:0°
踝	背屈 跖屈	仰卧,膝关节屈曲,踝处于中立位	腓骨纵轴线与足外缘交叉处	与腓骨纵轴平行	与胫骨纵轴平行	背屈:0~20° 跖屈:0~45°

（四）注意事项

1. 检查者应训练有素,测量前要进行说明,必要时予以示范,尽可能暴露关节部位。

2. 测试姿势体位正确,防止邻近关节的替代动作。先测量关节的主动活动范围,后查被动活动范围。应与健侧(对侧)相应关节测量比较,亦应测量患部上下关节的活动范围。ROM测量的误差不应超过5度。

3. 测量时要固定好量角器,其轴心应对准关节中心或规定的标志点,关节活动时要防止量角器固定臂移动。

4. 避免影响测量的因素。如:患者缺乏理解与合作、疼痛、不良体位、活动的阻力、限制性支具以及检查者的测量参考点未找准,工具放置不当等。

5. 避免在按摩、运动及其他康复治疗后立即进行检查。

6. 不同器械、不同方法测得的关节活动度有差异,不宜互相比较。

四、平衡与协调功能评定

（一）平衡功能评定

通过平衡评定可以了解是否存在平衡功能障碍,分析引起平衡障碍的原因,判断治疗手段是否有效以及预测患者可能发生跌倒的危险性。

1. 基本概念　平衡是指人体在卧位、坐位、站立位保持一种稳定状态或姿势的能力。人体在运动或受到外力作用时,具有自动调整并维持姿势的能力,这种恢复原有平衡或建立新平衡的过程称为平衡反应,是受大脑皮质控制的自主反应,感觉输入,中枢整合,运动控制也参与平衡反应。

人体的平衡可以分为静态平衡和动态平衡两大类。静态平衡是指人体或人体某一部位处于某种特定的姿势,如坐或站姿时保持稳定的状态。动态平衡包含两个方面:①自动态平衡:指人体在进行各种自主运动时,重新获得稳定状态的能力。如由坐到站或由站到坐等各种姿势间的转换运动;②他动动态平衡:是人体对外界干扰,例如推、拉等产生反应,恢复稳定状态的能力。

2. 评定内容

（1）静止状态下:在不同体位时均能保持平衡;睁、闭眼时能维持姿势稳定;在一定时间内能对外界变化做出必要的姿势调整反应。

（2）运动状态下:能精确地完成运动,并能完成不同速度的运动,运动后能回到初始位置,或保持新的体位平衡。如在不同体位下伸手取物。

（3）动态支撑:当支撑面发生移动时能保持平衡。例如,在行驶的汽车或火车中行走。

（4）姿势反射:当身体处在不同体位时,由于受到外力(如推力或拉力)而发生移动,机体建立新平衡的反应时间和运动时间。

3. 评定方法　包括主观评定和客观评定两个方面。主观评定以观察和量表为主,客观评定主要运用平衡测试仪评定。

（1）观察法:应用简便,有一定的敏感性和判断价值,但是粗略和主观,缺乏量化。临床上多用于平衡功能障碍者的粗略筛选。①坐位平衡:观察受检者在静止状态下能否保持平衡,如睁、闭眼坐。②站立位反应:又称"闭目直立检查法"。受检者双足并拢直立,观察在睁、闭眼时身体摇摆的情况。③单腿直立检查法:受检者单腿直立,观察其睁、闭眼情况下维持平衡的时间长短,最长维持时间为 30 秒。④强化 Romberg 检查法:受检者两足一前一后、足尖接足跟直立,观察其睁、闭眼时身体的摇摆,最长维持时间为 60 秒。⑤跨步反应:受试者取站立位,检查者向左、右、前、后方向推动受试者身体。阳性反应:脚快速向侧方、前方、后方跨出一步,头部和躯干出现调整。阴性反应:不出现快速跨步与调整。⑥其他:在活动状态下能否保持平衡。如坐、站立时移动身体;在不同条件下行走,包括脚跟碰脚趾,足跟行走,足尖行走,走直线,侧方走,倒退走,走圆圈,绕过障碍物行走等。

(2) 量表法:不需要专门的设备,评分简单,应用方便,临床仍普遍使用。主要有 Berg 平衡量表,Tinnetti 量表,以及"站起 - 走"计时测试。Berg 平衡量表和 Tinnetti 量表既可以评定被测试对象在静态和动态状态下的平衡功能,也可以预测正常情况下摔倒的可能性。Berg 量表有 14 个项目,需要 20 分钟完成,满分 56 分,低于 40 分表明有摔倒的危险性。Tinnetti 量表分为平衡(10 项)和步态(8 项)两个部分,不到 15 分钟即可完成,满分 44 分,低于 24 分提示有摔倒的危险性。"站起 - 走"计时测试主要评定被测试者从座椅站起,向前走 3 米,观察折返回来的时间以及在行走中的动态平衡。

(3) 平衡测试仪:是采用高精度的压力传感器和电子计算机技术,定量评定平衡能力的一种测试方法。受力平台将记录到的身体摇摆情况信号转化成数据,输入计算机进行数据分析,又称为计算机动态姿势图检查法。它能够明确平衡功能损害的程度和类型,有助于评价治疗和康复效果,临床应用范围广泛。评定项目主要有:①静态平衡测试:在睁眼、闭眼、外界视动光的刺激下,测定人体重心平衡状态;②动态平衡测试:被测试者以躯体运动反应跟踪计算机荧光屏上的视觉目标,保持重心平衡;或在被测试者无意识的状态下,支撑面突然发生移动(如前后水平,前上、后上倾斜),了解机体感觉和运动器官对外来变化的反应以及大脑感知觉的综合能力。

4. 平衡功能分级　根据平衡活动的完成情况,可将平衡功能分为 4 级。

Ⅰ级:能正确地完成活动。

Ⅱ级:能完成活动,仅需要较小的帮助来维持平衡。

Ⅲ级:能完成活动,但需要较大的帮助来维持平衡。

Ⅳ级:不能完成活动。

(二) 协调功能评定

协调是指人体完成平稳运动、准确和控制良好运动的能力,包括按照一定的方向和节奏,采用适当的力量和速度,达到准确的目标等内容的运动质量。小脑、基底节、脊髓后索参与协调功能控制。协调功能的障碍被称为共济失调,依病变部位分为小脑性共济失调、基底节共济失调和脊髓后索共济失调。

1. 常用检查

(1) 指鼻试验:被测试者用自己的食指,先接触自己的鼻尖,再去接触检查者的食指。检查者通过改变自己食指的位置,来评定被测试者对方向、距离改变的应变能力。

(2) 轮替试验:①被测试者双手张开,一手向上,一手向下,交替转动;也可以一侧手在对侧手背上交替转动;②一手握拳,一手伸开,速度可以逐渐增加。

(3) 对指试验:①食指对指试验:被测试者双肩外展90°,伸肘,再向中线运动,双手食指相对;②拇指对指试验:被测试者拇指依次与其他四指相对,速度可以由慢渐快。

(4) 拍膝试验:被测试者一侧用手掌,对侧握拳拍膝;或一侧手掌在同侧膝盖上作前后移动,对侧握拳在膝盖上作上下运动。

(5) 跟 - 膝 - 胫试验:被测试者仰卧,抬起一侧下肢,先将足跟放在对侧下肢的膝盖上,再沿着胫骨前缘向下推移。

(6) 旋转试验:被测试对象上肢在身体一侧屈肘 90°,前臂交替旋前、旋后。

(7) 拍地试验:被测试对象足跟触地,脚尖抬起做拍地动作,可以双脚同时或分别做。

2. 协调功能分级　根据协调活动的完成情况,可将平衡功能分为 5 级。

Ⅰ级:正常完成。

Ⅱ级:轻度残损,能完成活动,但较正常速度和技巧稍有差异。

Ⅲ级:中度残损,能完成活动,但动作慢、笨拙、明显不稳定。

Ⅳ级:重度残损,仅能启动动作,不能完成。

Ⅴ级:不能完成活动。

协调的评定主要是观察被测试对象在完成指定的动作中有无异常。观察动作的完成是否直接、精确,时间是否正常,有无辨距不良、震颤或僵硬,以及增加速度或闭眼时有无异常。还要注意共济失调是一侧还是双侧,最明显的部位(头、躯干、上肢、下肢),睁眼、闭眼有无差别。

五、步态分析

步态分析是研究步行规律的检查方法。步行是指双脚交互动作移行人体的活动,人类行动的特征就是步态。步行的能力涉及中枢的指令、身体平衡和协调,下肢各关节和肌肉的协同运动,且与上肢和躯干的姿态有关。任何环节的失调都可能影响步态。

(一) 正常的步行周期

从一侧的足跟着地起,到该足跟再次着地为止所用的时间为一个步行周期。其中每一足都经历了一个与地面接触的支撑期和一个腾空移动的摆动期。

1. 支撑期　指下肢接触地面和承受重力的时间,占步行周期的 60%。大部分时间是单足支撑,依次是足跟着地,脚掌着地,重心至踝上方(支撑中期),足跟离地,足趾离地几个环节。在支撑中期,单足支撑全部重力,对侧足处于摆动期。足全部着地的时间约为步行周期的 38%~40%。此时腓肠肌和比目鱼肌收缩,以保持膝关节稳定,为下肢向前推进做准备。当下肢承重力小于体重或身体不稳定时此期缩短,为保持身体平衡迅速将重心转移到另一足。足蹬离的时间约为步行周期的 10%~12%。此时身体重心向对侧下肢转移,又称为摆动前期。

2. 摆动期　从足趾离地开始,向前迈步到再次落地之间的时间,占步行周期的 40%。在每一步行周期中约有 15% 的时间是一侧足跟着地,另一侧足趾离地,双腿都处于支撑期,称为双侧支撑期。双侧支撑期是步行的特征,如果没有双侧支撑期,双足腾空即为跑步。当步行障碍时常表现为双支撑期时间延长,以增加步行的稳定性。

(二) 步态分析的方法

1. 目测分析法　通过目测观察患者的自然步行姿态,包括前面、侧面和后面。要注意全身姿势和步态,包括患者神态与表情、步行节律、稳定性、流畅性、对称性、重心、手臂摆动、诸关节姿态与角度、辅助装置(矫形器、助行器)的作用等。在自然步态观察的基础上,可要求患者加快步速,减少足接触面(踮足或足跟步行)或步宽(两足沿中线步行),以凸显异常;也可通过增大接触面或给予支撑(足矫形垫或矫形器),以改善异常,协助评估。

2. 定量分析法 借助器械和设备如卷式、秒表、量角器、肌电图、录像、多维高速摄影、测力板、三维步态分析系统等来对步态进行定量分析。

(三) 常见异常步态

1. 下肢疾患的病理性步态

(1) 短腿步态:见于一侧下肢短缩 3.5cm 以上。当患肢缩短达 2.5 以上,行走时同侧骨盆及肩部下降,又称斜肩步。如果缩短超过 4cm,支撑期患腿踮着足尖行走,其步态统称短腿步态。

(2) 关节强直步态:①足内翻:表现为踝关节蹬地障碍,步长变短,足尖向内,足前外侧缘触地,尤其是第五跖骨,常有承重部位疼痛;②足外翻:表现为足蹬离力量减弱。步行时足内侧触地,步长变短,可有膝关节过伸、足趾屈曲畸形,甚至两腿长度不等,跟距关节疼痛和踝关节不稳;③膝强直:摆动期膝关节屈曲角度 <40°(正常为60°),患侧抬髋,患腿呈划圈步态或健侧踮足尖步行。常见于踝关节跖屈或髋关节屈曲畸形者。

(3) 关节脱位步态:除先天性髋关节脱位外,还见于大骨节病、进行性肌营养不良。单侧脱位出现跛行,双侧脱位站立时骨盆前倾,臀部后耸,腰部前凸,腹部隆起,行走时左右摇摆故称鸭步或摇摆步。

(4) 单纯肌肉软弱步态:外周神经损伤可导致特殊的肌无力步态。①臀大肌步态:患腿在支撑期足跟着地时,膝关节绷直,胸部用力后仰,腰部前凸,形成仰胸挺腰腹的步态;②臀中肌步态:臀中肌麻痹多由脊髓灰质炎引起,一侧臀中肌麻痹不能固定骨盆,在支撑期健侧骨盆向下移超过 5°,躯干向患侧侧弯。两侧臀中肌受损,行走时上身左右摇摆,状如鸭步,见于臀中肌病变多发性肌炎,进行性营养不良症等;③股四头肌无力步态:臀大肌为代偿股四头肌的功能,支撑期膝关节过伸,导致躯干前屈。若同时有伸髋肌无力,患者则需俯身用手按压大腿,使膝伸直。

2. 中枢神经系统病变步态

(1) 醉汉步态:是小脑功能障碍所致的小脑共济失调步态。表现为上下肢肌张力减退、辨距不良或躯干平衡障碍,因重心不易控制,行走时不能走直线,身体向两侧摇摆不稳,跨步加大,呈酒醉状。转换体位时不稳更明显,不能走直线,又称蹒跚步态。

(2) 剪刀步态:常见于脑瘫患者。因严重痉挛,内收肌群肌张力增高,摆动期髋关节内收,致使步行时两腿向内侧交叉,步宽或足支撑面缩小如剪刀。

(3) 跨阈步态:见于脊髓损伤、小儿麻痹和腓总神经麻痹。行走时由于足下垂,踝关节背屈不能,为使患足尖离开地面,摆动期将患肢屈髋、屈膝,高抬足,如跨越门槛的姿势。

(4) 慌张步态:这是帕金森病的典型步态。由于全身肌张力增高起步时缓慢,起步后双足擦地而行,步伐细小急速前冲如追逐,且不能立即停步,状似慌张又称追重心步态或前冲步态。

（5）偏瘫步态：常由一侧锥体束损害引起，多见于脑血管疾病。其典型特征为偏瘫侧上肢呈内收旋前屈曲姿势，患侧下肢因伸肌肌张力高而膝关节僵硬，迈步时患侧足下垂内翻。为避免足尖拖地，患侧代偿性骨盆上提、髋关节外展、外旋，下肢经外侧回旋划一个半圆弧向前迈步，故又称为划圈步态。

（6）舞蹈步态：步行时肢体有大幅度的不规则的不自主运动，下肢突然外甩，上肢扭曲行路不稳呈跳跃式或舞蹈样，见于新纹状体的病变。

3. 疼痛步态　多见于中枢神经损伤、长期制动和挛缩。

（1）减痛步态：一侧下肢疼痛时出现，其特点是为减少患肢负重，患侧支撑期缩短，步幅变短。疼痛部位不同，表现也有不同。髋关节疼痛者，行走时同侧肩下降，躯干稍倾斜，患侧下肢外旋、屈曲，足尖着地。膝关节疼痛者膝稍屈，以足趾着地行走。腰痛者步行速度减慢，步长缩短。

（2）间歇跛行：表现为开始步行无症状，行至一定距离（约 1~5 分钟）出现一侧或两侧下肢无力，休息后好转。见于脊髓动脉内膜炎、脊髓发育异常、椎管狭窄等。

4. 其他步态

（1）星迹步态：当患者闭眼前进时向患侧偏斜，后退时向反方向偏斜，如此前进和后退反复进行，其足迹呈星形，见于前庭迷路病变。

（2）癔症步态：表现为各种奇形怪状的步态，下肢肌力虽佳，但不能支撑体重，向各个方向摇摆而似欲跌倒，搀扶行走时步态拖曳，但罕有跌倒致伤者。

第三节　感觉功能评定

人体主要的感觉有躯体感觉（亦称一般感觉，包括浅感觉、深感觉和复合感觉）、特殊感觉（视觉、听觉、嗅觉、味觉）和内脏感觉等。躯体感觉检查包括：浅感觉检查、深感觉检查和复合感觉检查。通过感觉功能评定，可以进行定位诊断，判断感觉障碍的分布、性质、程度，并可以防止意外伤害。

一、评定方法

（一）浅感觉检查

1. 痛觉　用针尖轻刺检查部位的皮肤，请其回答痛还是不痛，如有障碍则再进行上、下对比，查出痛觉障碍的范围。无痛感区域可用虚线标记。

2. 温度觉　用盛有冷水（5~10℃）和热水（40~50℃）的两试管，交替接触评估对象皮肤，询问其感觉。正常人能辨别出相差 10℃的温度。

3. 触觉　可用棉花或棉签轻触评估对象皮肤，询问其感觉。也可用手指或钝物交替地轻触和下压皮肤，请患者分辨压迫的轻重为压觉检查。

（二）深感觉检查

1. 关节觉　包括关节的运动觉和位置觉，常同时测量。

（1）运动觉：被动活动患者的肢体，令其回答肢体和指（趾）所处的位置。如：轻轻移动手指及脚趾，让其说出移动的方向，并让健肢模仿。一般从指（趾）节开始，依次向上检查。

（2）位置觉：将患者的肢体置于某一位置，让其说出所在位置或用另一肢体模仿。

笔记

2. 震动觉　将振动的音叉,置于评估对象骨突起部位或关节上,询问有无震动的感觉。

（三）复合感觉检查

复合感觉是经大脑皮质综合和分析来完成的,故又称皮质感觉。

1. 皮肤定位觉　检查者以手指或笔杆等轻触评估对象皮肤某部位,嘱其手指指出刺激部位。

2. 两点辨别觉　以钝角分规的 1 或 2 点交替接触评估对象的皮肤,施加一定的压力,询问是一点或两点,若判断为两点,则缩小分规两脚的间距,直至缩小到能分辨出为两点的最小距离为止。正常身体各部位的两点辨别能力不一,指尖为 2~4mm,手掌 8~12mm,手背足背 20~30mm,上臂和大腿 70~80mm,前胸、背部 40~50mm,检查时观察两侧是否对称。

3. 体表图形觉　在评估对象皮肤上画简单的图形(圆形、三角形或方形)或写简单的字,观察其能否在闭目的情况下判断正确。

4. 实体辨别觉　将日常生活中熟悉的物品(如硬币、钥匙、钢笔等)放置于患者手中,让其充分触摸并说出物品名称或特性(形状、软硬等)。

5. 重量觉　将重量相差至少 1 倍的两物体先后放入一侧手中,让评估对象区别。正常人能够辨别相差 10~20g 的重量。

二、感觉评定的判断

1. 感觉迟钝　指感觉不完全消失或程度减弱。如腰椎间盘退变时小腿外侧或足背感觉减退。

2. 感觉过敏　指轻度刺激而有强烈的感觉。如带状疱疹的疼痛、多发性神经炎早期疼痛等。

3. 感觉消失　指某种感觉丧失或深、浅感觉全部消失。外伤性截瘫下肢感觉可全部消失。

4. 感觉倒错　指非疼痛刺激而诱发出疼痛感觉。如轻触皮肤出现痛觉,冷触觉出现热感觉。

5. 感觉分离　指在同一区域内单独有几种感觉障碍,而其他感觉正常。如脊髓空洞症常致肢体及躯干上部疼痛、温觉障碍,而触、压及深感觉均正常。

6. 异常感觉　未受外界刺激而产生不正常感觉,如麻木感、蚁走感、冷或热感、刺痛或灼热感等。如颈椎退变或椎管狭窄时,常出现上述异常感觉。

三、感觉评定注意事项

1. 评定前让患者了解检查的方法和意义,以取得合作。

2. 评定时患者的精神状态应当良好,意识清楚,检查的部位应当充分暴露。

3. 评定时患者应当闭目或遮挡住检查部位。检查的顺序从感觉障碍区至正常区,先查患侧,后查健侧。

4. 评定中注意左右相应部位和远近端的对比。过度疲劳可使患者感觉阈值增高,此时可分次完成。

第四节　心肺功能评定

心肺功能是人体生理功能的重要组成部分,是维持人体生命所必需的功能。随着康复医学的发展,心肺康复等内脏功能康复逐步得到发展。心血管系统和呼吸系统的功能联系紧密,康复治疗相互关联,因此本节内容包括心功能评定和肺功能评定。

一、心功能评定

常用的心功能评定方法包括对体力活动的主观感觉分级(如心脏功能分级、自觉用力程度分级)、超声心动图、心脏负荷试验(如心电运动试验、超声心动图运动试验、核素运动试验、6分钟步行试验)等。心脏负荷试验中最常用的是心电运动试验。

(一)心功能分级

通常采用美国心脏协会的分级方法,可用于评价心脏疾病患者的心功能(表3-7)。

表3-7　心脏功能分级(美国心脏协会)

分级	临床表现	持续-间歇活动的能量消耗(kcal/min)	最大代谢当量(METs)
Ⅰ	患有心脏疾病,其体力活动不受限制。一般体力活动不引起疲劳、心悸、呼吸困难或心绞痛	4.0~6.0	6.5
Ⅱ	患有心脏疾病,其体力活动稍受限制,休息时感到舒适。一般体力活动时,引起疲劳、心悸、呼吸困难或心绞痛	3.0~4.0	4.5
Ⅲ	患有心脏疾病,其体力活动大受限制,休息时感到舒适,较一般体力活动为轻时,即可引起疲劳、心悸、呼吸困难或心绞痛	2.0~3.0	3.0
Ⅳ	患有心脏疾病,不能从事任何体力活动,在休息时也有心功能不全或心绞痛症状,任何体力活动均可使症状加重	1.0~2.0	1.5

(二)心电运动试验

1. 心电运动试验的种类　根据所用设备、终止试验的运动强度等不同,心电运动试验可分为不同种类。

(1)按所用设备分类

1)活动平板试验:又称为跑台试验,是让受检者按预先设计的运动方案,在能自动调节坡度和速度的活动平板上,随着活动平板坡度和速度的提高进行走-跑的运动,以逐渐增加心率和心脏负荷,最后达到预期运动目标(图3-8)。运动强度以METs值表示,METs值的大小取决于活动平板运动速度和坡度的组合。

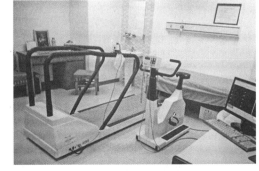

图3-8　活动平板与踏车

2）踏车试验:受试者坐在功率自行车上进行踏车运动,采用机械的或电动的方式逐渐增加踏车的阻力,以逐步加大受试者的运动负荷,直至达到预期的运动目标。运动强度以功率表示,单位为(kg·m)/min。

(2) 按终止试验的运动强度分类

1）极量运动试验:运动强度逐级递增直至受试者感到筋疲力尽,或心率、摄氧量继续运动时不再增加为止,即达到生理极限。适用于运动员及健康的青年人。极量运动试验可按性别和年龄推算的预计最大心率(220–年龄)作为终止试验的标准。

2）亚(次)极量运动试验:运动至心率达到亚极量心率,即按年龄预计最大心率(220–年龄)的85%或达到(195–年龄)时结束试验。用于测定非心脏病患者的心功能和体力活动能力。

3）症状限制性运动试验:运动进行至出现必须停止运动的指征(症状、体征、心率、血压或心电图改变等)为止。症状限制性运动试验是临床上最常用的方法,用于冠心病诊断,评定正常人和病情稳定的心脏病患者的心功能和体力活动能力,为制定运动处方提供依据。

4）低水平运动试验:运动至特定的、低水平的靶心率、血压和运动强度为止。即运动中最高心率达到130~140次/分,或与安静时比增加20次/分;最高血压达到160mmHg,或与安静时比增加20~40mmHg作为终止试验的标准。低水平运动试验是临床上常用的方法,适用于急性心肌梗死后或心脏手术后早期康复病例,以及其他病情较重者,作为出院评价、决定运动处方、预告危险及用药的参考。

2. 心电运动试验方案　根据受试者的个体情况及实验目的不同,选择不同的方案。国内最常用的是改良的 Bruce 方案(活动平板试验方案)和 WHO 推荐方案(踏车运动试验方案)。

(1) 改良的 Bruce 方案:是目前最常用的活动平板试验方案(表3-8)。该方案主要特征为变速变斜率运动,通过同时增加速度和坡度以增加负荷,并规定了各级的运动时间,实施时间以心率或症状限制选择运动试验的终点。该方案的耗氧量和运动增量较大,较易达到预定心率,既可定量,又便于对患者进行评定,适用于老年人和冠心病患者。

表3-8　活动平板改良的 Bruce 方案

分级	速度(km/h)	坡度(%)	运动时间(分)	代谢当量(METs)
0	2.7	0	3	2
1/2	2.7	5	3	3.5
1	2.7	10	3	5
2	4.0	12	3	7
3	5.5	14	3	10
4	6.8	16	3	13
5	8.0	18	3	16
6	8.9	20	3	19
7	9.7	22	3	22

（2）踏车运动试验方案：常用的是 WHO 推荐方案（表 3-9）。运动负荷逐级递增，每级 3 分钟。

表 3-9　踏车运动试验方案

分级	运动负荷[(kg·m)/min]		运动时间(分)
	男	女	
1	300	200	3
2	600	400	3
3	900	600	3
4	1200	800	3
5	1500	1000	3
6	1800	1200	3
7	2100	1400	3

二、肺功能评定

肺功能检查对临床康复具有重要价值，临床常用评定方法是心肺运动试验。

（一）心肺运动试验概述

心肺运动试验是通过监测机体在运动状态下的摄氧量（VO_2）、二氧化碳排出量（VCO_2）、心率（HR）、分钟通气量（VE）等来评价心肺等脏器对运动的反应。

由于运动需要肺、心脏和肌肉等脏器密切协调的工作始能完成，因此，心肺运动试验是唯一将心与肺偶连，在运动中同时对它们的储备功能进行评价的科学工具。

（二）心肺运动试验测定指标

心肺功能试验的指标是通过气体代谢分析得出的。气体代谢分析是在不断递增负荷的运动中通过分析每一口呼出气的气体成分（氧气和二氧化碳）和通气量，来了解在不同做功水平上心、肺、肺循环/体循环以及肌肉对氧气的摄取、运输、利用与二氧化碳的排出情况，并借此判断心肺等系统的储备功能。

1. 摄氧量（oxygen uptake，VO_2）　又称耗氧量、吸氧量，是指机体所摄取或消耗的氧量，是反映机体能量消耗和运动强度的指标，也反映机体摄取、利用氧的能力。

2. 最大摄氧量（maximal oxygen uptake，VO_{2max}）　又称最大耗氧量、最大吸氧量或最大有氧能力，是指运动强度达到最大时机体所摄取并供组织细胞消耗的最大氧量，是综合反应心肺功能状况和最大有氧运动能力的最好生理指标。

3. 代谢当量（metabolic equivalent，MET）　是一种表示相对能量代谢水平和运动强度的重要指标。健康成年人坐位安静状态下耗氧量为 3.5ml/(kg·min)，将此定为 1MET，根据其他活动时的耗氧量/(kg·min)可推算出其相应的 METs 值。不同的人在从事相同的活动时其 METs 值基本相等。METs 值可用于表示运动强度、制订个体化运动处方、指导日常生活和职业活动、判定最大运动能力和心功能水平等。

4. 无氧阈（anaerobic threshold，AT）　是指人体在逐级递增负荷运动中，有氧代谢已不能满足运动肌肉的能量需求，开始大量动用无氧代谢供能的临界点。此时，血乳酸含量、肺通气量、二氧化碳排出量急剧增加。无氧阈是测定有氧代谢能力的重要指标,无氧阈值越高,机体的有氧供能能力越强。无氧阈测定通常采用有创的乳酸无氧阈(乳酸阈)和无创的通气无氧阈(通气阈)测定法。

第五节　日常生活活动能力评定

日常生活活动能力评定是康复护理的重要内容。通过对日常生活活动能力的评定,可以了解患者日常生活活动能力,为制定康复护理目标、护理计划提供依据。

一、概述

(一) 概念

狭义的日常生活活动(activities of daily living,ADL)是指人们为独立生活而每天必须反复进行的、最基本的、最具有共性的身体动作群,即衣、食、住、行、个人卫生等基本动作和技巧。广义的日常生活活动还包括与他人交往,以及在经济上、社会上、职业上合理管理自己的能力。ADL包括以下两大类:

1. 基本ADL(basic or physical ADL,BADL or PADL)　是指日常生活中最基本的、较粗大的、无需利用工具的活动,如穿衣、进食、洗漱、如厕、坐、站、行走等活动。

2. 工具性ADL(instrumental ADL,IADL)　是指为了在家庭和社区中独立生活所需的关键性的、较高级的技能,大多需借助工具、较精细的活动,如操作卫生和炊事用具,使用家庭电器、骑车或驾车、处理个人事务等。

(二) 日常生活活动能力评定的内容

1. 自理:①更衣:如自己穿脱不同式样的上衣、裤子、袜子和鞋;②个人卫生:如洗脸、刷牙、修饰、洗澡、大小便及便后卫生;③进餐,如准备食物和使用餐具等。

2. 运动(移动):①体位转移能力:床上的运动(床上体位及活动)能力;②坐、站、走的平衡与运动能力(步行、上下楼梯、汽车、使用轮椅);③与劳动有关的运动(如弯腰、跪、蹲、推拉、够高物等)。

3. 家务:①家庭卫生,如扫地、洗衣服;②做饭;③理财、购物;④药品使用;⑤时间安排等。

4. 交流:①阅读书报;②用笔书写;③使用辅助交流工具,如交流板、图片、打字机、电脑等;④与他人交流,如打电话等;⑤理解能力。

5. 社会认知能力:①社会交往;②解决问题;③记忆能力。

二、评定方法

(一) 观察方法

1. 直接观察法　在患者实际生活环境中或在ADL功能评定室,逐项观察患者进行各项动作的能力及完成情况,并进行评估及记录。在评定时给一个总的指令观察患者实际操作能力,如"请你穿上衣"等,但不告诉穿衣的具体步骤,观察其如何完成穿衣,同时发现他的哪些动作不合适,可以给予帮助,也可以通过辅助设施或自助具完成,但需记录下来。

2. 间接评定法　有些不便完成或不易按指令完成的动作,如大小便、洗澡等,可询问患者或家属。多采用提问、问卷或电话的方式收集资料进行评价,评价时尽量让患者本人回答问题。

（二）记录方法

日常生活能力评定结果及功能进展情况多采用表格记录，记录中应注明日期及姓名，也可以根据日常生活活动能力分级法，自行设计记录表格。如：纽约大学医学中心康复医学研究所的"五级分级法"记录表格，将功能的初试和进展记录于一表，对患者有无独立活动能力、需要哪类帮助等情况可一目了然，值得参考。

"五级分级法"是将日常生活活动能力按其独立程序制定，分为五级。

Ⅰ级：能独立活动，无需帮助或指导，用"√"表示。

Ⅱ级：能活动，但需指导，用"S"（supervision）表示。

Ⅲ级：需要他人帮助方能完成活动，用"A"（assistance）表示。

Ⅳ级：无活动能力，必须完全依靠他人，用"L"（lifting）表示。

Ⅴ级：该项活动不适于患者，用"×"表示。

在上述各级中，如果患者是在有辅助装置（轮椅、矫形支具或拐杖等）的条件下进行的，则必须注明辅助装置的名称。

三、常用评定工具

（一）Barthel 指数评定

内容比较全面，记分简便、明确，可以敏感地反映出病情的变化或功能的进展，适于作疗效观察及预后判断的手段。Barthel 指数评定是对 10 项日常活动的独立程度以打分的方法来区分等级，总分 100 分。Barthel 指数评定得分越高，表示功能越好，依赖性越好；得分越低，表示功能越差，依赖性越大（表 3-10）。

表 3-10　Barthel 指数评定内容及记分法

ADL 项目	独立	稍依赖	较大依赖	完全依赖
进食	10	5	0	0
洗澡	5	0	0	0
修饰（洗脸，刷牙、刮脸、梳头）	5	0	0	0
穿衣	10	5	0	0
控制大便	10	5	0	0
控制小便	10	5	0	0
上厕所	10	5	0	0
床 - 椅转移	15	10	5	0
平地行走（45 米）	15	10	5	0
上下楼梯	10	5	0	0

根据 Barthel 指数评分情况，将日常生活活动能力分为四个等级：>60 分表示患者有轻度功能障碍，能独立完成部分日常活动，生活基本自理；41~60 分表示患者有中度功能障碍，生活需要帮助；21~40 分表示患者有重度功能障碍，大部分日常生活活动不能完成或需他人服侍；20 分以下者为完全残疾，日常生活完全依赖他人。临床资料研究表明 Barthel 指数为 40~60 分的患者，康复治疗的效益最大。

(二) Katz 指数评定

又称 ADL 指数,是由 Katz 等人设计并制定的语义评定量表。Katz 认为 ADL 是人在发育过程中由易到难逐步获得的能力,而其下降或丧失是根据逆顺序发生的,复杂的功能首先丧失,简单的动作丧失较迟。评定项目包括进食、穿衣、大小便控制、用厕、洗澡、床 - 椅转移六方面的独立能力,并将功能状态分为 A、B、C、D、E、F、G 七个等级(表 3-11)。此方法分级简单有效,临床应用广泛。

表 3-11 Katz 指数评定内容及评定标准

项目	评定		项目	评定	
	自理	依赖		自理	依赖
洗澡			转移		
穿着			大小便控制		
用厕			进食		

评定标准:A 级:全部项目均能独立完成

B 级:只有 1 项依赖

C 级:只有洗澡和其余 5 项之一依赖

D 级:洗澡、穿着和其余 4 项之一依赖

E 级:洗澡、穿着、用厕和其余 3 项之一依赖

F 级:洗澡、穿着、用厕、转移和其余 2 项之一依赖

G 级:所有项目均依赖

(三) 功能独立性评定(functional independence measure,FIM)

是一种全面评定患者日常自我照顾和在社区中生存能力的方法,被广泛地应用于医疗康复机构,用以确定入院、出院与随访时的功能评分。FIM 是一项专利,使用者必须参加专门的学习班,掌握标准、规范使用与判定方法,购买成套的工具与表格后,方可联网使用。

1. 评定内容 包括了六个方面的功能,即自我照顾、括约肌控制(如大小便的控制)、移动能力、运动能力、交流和对社会的认知,在每一方面评价 2 个或 2 个以上项目,总共 18 项(表 3-12)。

表 3-12 功能独立性评定表

评定项目		得分		
		入院	出院	随访
Ⅰ. 自我照顾	1. 进餐			
	2. 梳洗			
	3. 洗澡			
	4. 上身穿脱			
	5. 下身穿脱			
	6. 上厕所			
Ⅱ. 括约肌控制	7. 排尿			
	8. 排便			

续表

评定项目		得分		
		入院	出院	随访
Ⅲ. 体位转移	9. 床→椅(轮椅)			
	10. 厕所			
	11. 浴盆、淋浴			
Ⅳ. 行走	12. 步行/轮椅			
	13. 上下楼梯			
Ⅴ. 交流	14. 理解			
	15. 表达			
Ⅵ. 社会认知	16. 社会交往			
	17. 解决问题			
	18. 记忆			
总分:				

2. 评分标准　FIM18 项每项都分为七个等级,依据患者的独立程度、他人帮助程度、辅助设备的需求程度判定。具体评分标准如下:

(1) 完全独立(7 分):活动完成规范,无需矫正,不需辅助设备和帮助,并在合理的时间内完成。

(2) 有条件的独立(6 分):具有下列一项或几项:①活动中需要辅助设备;②活动时间需要比正常的时间长;③有安全方面的考虑。

(3) 监护和准备(5 分):患者基本上能独立,仅需给予监护、示范或劝告,或帮助准备或传递必需用品,与患者没有身体的接触。

(4) 少量身体接触性帮助(4 分):帮助只限于辅助,在活动中自己用力 75% 或以上。

(5) 中度身体接触性帮助(3 分):患者需要给予较多的辅助,完成活动中自己用力达 50%~75%。

(6) 大量身体接触的帮助(2 分):活动中自己用力 25%~50%。

(7) 完全依赖(1 分):活动中自己主动用力小于 25%。

3. 评分结果　每项最高为 7 分,最低为 1 分,18 项总积分为 126 分,最低 18 分。126 分 = 完全独立;108~125 分 = 基本独立;90~107 分 = 有条件的独立或极轻度依赖;72~89 分 = 轻度依赖;54~71 分 = 中度依赖;36~53 分 = 重度依赖;19~35 分 = 极重度依赖;18 分 = 完全依赖。

(四) 五级 20 项日常生活活动能力分级法

此方法适用于家庭康复观察,其评定的内容包括穿衣服、穿裤子、穿鞋袜、用匙、端碗、用筷、提暖瓶倒水、收拾床铺、开关电灯、开关水龙头、用钥匙开锁、平地步行、上下楼梯、坐上及离开轮椅、利用轮椅活动、上下公共汽车、刷牙、洗脸、洗澡、用厕 20 个项目。每个项目按照 5 个级别进行评定。Ⅰ级:不能完成,全靠别人代劳(0 分)。Ⅱ级:自己能做一部分,但要在别人具体帮助下才能完成(25 分)。Ⅲ级:在别人从旁指导下可以完成(50 分)。Ⅳ级:能独立完成,但较慢,或需要使用辅助器和支具(75 分)。

笔记

Ⅴ级:正常,能独立完成(100分)。总分2000分为正常,1500~2000分为轻度障碍,1000~1500分为轻残,500~1000分为残疾,0~500分为严重残疾。

四、ADL评定的注意事项

1. 评定前应向患者说明评定的目的,以取得理解与合作。

2. 评定前应了解患者的基本情况,如肌力、肌张力、关节活动范围、平衡性、协调性、感觉等,以确定其残存的功能和缺陷,并判断其是否需要专门的设备。

3. 尽可能直接观察评定,可在实际生活环境中或在ADL专项评定室进行评定。给予的指令应详细、具体,可示范完成或给予一定的帮助,避免患者失败,除非评定表中有说明,否则使用支具或采取替代的方法,均认为是独立完成活动,但应注明。

4. 先评定简单和安全的项目,逐步过渡到较困难和复杂项目。如果某项活动是挣扎着完成,则可暂停,或换下一项活动。

5. 可根据病情分析,选择适宜的评定时间。如:住院患者可在用餐时间到病房观察进食、饮水能力。注意评定的时间不要过长,重复次数不宜过多。

6. 康复医师和护士运用的评定标准应一致,使用统一的量表,避免患者在接受不同的康复治疗项目时重复评定。

第六节　言语功能评定

语言(language)与言语(speech)是两个既不同又有关联的概念。语言是人类最重要的交际工具,是包含口语、书面语、手势语和体态语等交流符号的集合系统,特有的能力,其表现形式包括口语表达、口语理解、阅读理解和书写表达。言语是指人们掌握和使用语言的活动,通常是指口语的能力。构成言语的各个环节,如听、说、读、写部分受损或发生功能障碍时称为言语障碍,属于语言障碍的范畴。语言障碍除了言语障碍之外,还包括书面语和手势语等交流能力的缺陷。

造成言语-语言障碍的原因较为复杂,儿童可由腭裂、弱听、弱智等疾病引起,成人除上述相关因素外,还与脑血管疾病、神经系统的进行性疾病等有关。通过言语功能评定,可以了解被评定者言语功能障碍的性质、程度,并确定是否需要言语治疗,了解治疗效果,预测言语障碍恢复的可能性。目前对言语障碍的分类尚无统一标准,常见的言语障碍包括失语症、构音障碍、言语失用。

一、失语症评定

失语症是由于脑部损伤使原已获得的语言能力受到损伤或丧失的一种语言障碍综合征。多见于脑血管意外、颅脑损伤、脑肿瘤、脑炎等。患者意识清醒,无精神及严重的智力障碍,也无感觉缺失和发音器官功能障碍等现象,但却在听、说、读、写四方面中的一个或几个方面中表现出不同程度的障碍。

(一) 失语症评定内容

1. 表达　一般是询问姓名、年龄、职业,让患者讲述其发病经过。观察其说话是否费力,语量多少,发音、语调是否正常,能否正确理解表达意思。一般分为流利型和非流利型:①流利型:言语表现语量多,说话不费力,语调正常,但是错语较多;②非流利型:言语表现为语量显著减少,说话费力,有短语现象和语调异常。

2. 复述　要求患者重复检查者所说的数、词和句子。复述要求准确无误,不能漏掉关键词。完全不能重复或毫无反应为复述障碍,复述有漏词、变音、变意即说明复述困难。

3. 理解　给患者一个指令观察是否理解并且执行。结果:①接受异常:听见声音但不了解其意思;②感知异常:声音、文字和图像都不能理解;③词义理解异常:能感知听信号准确复述,不理解其复述内容;④多个连续问题理解异常:单一指令执行正常,当2个以上连续动作的指令则不能执行。如让患者"闭上眼睛,伸出舌头",患者不能完成。若单一个指令"闭上眼睛"或"伸出舌头",则可完成。

4. 命名　要求患者说出图片或实物的名称。结果:①表达性命名障碍:知道物品名称但不能正确说出,在提示后可正确说出;②选字性命名障碍:知道物品的用途但不能说出正确的词,对语音提示无帮助;③词义性命名障碍:既不能命名物品,又不能接受语音提示,也不能从检查者列举的名称中选出正确名称。如,手拿铅笔问"这是什么?"患者回答"写字的",但说不出名称;若问"这是筷子吗?"患者回答"不是。"继续问"这是铅笔吗?"患者立即回答"对,是眼镜"。

5. 阅读　因大脑病变导致阅读能力受损称失读症。主要表现为不能正确朗读和理解文字或者能够朗读但是不理解朗读的内容。

6. 书写　因脑损伤而使书写能力受损或丧失称为失写症。语言、视觉、听觉、运动觉、视空间功能和运动参与书写并影响书写功能。如:视空间性书写障碍(笔画正确,位置不对)、镜像书写(笔画正确,方向相反,如从镜子里看所写的字)、构字障碍(笔画错误,看似汉字,但认不出是什么字)。

(二)失语症的分类

1. 运动性失语　又称 Broca 失语,以口语表达障碍突出为特点,无构音肌瘫痪,但言语表达能力丧失或仅能说出个别单字,复述和书写也同样困难。病灶部位大多在优势半球额下回后部的 Broca 区。

2. 感觉性失语　又称 Wernicke 失语,以严重的听理解障碍为特点,患者语调正常,言语流畅,但用字错误,别人听不懂,也不能正确复述和书写,对言语和书写文字(阅读)的理解能力丧失。病灶部位大多在优势半球颞上回后部,即 Wernicke 区皮质及皮质下。

3. 命名性失语　以命名不能为主要特征,但常可接受选词提示,口语流利、言语理解基本正常,复述好。病灶大多在优势侧颞中回后部或颞枕结合区。

4. 失写症　患者手部运动功能正常,但丧失书写的能力,或写出的内容存在词汇、语义和语法方面的错误,抄写能力保留。患者多合并有运动性和感觉性失语。病灶部位在优势半球额中回后部。

(三)失语症评定方法

1. 波士顿失语测验法(Boston diagnostic aphasia examination,BDAE)　是目前英语国家应用较为普遍的失语症诊断性测验方法。包括语言功能和非语言功能检查两部分,前者有语音流畅度、词提取、复述、听理解、语法、阅读理解、书写、谈话等,后者有计算、手指辨认、左右辨认、时间辨认、木块图检查等27项分测验组成,能定量分析患者语言交流水平和语言特征,可确定失语症严重程度和失语症分类。但是检查时间较长(约 2~3 小时)。

2. 西方失语症成套测验法(the Western aphasia battery,WAB)　是波士顿失语检查法的缩简版,可 1 小时内完成检查。其优点是不仅可单独检查口语部分,还包含运用、视空间功能、非言语性智能、结构能力、计算能力等内容。除了评定失语之外,还可作为神经心理学方面的评价;同时还可测试大脑的非语言功能。

3. 汉语失语检查法(aphasia battery of Chinese,ABC)　参考 BDAE 和 WAB 的方法,结合汉语的特点和临床经验编制而成,对不同性别、年龄、利手的小学以上文化水平的正常成年人均能适用,临床使用最广泛。包含口语表达、理解、复述、命名、阅读、书写、结构与视空间、运用、计算等方面。目前已经规范制定统一指导语、统一图片及文字卡片、统一评分标准。

4. 中国康复研究中心失语症检查(clinical rehabilitation research center aphasia examination,CRRCAE)　此检查参照日本的标准失语症检查(SLTA)编译,有听、复述、说、出声读、阅读理解、抄写、描写、听写和计算 9 大项目。在患者的反应时间和提示方法上均有严格的要求,并设计了终止标准。此法适合于成年失语症患者。

二、构音障碍评定

构音障碍是指由于发音器官结构异常、神经肌肉器质性病变(肌无力、肌张力异常及运动不协调等)或功能性因素,产生发声、发音、共鸣、韵律等言语运动控制障碍。

(一)构音障碍分类

1. 运动性构音障碍　由于参与构音的肺、声带、软腭、舌、下颌、口唇等肌肉系统及神经系统损害引起的言语障碍,如:言语肌麻痹,肌无力和运动不协调。

2. 器质性构音障碍　由于构音器官的形态异常导致功能异常而引起的构音障碍。如:先天性唇腭裂、巨舌症、外伤性构音器官损伤、先天性腭咽闭合不全等。

3. 功能性构音障碍　患者错误构音呈固定化,但构音器官运动功能、形态无异常,听力在正常水平,语言发育已达 4 岁以上水平。究其原因尚不十分清楚,可能与语音的听觉接受、辨别、认知、构音动作技能的运动获得、语言发育的某些因素有关,大多通过构音训练可以治愈。

(二)评定内容及方法

评定内容主要是发音器官神经反射、运动功能及言语功能等方面。评定方法主要是构音器官功能检查和物理检查。

1. 构音器官功能检查

(1) 言语:听患者说话时的声音特征;通过读字、读句及会话评定发音、语速和口腔动作是否异常。

(2) 发音器官:观察患者的唇、舌、颌、腭、咽、喉部在安静及说话时的运动情况以及呼吸状态。如在静坐时的呼吸情况,说话时是否气短。静态时口唇、颌、软腭、喉和舌的位置,鼓腮、发音和说话时的动作是否有异常。让患者做各种言语肌肉的随意运动以确定有无异常。

(3) 反射:观察患者的咳嗽反射、吞咽动作和流涎情况来判断反射是否正常。

最常用、方便的构音器官功能性检查是由英国布里斯托尔市弗朗蔡医院的 Pamela 博士编写的评定方法,该方法分为八个部分,包括反射、呼吸、舌、唇、颌、软腭、喉、言语可理解度,以及影响因素包括听力、视力、牙齿、语言、情绪、体位等。

2. 物理检查　可进一步采用肌电图检查、光纤腭咽喉内窥镜检查、电视荧光放射照相术、气体动力学检查等评定技术。

(1) 肌电图:以电流刺激神经记录神经和肌肉生物电活动以判断其功能的电诊断方法,可用来辅助诊断神经肌肉疾患的检查。

(2) 光纤腭咽喉内窥镜:能立体地展示咽喉部的状况,咽喉部肌肉活动的程度,在诊断咽喉疾病中有积极的作用。

(3) 电视荧光放射照相术:通过放射学手段来观察休息状态和发声时口、腭、咽的结构状态,并可同时观察言语生理和声学特征。操作时,将数滴钡剂滴入鼻腔使钡剂覆盖鼻咽,并口服 1/3 勺的钡剂,侧位可以清楚地观察到说话时颌、腭、唇、腭、咽部的生理功能。

三、言语失用

言语失用是一种言语运动性疾病,是由于中枢运动神经元损伤导致言语肌肉系统不能进行随意的、有目的的活动,导致语言表达时,随意说话的能力受到影响。

1. 言语失用的特点　言语失用表现为说话费力、变音、不清晰,有语音拖长、省略、替代、增加或重复等。患者常在有意识有目的说话时不准确,而无意识的说话反而正确,为了防止出现错误,出现说话速率缓慢,无扬抑顿挫。因此,言语失用容易被忽略,应加以注意。言语失用也可以和构音障碍同时存在。

2. 言语失用的评定

(1) 言语可理解程度:通常选择一定数量的单词和句子进行评定。评定句子的可理解程度比单词更接近于普通说话的要求,且可同时评定说话的速率。检查时言语有以下特点:说话的音义全错;重复念一个句子时,每次念错的位置不同,反复练习后可以改善;词汇越长、意思越复杂越容易错误;复述比自己说话错误多。

(2) 说话速率:可用节拍器或录音带。

(3) 韵律:即说话的自然程度,主要通过:①在主观方面评定重音、音调、速率及其与节律的关系;②在客观方面作为声学分析。

四、言语功能评定注意事项

1. 评定前向患者及家属讲明检测的目的与要求,以取得配合。同时应创造一个安静舒适的言语功能评定环境。

2. 评定时要有耐心,当患者连续答错或不知所措时,可将检测分解,从易到难,提高其表达的信心。若持续答错没有得分,一定程度时应停止检测,以避免拒绝评定。

3. 宜选择患者情绪稳定的时间评定,若检测时间过长时,宜分次完成。

4. 测验时最好予以录音,以供进一步分析判断言语功能障碍的性质和程度。

第七节　认知功能评定

认知是一种人们了解外界事物的活动,即知识的获得、组织和应用过程,是人类适应于周围环境的才智。认知活动包括感知觉、记忆、思维、注意、语言和定向。认知功能障碍又被称为认知功能衰退、认知功能缺损,泛指各种原因导致的各种程度的认知功能损害,如出现意识改变、记忆障碍、失用症、失认症、智力障碍、忽略症等。

一、记忆评定

记忆是人脑的基本认知功能之一,是人们对过去经历过的事物的一种反应,可分为长时记忆、短时记忆和瞬时记忆三种。记忆障碍是临床中一种常见的症状,目前,国内常用的测验主要有韦氏记忆量表(Wechsler Memory Scale,WMS)和中国临床记忆量表(Clinical Memory Scale,CMS)。可用于脑损伤、情绪及人格障碍引起的记忆功能障碍检查,以及老年人、各种类型痴呆判断。

(一) 韦氏记忆量表

韦氏记忆量表是应用较广的成套记忆测验之一。包括 7 个分测验:①常识:个人的和当前的;②定向:时间和地点;③精神控制能力:从 20 倒数到 1,朗读字母,从 1 连续加 3 直至 49;④逻辑记忆:立即回忆主持者所朗读的两段故事;⑤数字广度;⑥视觉记忆;⑦成对联想学习。我国龚耀先等对韦氏记忆量表进行修订(见附录一),包括 10 个分测验,分别属于长时记忆、短时记忆和瞬时记忆。适用于 7 岁以上儿童及成人,要求被试者先学习,随后做即时回忆、学习、测试回忆三遍。

(二) 临床记忆量表

临床记忆量表是由中国科学院心理研究所许淑莲等人于 1985 年发表,用于成人(20~90 岁),有甲乙两套(两套性质相同、难度相当,便于前后比较)。每套分有文化和无文化两部分,各有五个分测验。

1. 指向记忆　每套包括两组,每组 24 个词,其中有 12 个同类的词需要识记,如蔬菜类、动物类。另外 12 个词内容接近,不要求识记。将 24 个词随机混合排列,用录音机播放。第一组词播放完后要求受试者说出需要识记的词,间隔 5 秒钟,测验第二组词。按正确识记的数量记分。

2. 联想学习　每套包括 12 对词,容易联想与不易联想成对词各 6 对,词随机排列,用录音机以不同顺序播放 3 遍,每遍播放后测试者按另一顺序念每对词的前一词,要求说出后一词。

3. 图像自由记忆　每套包括两组黑白图片,各 15 张为常见的日常用品类和易辨认的物品。将第一组图片随机排列,每张看 4 秒,间隔 2 秒,看完 15 张后要求说出图片内容。间隔 5 秒后,再测验另一组图片。

4. 无意义图形再认　每套有识记图片 20 张,内容是五种形式的无意义图形,每种各四张。另有同类型的图片 20 张。将识记图片给受试者看,每张 3 秒,间隔 3 秒,20 张看完后混合,以随机顺序呈现,要求指出看见过的图片。

5. 人像特点回忆　每套有黑白人头像 6 张,告知其姓名、职业、爱好 2 遍。随机排列看,每张看 9 秒,间隔 5 秒。6 张看完后,以另一顺序分别呈现,要求说出各张人头像的 3 个特点。

评价:将五个分测验的粗分查对换算后得出记忆商(memory quotient,MQ)。将第 1、2、3、5 项均以正确回答数量计分;第 4 项再认分 =(正确再认数 − 错误再认数)× 2。再将 5 个分测验的粗分分别查对"等值量表分表"换算成量表分,相加即为总量表分。根据年龄查对"总量表分的等值记忆商(MQ)表",得到受试者的 MQ。

结果:记忆商分七个等级:130 分以上很优秀,120~129 分优秀,110~119 分中上, 90~109 分中等,90~89 分中等以下,70~79 分差,69 分以下很差。

二、失认症评定

失认症是指患者在特定感觉正常的情况下,不能通过该感觉方式认识以往熟悉的事物,但仍可以利用其他感觉途径对其识别的一类症状。可表现为视觉失认、触觉失认、听觉失认、体觉失认等。临床多见于脑卒中、脑外伤、缺氧性脑损害,脑性瘫痪、中毒性脑病以及老年变性脑病等,其中以脑血管病引起的单侧忽略症最常见,将严重影响患者肢体功能和日常生活能力的恢复。

(一)视觉失认

1. 物体失认 让患者说出日常生活用品或图片的名称和使用方法,或者让其从许多物品中挑出指定的物品。能在适当的时间内正确完成为正常,如果"看"后不能说出物品名称但触摸后可正确回答,提示存在物体失认。

2. 颜色失认 给患者一张绘有各种水果的无色图形,让其用彩笔描上相应的颜色,完成不正确的为阳性。

3. 相貌失认 找一些熟人、知名人士和多种表情照片让患者辨认,不能正确辨认为阳性。

4. 同时失认 表现为患者不能同时完整的识别一个图形,只能识别一幅画中微小的细节。出示一幅画,令被检者描述其主要内容;或要求被检者照图画画,看是否能完整画出,不能完成者为阳性。

(二)单侧忽略

又称为单侧空间失认,是脑损伤尤其是脑卒中后立即出现的最常见的行为认知障碍之一。表现为患者的各种初级感觉完好无损,却不能对大脑损伤灶对侧身体或空间呈现的刺激(视觉、躯体感觉、听觉以及运动觉刺激)做出反应。

1. 平分直线法 在纸上画一条直线,让患者用一垂直短线平分这条直线。如垂线明显偏向一侧,偏移距离超过全线长度的 10% 为阳性。

2. Albert 划杠测验 由 40 条 2.5cm 长的短线在不同方向有规律的分布在一张16 开白纸的左、中、右,让患者将线条全部划掉。此检测可定量,被国际大多数学者公认,因此最常用。在脑血管病急性期测定的结果对损伤后 6 个月功能活动有预测意义。无忽略:漏划 1 或 2;可以忽略:漏划 3~23;单侧忽略:漏划 >23。

3. 删字测验(Diller 测验) 让患者删掉指定的字母和数字,这些字母和数字随机出现在一张纸的各行。单侧忽略:漏删一侧指定的字母或数字;注意障碍:每 100 秒漏删或错误 >1。

4. 绘画测验 给患者一个图形让其仿图绘画,如:画人像、房子、钟表、星星等。单侧忽略:显示一侧明显漏画或歪斜失真。

5. 高声朗读测验 让患者高声朗读一段文字。在阅读时另起一行困难,常常漏掉左半边的字母和音节,则为阳性。

(三)听觉失认

1. 环境声失认 让患者听日常熟悉的声音(如雷声、雨声等),并回答是什么声音,回答不正确者为阳性。

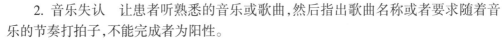

2. 音乐失认 让患者听熟悉的音乐或歌曲,然后指出歌曲名称或者要求随着音乐的节奏打拍子,不能完成者为阳性。

(四) 触觉失认

在桌子上放不同形状质地的物品,如铅笔、硬币、剪刀等,先让患者闭目用手触摸辨认,然后挑出一件,说出名称后放回桌上,再睁眼从物品中挑出来。能在合理时间内将所有物品都辨认清楚者为正常,不能分辨者则存在触觉失认。

(五) 体像障碍

1. 左右失定向 检查者说出左侧或右侧身体某部分的名称,嘱患者按要求举起相应的部分,或者检查者指点患者的某一侧手,让其回答是左手还是右手,回答不正确者为阳性。

2. 手指失认 试验前让患者弄清各手指的名称,然后检查者分别呼出右手或左手的食指、小指等,让患者举起相应的手指,或让其指出检查者相应的手指。回答不正确者为阳性。一般中间 3 个手指易出现错误。

3. 半侧身体失认 表现为否认一侧偏瘫,一侧身体遗忘而不使用。自诉一侧肢体有丧失感、变形感、异物感或运动幻觉肢症。

4. 失写 让患者写下检查者口述的短句,不能写者为失写阳性。

5. 疾病失认 与患者交谈,其根本否认自己有病,因而安然自得,对自己不关心,淡漠,反应迟钝。

三、失用症评定

失用症是指脑损伤后大脑高级部位功能失调,运动、感觉、反射均无障碍的情况下,却不能按命令完成病前学会过的动作。可见于脑萎缩、脑部炎症、缺氧性脑损害、脑性瘫痪、脑卒中、脑外伤等脑部伤病引起运用障碍。

1. 运动性失用症 是对运动记忆的丧失。患者无肌肉麻痹、共济失调、感觉障碍、异常反射等运动障碍,却不能按要求进行有目的的动作。常以上肢和舌多见。评定时可采用:①让患者按照命令执行上肢各种动作,如洗脸、刷牙、梳头、敬礼、指鼻、鼓掌等,不能完成者为阳性,提示上肢运动性失用。但有时并非完全不能,而是动作笨拙;②让患者按口令执行吹口哨、伸舌及用舌顶侧颊部等动作,不能完成者为阳性,提示口颊舌肌运动性失用。

2. 意念运动性失用症 是指患者不能按照指令完成动作,但在适当的时间与地点下能下意识地完成那些过去熟练的技能动作。如给患者牙刷时能自动地去刷牙,但口头指示患者去刷牙时,却不能完成刷牙动作。

3. 意念性失用症 指当患者接受一个指令后在形成运动程序的概念上发生异常,其特点是对复杂精细动作失去应有的正确观念,以致各种基本动作的逻辑顺序紊乱,患者能完成一套动作中的一些分解动作,但不能将各个组成部分合乎逻辑地连贯起来组成一套完整的动作。评定方法:①备好信纸、信封、邮票、胶水等,请患者折叠信纸放入信封,贴好邮票写上地址;②备好牙刷、牙膏、牙杯,请患者从牙杯中取出牙刷,将牙膏涂在牙刷上。如患者先后顺序紊乱,则为阳性。

4. 口颜面失用 不能依据口头指令或视觉指令用口、唇、舌、喉等部位的肌肉做有目的的非言语性动作,患者表现为不能吹口哨、撮口做亲吻动作、咂嘴、清喉等。

5. 言语失用 语言功能本身正常,理解完全正常,但不能很好地用口语进行表达,常出现发音吃力、笨拙,有口唇"摸索"发音的表现,有音位错误,而且每次错误不稳定。

6. 结构性失用 反映在绘画及装配作业中的视觉结构能力障碍。是由于整合结构活动所需的视觉与运动信息的失败所致。患者有形状知觉,也有辨识觉和定位觉,但患者不能模仿拼出立体结构。评定时可采用以下方法:①让患者临摹立方体如小房子、立方形,患者表现出不会自己画或不能临摹图画。该方法是最容易发现结构性失用的简便方法;②用火柴棒拼图:用火柴棒拼成各种图形,让患者照样复制,不能完成者为阳性;③积木构筑模型:让患者按照模型模仿砌积木块,要计算出时间及错误的项目。

7. 穿衣、步行失用 是视觉空间失认的一种失用症,患者表现在穿衣的动作顺序和穿衣的方式方法上错误,导致自己不能穿上衣服。步行失用症是指在下肢肌力、肌张力和反射无异常的情况下出现步行困难,或者患侧瘫痪时健侧肢体的运动出现失控,造成的步行困难。

四、智力评定

国内外对于智力的认识不一。大多学者认为智力是成功地解决某种问题(或完成任务)所表现的良好适应性的个性心理特征。其中,逻辑思维或推理、问题解决能力、获得知识的能力、记忆力、适应环境能力是最重要的五个因素(林崇德等,2004)。目前常用的智力评估是韦克斯勒智力量表(Wechsler Intelligence Scale),包括成人智力量表(WAIS-RC)、儿童智力量表(WISC-CR)和幼儿智力量表(C-WYCSI)三种。这些量表均分为言语测验和操作测验两大类,可获得言语智商、操作智商和全量表智商三个分数。临床可以用于脑卒中、脑外伤、缺氧性脑损害,脑性瘫痪、中毒性脑病以及老年变性脑病等脑部疾患的智力障碍。

(一) 中国韦氏成人智力量表(WAIS-RC)

WAIS-RC 适用于 16 岁以上成人,包括语言量表(VS)和操作量表(PS),共 11 项分测验,各分测量的名称、内容和评分方法见附录二。

通过两类 11 项的测验,各项加分,分别得出言语量表分值和操作量表分值,再查相应年龄组的"总量表分的等值 IQ 表"可得到受试者的言语智商(VIQ)、操作智商(PIQ)及总智商(FIQ)。总智商:说明受试者总体智力水平。具体公式如下:

言语量表(VS)分值 =6 个言语分测验的量表分值相加;

操作量表(PS)分值 =5 个操作量表分相加;

全(总)量表(FS)分值 =VS 分值 +PS 分值。

(二) 中国韦氏儿童智力量表(WISC-CR)

适用于 6~16 岁儿童,WISC-CR 的量表结构、分测验、计分原则基本相同 WAIS-RC,但题目难度较浅。其中类同以图代词(So);数字符号改为编码(Co),其中一项以图代数字;另加迷津(Ma)以测验预见性、计划能力和空间能力。

(三) 中国韦氏幼儿智力量表(C-WYCSI)

适用于 4~6 岁幼儿,C-WYCSI 实施与评定基本同 WISC-CR,将数字方法改为语句背诵,类同改为图片概括,词汇改为图片词汇,数字符号改为动物下蛋。但没有图片排列、拼图,增加视觉分析和临摹几何图。

笔记

五、注意的评定

注意是一种在指定时间内关注某种特定信息的能力,集中是在相应的时间段里应用注意活动的能力,是一种限制性精神活动,可以分为听觉注意、视觉注意。注意功能的检查可用于脑损伤、老年人、各种类型痴呆、情绪及人格障碍患者引起的记忆障碍。

(一) 视跟踪和辨认

1. 视跟踪　要求受试者目光跟随光源做左、右、上、下移动。每一方向记 1 分,正常为 4 分。

2. 形状辨别　要求受试者临摹出垂线、圆形、正方形和 A 字型各一图。每项记 1 分,正常为 4 分。

3. 删字母测验　要求受试者用铅笔以最快速度划去字母列中的 C 和 E(试测字母大小应按规格)。100 秒内划错多于一个为注意有缺陷。

(二) 数和词的辨别

1. 听认字母测试　在 60 秒内以每秒 1 个字的速度念无规则排列的字母给受试者听,其中有 10 个为指定的同一字母,要求听到此字母时举手,举手 10 次为正常。

2. 背诵数字　以每秒 1 个字的速度念一列数字给受试者听,要求立即背诵。从两位数开始至不能背诵为止。背诵少于 5 位数为不正常。

3. 词辨认　向受试者播放一段短文录音,其中有 10 个为指定的同一词,要求听到此词时举手,举手 10 次为正常。

(三) 听跟踪

在闭目的受试者的左、右、前、后及头上方摇铃,要求指出摇铃的位置。每个位置记 1 分,少于 5 分为不正常。

(四) 声辨认

1. 声识认　向受试者播放一段有嚓嚓声、电话铃声、钟表声和号角声的录音,要求听至"号角声时举手。号角声出现 5 次,举手少于 5 次为不正常。

2. 在杂音背景中辨认词　测验内容及要求同词辨认,但录音中有喧闹集市背景等,举手少于 8 次为不正常。

六、执行功能评定

执行功能是人类推理、解决和处理问题的能力,是人类智力功能的最高水平。执行功能障碍时,患者不能做出计划,不能进行创新性的工作,不能根据规则进行自我调整,不能对多件事进行统筹安排。执行功能障碍与额叶 - 皮质下环路受损有关,常见于血管性痴呆、阿尔茨海默病、帕金森病痴呆等。常用的评定方法包括画钟测验和蒙特利尔认知评估量表(the Montreal cognitive assessment, MoCA)。

1. 画钟测验　是一个简单的测试方法,能够初步反映受试者的执行功能和视觉结构能力。要求受试者在白纸上画出一个钟表的表盘,把数字放在正确位置,并用表针标出 8:20 位置。

2. 蒙特利尔认知评估量表(MoCA)　是一个用来对轻度认知功能异常进行快速筛查的评定工具,对执行功能障碍的评测较为敏感。该量表包括了注意与集中、执行功能、记忆、语言、视结构技能、抽象思维、计算和定向力等 8 个认知领域的 11 个检查项目。总分30分,≥26分正常,其敏感性高,覆盖重要的认知领域,测试时间短,适合临床运用。

七、成套认知功能评定

对于脑萎缩、脑部炎症、阿尔茨海默病、缺氧性脑损害、中毒性脑病、脑性瘫痪、脑卒中、脑外伤等脑部伤病引起的认知功能障碍,目前使用较多的是LOTCA认知功能的成套测验。

LOTCA认知功能的成套测验,是以色列希伯来大学和洛文斯顿康复中心的专家们于1989年正式发表的,广泛应用于脑外伤、脑血管意外以及健康儿童、成人及老年人。LOTCA成套检测法包括4个方面20项,4个方面是定向、知觉、视运动组织和思维运作(见附录三)。每一项得分4或5分,其中第15、16、17项最高得分5分,其余最高分均为4分。由于所测验项目较多,根据患者情况评价也可分几次进行。

八、认知功能评定注意事项

1. 应选择安静的房间,避免干扰。

2. 根据患者情况,事先进行检查内容和顺序的准备。测验前对患者或家属说明测验目的、要求和主要内容,以取得同意及充分合作。

3. 检查要在融洽的气氛中进行,检查中注意观察患者的状态,是否合作,是否疲劳。

4. 检查中不要随意纠正患者的错误反应。

5. 检查中不仅要记录患者反应的正误,还应记录患者的原始反应(包括替代语、手势、体态语、书写表达等)。

6. 最好一对一(即治疗师与患者之间)进行,陪伴人员在旁时,嘱不得暗示或提示患者。

7. 患者的身体情况不佳或情绪明显不稳定时,不得勉强继续检查。根据患者恢复情况,在适当的时候完成标准化的系统测查。

第八节　心理功能评定

康复心理评定是将心理学知识与技术用于康复评定与治疗护理中,其目的是解决康复对象的一系列心理障碍,帮助他们接受或适应残疾,挖掘潜能,使他们重返社会。

一、人格评估

人格是个体所具有的全部品质,是行为、心理特征的总和。人格测验是对人格特点的揭示和描述,即测量个体在一定情境下经常表现出来的典型行为和情感反应,通常包括气质或性格类型的特点、情绪状态、人际关系、动机、兴趣和态度等内容。可以用于脑卒中、脑外伤、缺氧性脑损害、脑性瘫痪、中毒性脑病以及老年变性脑病等脑部伤病引起行为和情感的障碍;慢性疾病及残疾引起的行为和情感障碍;药物性情感及行为障碍(包括酒精、毒品等兴奋或抑制剂)的测定。临床常用艾森克人格问卷和明尼苏达多相人格测验。

(一) 艾森克人格问卷

艾森克人格问卷(Eysenck personality questionnaire,EPQ)是一种自陈量表,有成人

和儿童两种形式,是目前医学、司法、教育和心理咨询等领域应用最为广泛的问卷之一。EPQ成人问卷用于16岁以上成人,儿童问卷用于7~15岁。不同文化程度的被试者均可以使用。EPQ共有88个问题,由4个分量表组成,即E量表(内向与外向调查),N量表(神经质或情绪的稳定性调查),P量表(精神质调查)和L量表(测谎、掩饰调查)。

(二)明尼苏达多相人格测验

明尼苏达多相人格测验(Minnesota Multiphasic Personality,MMPI)是美国明尼苏达大学心理学家哈兹威(S.P.Hathaway)与精神科医生麦今利(J.C.Mckinley)于1940年编制的自我报告式的个性量表,是心理咨询工作者和精神医学工作者必备的心理测验之一。可分别对正常人和精神患者提供医疗上的诊断,也可用来评定正常人的人格。

MMPI内容范围包括身体各方面的情况,精神状态以及家庭、婚姻、宗教、政治、法律、社会等问题的态度。共有10个临床量表:①颠病(HS);②抑郁(D);③癔病(HY);④精神病态(Pd);⑤男性化-女性化(Mf);⑥妄想狂(Pa);⑦精神衰弱(Pt);⑧精神分裂(SC);⑨轻躁狂(Ma);⑩社会内向(Si)。其中Mf与Si量表说明人格的趋向,与疾病无关,从上述10个量表中可得到10个分数,代表10种个性物质。

MMPI适用于16岁以上的成人,被试者应具有小学以上的文化水平,被试者可以根据测试指导语的要求完成测试,测试无时间限制,但应尽快完成。可个别施测也可团体施测,但实施起来较费时,往往要分段实施。

二、情绪和情感的评估

情绪和情感是个体对客观事物的体验,即人对客观事物是否符合自身需要的内心体验及其相应的行为反应。情绪情感障碍复杂多样,其中焦虑和抑郁临床最常见,是最需要护理干预的情绪状态。

焦虑是人们对环境中一些即将来临的危险或重要事件紧张不安的情绪状态。表现为对未来感到害怕,并伴有血压升高、心率增快、出汗、烦躁、坐立不安等一系列的症状。抑郁是一组以情绪低落为特征的情绪状态,在抑郁状态下,个体会有悲观、失望、无助、冷漠、绝望等不良心境,并产生消极的自我意识。在行为方面,个体会有活动水平下降,言语减少,兴趣减退,回避他人的特点。在生理功能方面,还会出现睡眠障碍、食欲性欲减退、内脏功能下降及自主神经紊乱的症状。

一般通过交谈、观察并结合量表评定法。量表评定法是评估情绪情感较为客观的方法,常用的有Zung的焦虑状态量表和Zung的抑郁状态量表。

1. Zung的焦虑状态量表 该量表包含20个条目,主要评定焦虑状态。评定时应注意让被评估者仔细阅读每一个项目,将意思理解后根据最近一周的实际情况在适当的地方打勾。如被评估者看不懂问题内容,可由评估者逐项念给被评估者听,然后由被评估者自己做出决定。每一项目按1、2、3、4四级评分。评定完后将20项评分相加,得总分,然后乘以1.25,取其整数部分,即得到标准总分。正常总分值为50分以下。50~59分,轻度焦虑;60~69分,中度焦虑;70~79分,重度焦虑(见附录四)。

2. 抑郁状态自评量表 该量表同焦虑状态自评量表,共20个条目,主要评定抑郁症状(见附录五)。被用于门诊患者的粗筛以及调查、科研等。评定时每个项目评分方法按1、2、3、4(负性陈述),或4、3、2、1(正性陈述)四级评分。正常标准总分值50分以下。50~59分,轻度焦虑;60~69分,中度焦虑;70~79分,重度焦虑。

三、压力与压力应对评估

压力又称应激或紧张,指内外环境中的各种刺激作用于机体时所产生的非特异性反应。适度的压力是健康成长的必要前提,过度的压力可导致各种生物、心理、社会、行为方面的变化,称为压力反应。

临床以定量和定性的方法来衡量压力对个体健康的影响,常用量表有社会再适应评定量表和住院患者压力评定量表,主要用于压力源评估,累积分越高,压力越大。用于评估应对方式的常用量表为 Jaloviee 应对方式量表。

1. 社会再适应评定量表　可用于测评近一年不同类型的生活事件对个体的影响,预测个体出现健康问题的可能性。该量表涉及的生活质量如配偶死亡、离婚、夫妻分居、外伤或生病、结婚、退休、怀孕、搬家、转学等共计 43 项,每项依据其对生活影响的严重程度其得分也不同。若生活事件单位总和超过 300 分者,80% 可能患病;生活事件单位总和为 150~300 分者,50% 可能患病;生活事件单位总和小于 150 分者,30% 可能患病。

2. 住院压力评定量表　住院压力评定量表(见附录六)用于测评患者住院期间可能经历的压力。

3. Jaloviee 应对方式量表　该表罗列了人们常用的 41 种常用的压力应对方式。它解释个体或群体的应对方式类型和应对行为特点,比较不同个体或群体的应对行为差异,还可以反映人的心理发展成熟的程度。使用时,请被评估者仔细阅读,选择其使用每一种压力应对方式的频率(附录七)。

第九节　生活质量评定

生活质量是由美国经济学家 Calbraith 在 20 世纪 50 年代提出。近年来被广泛应用于医学领域,如癌症及慢性病临床治疗方法筛选、预防性干预措施效果评价以及卫生资源分配决策等方面,已成为康复医学评定的重要指标之一。

一、基本概念

1. 生活质量的概念　生活质量(quality of life,QOL)又称生存质量、生命质量,是指以社会经济、文化背景和价值取向为基础,人们对自己的身体状态、心理功能、社会能力以及个人综合状况的感觉体验。其内涵广泛,囊括了人类生活各个领域,既包含了个体的生理健康、心理状态、独立能力,又包括社会关系、个人信仰与周围环境的关系。它是一种主观健康评价指标,一个多维的、动态的概念。反映的是人们总体生活状况的好坏优劣程度,以及个人期望与实际生活状况之间的差距,该差距越大,生活质量就越差。从医学角度来看,QOL 主要是指个体的功能状态,即健康状态或健康质量,是从生理、心理、社会功能三方面进行评估。

2. 健康相关生活质量的概念　健康相关生活质量(health related quality of life,HRQOL)是指在病伤、医疗干预、老化和社会环境改变的影响下个人的健康状态,以及与经济、文化背景和价值取向相联系的主观满意度。HRQOL 是一种新的医学评价技术,全面评价疾病及治疗对患者造成的生理、心理和社会生活等方面的影响。健康状态和主观满意度构成了健康相关生活质量的主要内容。

二、常用评定工具

生活质量评价适应于有一定的生存时间的人群,如病程达半年以上的慢性病患者及意外伤害者;一些特殊职业及特殊人群,如知识分子、老年人等。不适用一些病程短的急性病患者。

目前已报道的生活质量测定量表有数百种,常用的测评量表主要有:良好适应状态指数(QWB)、疾病影响量表(SIP)、线性模型自我评估量表(LASA),癌症患者生活质量功能指数量表(FILC),36条目简明健康量表(SF-36),世界卫生组织生存质量测定量表(WHOQOL),癌症治疗功能评价系统(FACT)、癌症患者生命质量测定量表 EORTC QLQ 等,其适用的对象、范围和特点各异。

(一)世界卫生组织生存质量评定量表(WHOQOL 量表)

WHOQOL 量表是由 WHO 组织20多个国家和地区共同研制的跨国家、跨文化并适应一般人群的普适性量表。该量表用于测量个体与健康有关的生存质量,包括WHOQOL-100和WHOQOL-BREF。其中WHOQOL-BREF(表3-13)是简化版,便于操作,包含四个领域24个小方面外加一个总的健康状况小方面构成。每个小方面由4个条目构成,分别从强度、频度、能力、评价四方面反映同一特质。共计100个问题。各领域和方向的得分均为正相得分,即得分越高,生活质量越好。

表 3-13　WHOQOL-BREF 量表的结构

Ⅰ生理领域	Ⅲ社会关系领域
1. 疼痛与不适	14. 个人关系
2. 精力与疲倦	15. 所需社会支持的满意程度
3. 睡眠与休息	16. 性生活
4. 走动能力	Ⅳ环境领域
5. 日常生活能力	17. 社会安全保障
6. 对药物及医疗手段的依赖	18. 住房环境
7. 工作能力	19. 经济来源
Ⅱ心理领域	20. 医疗服务与社会保障:获取途径与质量
8. 积极感受	21. 获取新信息、知识、技能的机会
9. 思想、学习、记忆和注意力	22. 休闲娱乐活动的参与机会与参与程度
10. 自尊	23. 环境条件(污染、噪声、交通、气候)
11. 身材、相貌和感受	24. 交通条件
12. 消极感受	总的健康状况与生存质量
13. 精神支柱	

(二)健康生活质量量表(QWB)

QWB 量表是由 KaPlan 在1976年设计而成,项目覆盖日常生活活动、走动或行动、躯体性功能活动、社会功能活动等方面,每个方面下设3~5个等级描述,由21个症状及健康问题的条目构成,测评结果分析可概述如表3-20。由于其指标定义清晰明确、权重较合理,比较全面,故在康复治疗的 QOL 评定中被广泛应用(表3-14)。

表 3-14 QWB 量表结果分析

分表名称	低权重含义	高权重含义
症状表现	只有轻微症状,如视力差需佩戴眼镜,听力差需佩戴助听器,或需对症治疗用服药物	症状较严重,如疼痛(在重要关节或内脏器官)、烧伤、思维不清甚至不省人事
行动量表	使用或驾驶公共交通工具方面无问题	由于健康原因不能驾驶或使用交通工具
躯体活动量表	在独立步行(不需使用助行工具或别人扶助)方面不受限制或仅轻微受限	由于健康原因,步行或用轮椅,需使用助行工具或需扶助
社会活动量表	在社会生活角色活动方面,不会由于健康原因而受到限制,或仅会受到轻度限制	不能履行主要社会角色的活动和(或)生活不能自理

(三)简表 SF-36 量表

简表 SF-36(Short Form-36)量表又称健康调查简表、健康状况调查问卷 SF-36、简化 36,是美国波士顿健康研究所研制,有不同条目、不同语言背景的多种版本,被广泛应用于普通人群的生存质量测定、临床试验效果评价以及卫生政策评估等领域。该量表由 36 个单项组成,包括 8 个维度,均按百分制进行评分:①体能;②精神影响;③社会活动;④心理健康;⑤体能影响;⑥精力;⑦身体疼痛;⑧一般健康。目前,已经有中文版本出版。

学习小结

1. 学习内容

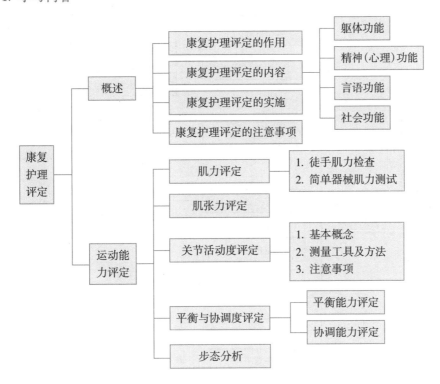

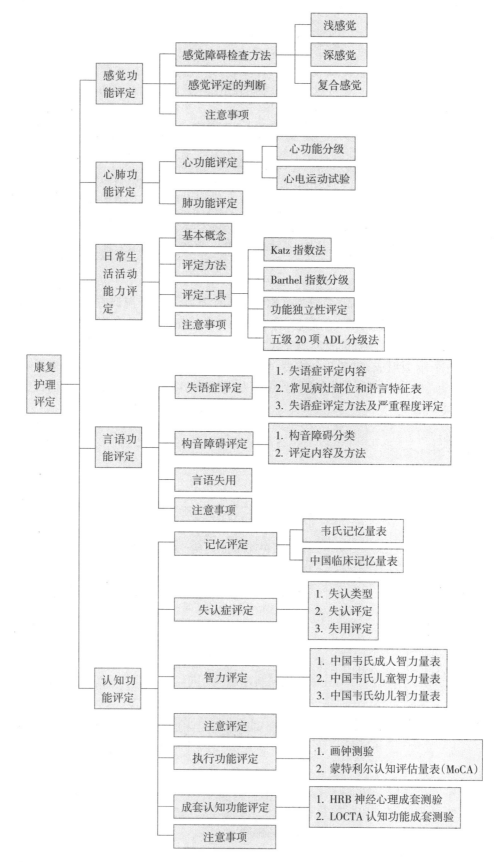

康复护理评定

感觉功能评定
  感觉障碍检查方法
    浅感觉
    深感觉
    复合感觉
  感觉评定的判断
  注意事项

心肺功能评定
  心功能评定
    心功能分级
    心电运动试验
  肺功能评定

日常生活活动能力评定
  基本概念
  评定方法
  评定工具
    Katz 指数法
    Barthel 指数分级
    功能独立性评定
    五级 20 项 ADL 分级法
  注意事项

言语功能评定
  失语症评定
    1. 失语症评定内容
    2. 常见病灶部位和语言特征表
    3. 失语症评定方法及严重程度评定
  构音障碍评定
    1. 构音障碍分类
    2. 评定内容及方法
  言语失用
  注意事项

认知功能评定
  记忆评定
    韦氏记忆量表
    中国临床记忆量表
  失认症评定
    1. 失认类型
    2. 失认评定
    3. 失用评定
  智力评定
    1. 中国韦氏成人智力量表
    2. 中国韦氏儿童智力量表
    3. 中国韦氏幼儿智力量表
  注意评定
  执行功能评定
    1. 画钟测验
    2. 蒙特利尔认知评估量表（MoCA）
  成套认知功能评定
    1. HRB 神经心理成套测验
    2. LOCTA 认知功能成套测验
  注意事项

笔记

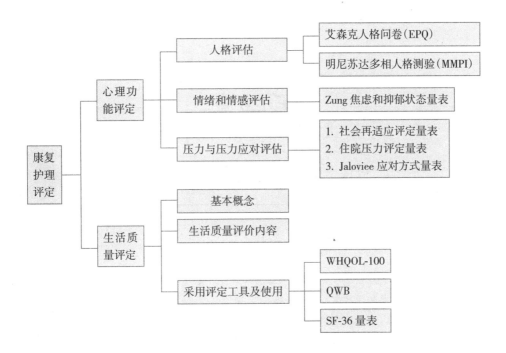

2. 学习方法

学习时要结合临床实例,深刻理解康复护理评定在临床康复护理中的作用与意义,并且应注重理论与实践相结合,深刻体会肌力评定、关节活动度评定、感觉功能评定、心肺功能评定、日常生活活动能力评定、认知功能评定、心理功能评定、生活质量评定的方法。

(刘晓松　夏　青)

复习思考题

1. 如何运用康复护理评定的方法对患者的预后进行正确的判断?
2. 在康复护理评定中如何预防主观因素对评定结果的影响?

第四章

康复护理方法

康复护理的方法很多,主要有物理疗法、作业疗法、言语疗法、心理疗法、中医传统疗法等,其最终目标是使病、伤、残者最大限度地恢复身心功能。护理人员学习康复治疗方法及相关知识,可以更好地参与患者康复治疗计划的制定与实施。

第一节 物 理 疗 法

物理疗法(physical therapy,PT)是指将天然及人工制造的各种物理因子或运用运动疗法作用于人体,预防和治疗疾病,最大限度地恢复、改善或重建躯体功能的方法,包括物理因子疗法和运动疗法两大类。

一、物理因子疗法

物理因子疗法是应用电、光、声、磁、热、冷、力(机械)等人工物理因子治疗疾病和功能恢复的方法,也称"理疗",包括电疗法、光疗法、磁疗法和超声波疗法等。

(一)电疗法

电疗法是应用电治疗疾病的方法。常用的种类有直流电疗法、低频电疗法、中频电疗法、高频电疗法、静电疗法及离子化空气疗法等。电疗法具有消肿、消炎、镇痛、脱敏、缓解肌肉痉挛、增强组织张力、促进恢复正常的神经传导和调节功能等治疗作用,其治疗作用是通过以理疗学变化为基础的神经 - 体液调节途径实现的。

1. 直流电与直流电离子导入法

(1)直流电疗法:是使用低电压的平稳直流电通过人体的一定部位以治疗疾病的方法。临床上单纯应用直流电疗法较少。但它是离子导入法和低频电疗法的基础。主要治疗作用有:消炎、消肿、镇痛和有效促进局部血液循环、组织再生、溃疡愈合、骨再生以及静脉血栓溶解。适应证:自主神经功能紊乱、神经炎、关节炎、关节痛、骨折、骨质增生、深浅静脉炎、冠心病、慢性溃疡、癌症等。禁忌证:高热、急性湿疹、恶病质、心力衰竭、出血倾向疾病、直流电过敏等。

(2) 直流电离子导入法:是根据直流电场内同性电荷相斥,异性电荷相吸的原理,用直流电使药物离子通过皮肤、黏膜或伤口导入体内产生疗效的方法,简称离子导入法。由于经直流电导入体内的药物保持原有的药理性质,因此直流电离子导入法除直流电的作用外,还取决于所用药物的药理特性。

【护理要点】

(1) 治疗前:①准备用物,检查设备。如检查机器电源是否正常,电流表和各输出旋钮是否处于零位,导线有无破损。②向患者做好解释说明,嘱其不要移动体位,不接触机器及金属用品等。③过敏性药物导入前要询问药物过敏史,做好药物皮肤过敏试验。④帮助患者取舒适体位,暴露治疗部位。并检查局部皮肤是否清洁、完整、有无感觉障碍;若是溃疡或窦道等治疗应先清除坏死组织和分泌物。

(2) 治疗中:①药物溶液应充分均匀浸透纱布,拧干衬垫以不滴水为宜。一块纱布和衬垫只用于一种药物,不宜混用。衬垫用后洗净,消毒晾干备用。②导入极性要正确,一般来说,所需导入的药物离子放在极性与该离子极性相同的电极上。即阳离子从阳极导入,阴离子从阴极导入。③电流强度调节要缓慢均匀,以免产生电击感。④观察患者的反应,询问有无异常感觉。皮肤麻刺感属正常反应,随治疗次数增加可消失。

(3) 治疗后:①观察疗效及局部皮肤反应。皮肤潮红为正常现象,可持续数分钟至数小时。多次治疗后皮肤可有痒感及棕色小丘疹,嘱患者勿用手抓,可用热水清洗局部后,涂 50% 甘油。皮肤干燥者,局部可使用润肤剂。②如发生轻度直流电灼伤,局部无需特殊处理,注意预防感染即可;如灼伤严重,按烧伤处理。灼伤常见的原因有局部皮损,未用绝缘物保护;金属物与皮肤直接接触;衬垫湿度不均或太湿;衬垫太薄,不吸电解产物;衬垫不平整,与皮肤接触不均匀;绷带、沙袋压力不均匀;治疗中移动电极或改变体位。

2. 低频电疗法 是利用频率低于 1kHz 的脉冲电流治疗疾病的方法。常用的低频电疗法有感应电疗法、间接电疗法、经皮神经电刺激疗法(TENS)、神经肌肉电刺激疗法(NES)、功能性电刺激疗法(FES)等。主要治疗作用:促进局部血液循环、兴奋神经肌肉组织、镇痛、消肿、消炎、促进伤口愈合、促进骨折愈合等。适应证:周围神经麻痹、失用性肌萎缩、肌张力低下、肌痉挛、周围神经损伤、神经炎、肌肉劳损、软组织损伤、急慢性疼痛、失语、失听等。禁忌证:出血倾向疾病、急性化脓性感染、恶性肿瘤、意识不清、局部金属植入物者等。

【护理要点】

(1) 治疗前:①准备用物,检查设备。如检查机器电源是否正常,电流表和各输出旋钮是否处于零位,导线有无破损。②向患者做好解释说明,消除顾虑,使肌肉放松,以便取得合作。③帮助患者取舒适体位,暴露治疗部位。并检查局部皮肤是否清洁完整,有无感觉异常。若皮肤有小面积破损,可垫绝缘胶纸;若创伤或局部穿刺、注射、封闭后 24 小时内不宜使用该项疗法。

(2) 治疗中:①将治疗衬垫紧密平整地接触治疗部位皮肤,覆盖橡皮布,固定电极。②正确安放电极。阴极电极置于患肢运动点上,阳极电极置于肢体近端或躯干。

③按要求调好电流种类、频率及脉冲持续时间,缓慢调节输出至所需电流强度。若皮肤感觉障碍、术后瘢痕的患者应酌情减小电流强度。④观察患者的反应,询问有无异常感觉。

(3)治疗后:①观察疗效以便根据病情及时调整治疗方案;②观察局部皮肤情况,有异常应及时处理。

3. 中频电疗法 中频电疗法是指应用频率1~100kHz的脉冲电流治疗疾病的方法。常用的中频电疗法有调制中频电疗法,干扰电疗法和等幅正弦中频(音频)电疗法三种。主要治疗作用:消炎、镇痛、促进局部血液循环、兴奋骨骼肌、软化瘢痕、松解粘连。适应证:肾绞痛及尿路结石引起的疼痛、瘢痕增生、瘢痕粘连、肌腱粘连、关节僵硬、肠粘连、肠麻痹等。禁忌证:同低频电疗法。护理要点:与低频电疗法基本相同。

4. 高频电疗法 高频电疗法是指应用频率超过100kHz交流电防治疾病的方法。高频电流分为长波、中波、短波、超短波、微波5个波段,常用的高频电疗法有短波疗法、超短波疗法和微波疗法。

(1)短波疗法

1)主要治疗作用:小剂量可改善肺换气功能、增强肝脏解毒排毒功能、增加胆汁分泌、缓解肠痉挛、改善肾功能、激活单核 - 巨噬细胞功能;中小剂量可加速神经纤维再生,缓解平滑肌、横纹肌痉挛;中等剂量可改善组织血液循环,促进水肿和炎性浸润吸收,降低神经兴奋性,达到镇静、解痉、镇痛的效果;大剂量可杀灭肿瘤细胞或抑制其增殖。

2)适应证:非特异性和亚急性炎症、迁延性肺炎、支气管炎、慢性胃炎、胆囊炎、慢性肠炎、肾盂肾炎、慢性前列腺炎、肌肉劳损、肌纤维炎、血栓性静脉炎恢复期、神经炎、坐骨神经痛、关节炎、关节积液、骨折、颈椎病、肩周炎、恶性肿瘤(用大剂量)等。

3)禁忌证:妊娠、出血倾向、心肺功能衰竭、恶性肿瘤(禁用中小剂量)、装置心脏起搏器、体内带金属物。

(2)超短波疗法

1)主要治疗作用:小剂量有明显的消炎作用,对急性化脓性炎症效果尤佳;促进周围神经、结缔组织再生和肉芽组织生长;解除肾血管痉挛,降低尿蛋白;促进胃肠分泌与吸收功能。中等剂量可使小动脉特别是深部组织小动脉扩张,缓解胃肠道痉挛,刺激胆汁和胰液分泌,增强骨髓造血功能;抑制感觉神经兴奋性达到镇痛效果;大剂量可杀灭肿瘤细胞或抑制其增殖。

2)适应证:全身各系统、器官的急性、亚急性炎症;急性肾衰竭;创伤、溃疡,闭塞性脉管炎;雷诺病;血管运动神经及自主神经功能紊乱的疾病;神经痛、肌痛。

3)禁忌证:同短波疗法。

(3)微波疗法

1)主要治疗作用:镇痛、消炎、脱敏、改善组织营养。

2)适应证:肌肉、关节及关节周围非化脓性炎症和损伤,如肌炎、腱鞘炎、肌腱周围炎、滑囊炎、肩周炎、关节和肌肉劳损。

3)禁忌证:同短波疗法。

【护理要点】

(1)治疗前:①准备用物,检查设备。如准备木制床、椅等用物,检查机器电源是否正常,电流表和各输出旋钮是否处于零位,导线有无破损。②向患者做好解释说明,以消除顾虑,使肌肉放松。③取下患者身上佩戴的金属物。④患者取舒适体位,暴露治疗部位。

(2) 治疗中:①防止泪液、汗液、尿液及分泌物浸湿治疗部位而造成烫伤。②患者和操作者的身体不能接触接地的金属物;遇打雷应立即关闭机器。③观察患者反应,经常询问有无不适。若出现过热、头晕、心慌等,立即停止治疗,进行必要的检查与处理。出现电极下点状不适、过热或灼痛,立即断电。④患者不能移动体位,若是婴幼儿治疗时,应有专人看护,防止其抓握电缆、电极板。⑤感觉异常者、小儿及眼、睾丸、心脏、神经节、神经丛等部位一般不用温热量。头部、小儿和老人的心区不宜进行大功率超短波治疗。慢性炎症、慢性伤口及粘连患者不宜进行长疗程治疗,以免增生过度。

(3) 治疗后:同低频电疗法。

(二) 光疗法

光疗法是利用阳光或人工光源辐射能量防治疾病和促进机体康复的方法。临床光疗法多采用人工光辐射源,如红外线、蓝紫光、紫外线、激光进行治疗。光的基本理化效应为热效应、光电效应、光化学效应及荧光效应,具有镇痛、消炎、缓解肌肉痉挛等治疗作用。

1. 红外线疗法护理要点

(1) 治疗前:①检查设备。②向患者做好解释说明。嘱患者治疗过程中不能随意移动患部,以免触及辐射器引起烫伤。③面部治疗者,应戴防护眼镜或湿纱布遮盖眼部,防止灼伤眼睛。④急性损伤24~48小时以内不作红外线治疗,会引起血管扩张。

(2) 治疗中:①注重观察,加强询问。对感觉较迟钝的老年人、儿童或皮肤感觉障碍者,或在植皮部位、骨突部位进行治疗时,更应严密观察。②出现头晕、恶心、乏力等不适时,及时向医师反馈,配合处理。

(3) 治疗后:擦干照射部位的汗液,室内休息10~15分钟后再外出。

2. 紫外线疗法护理要点

(1) 治疗前:①检查设备。②做好解释说明,向患者说明照射后的正常反应和注意事项;询问患者近期是否服用光敏剂。因此类药物可增强皮肤对紫外线的敏感性。③操作者及患者都应戴护目镜及白手套。④患者取合适体位,暴露治疗部位,非照射区用治疗巾遮盖。对大剂量照射的病灶,周围正常组织可涂凡士林以保护皮肤。⑤照射创面、溃疡、有脓液痂皮的部位时,先洗净再照射。

(2) 治疗中:①保持室内空气流通。②调节光源与治疗部位垂直。③多种治疗同时进行时,应先做热疗,最后紫外线治疗。

(3) 治疗后:照射后24小时内不宜热敷;局部皮肤防止日晒,不宜用碱性肥皂。如皮肤红、肿、热、痛、脱屑、水疱,应及时反馈,配合处理。

(4) 其他:①定期检测紫外线灯管生物剂量,一般每6个月检测一次。②治疗期间嘱患者多饮水,多食含微量元素、维生素 A、C、E 及 B 族维生素丰富的黄绿色新鲜蔬菜、水果、豆类及杂粮等。

3. 激光疗法护理要点

(1) 治疗前:①检查设备。检查激光器放置位置是否合理。②向患者做好解释说明,嘱患者在治疗过程中不要随意变动体位。③操作者及患者均应戴护目镜,治疗时

77

避免直视光源。

(2) 治疗时：①激光束应准确、垂直照射治疗部位。②中高能量激光照射时，应防止局部烫伤及误伤正常组织。除治疗眼部疾病外，激光束应避免直射眼睛。③光束通过的位置避免人员走动。

(3) 治疗后：观察病情，询问疗效。定期检测激光管功率及通过光导纤维后的功率。

(三) 超声波疗法

超声波是指频率在 20 000Hz 以上，不能引起正常人听觉反应的机械振动波。将超声波作用于人体以达到治疗目的的方法称为超声波疗法。国内临床上常用的频率为 800~1000kHz。主要治疗作用：修复伤口、软化瘢痕、松解粘连、增加渗透、促进组织代谢、改善血液循环和刺激神经系统功能等。适应证：运动支撑器官创伤性疾病、瘢痕、粘连等结缔组织增生疾病等。禁忌证：活动性肺结核、严重心脏病、急性化脓性炎症、恶性肿瘤、出血倾向、孕妇下腹部、小儿骨骺部位等不宜用。头、眼、生殖器部位应慎用。

【护理要点】

(1) 治疗前：①准备用物，检查设备。②嘱患者取下身上所带金属物品。③清洁治疗部位皮肤。④患者取合适体位，治疗部位皮肤涂接触剂，其余部位用毛毯遮盖，防止受凉。

(2) 治疗中：询问患者的感觉，以声头作用处有温热、酸胀感为宜。

(3) 治疗后：观察治疗效果及有无不良反应。

(4) 其他：烧伤患者接受超声波治疗，应做好心理护理，加强营养，严格执行无菌操作，保持创面清洁、干燥，防止感染。若发生感染应及时反馈，暂停治疗。

(四) 磁疗

磁疗是一种利用磁场作用于人体，以达到治疗目的的方法。主要治疗作用：镇痛、消炎、消肿、降压、降脂及增加膜通透性等。适应证：急性胃炎、慢性结肠炎、软组织扭挫伤、急性关节炎、肩关节周围炎、骨质疏松症、骨折等。下列情况一般不宜应用磁疗：白细胞总数低于 $4 \times 10^9/L$、出血或有出血倾向、高热、皮肤破溃、孕妇、心衰或装置心脏起搏器、体质衰弱或过敏体质者。

【护理要点】

(1) 治疗前：①准备用物。②向患者做好解释说明。嘱患者治疗过程中如出现不适，应及时告知医护人员。大剂量治疗可出现嗜睡、头痛、恶心、心慌、局部过敏反应，停止治疗后会很快消失。③去除治疗区域的金属物品，以免被磁化。

(2) 治疗中：①皮肤感觉障碍者局部治疗时应适当减少剂量，以免烫伤。局部皮肤破溃应覆盖纱布再贴敷磁材。②观察患者的反应，询问有无不适，出现过热、头晕、心慌等，应调整治疗方案。

(3) 治疗后：如血压波动、头晕、恶心、嗜睡或严重失眠应停止治疗。

(4) 其他：磁材料脆，要防止撞击，不同强度磁材应分开保管。

(五) 温热疗法

温热疗法是利用热介质作用于人体防治疾病的方法，常用的温热疗法有水疗、蜡疗、泥疗、砂疗、灸法等。主要治疗作用：促进炎症的消散和局限，缓解疼痛，减轻深部组织充血以及保暖。适应证:运动功能障碍、腰肌劳损、肾绞痛、胃肠痉挛、末梢循环不良、慢性代谢障碍性疾病。

【护理要点】

(1) 治疗前:①准备用物。②向患者做好解释说明。③检查局部有无感觉障碍,防止烫伤。

(2) 治疗中:①观察患者的反应,询问有无不适。②皮肤感觉障碍、血液循环障碍、瘢痕、植皮术后,应特别注意治疗温度。③蜡疗时,每次浸入蜡液不应越过第一层蜡膜的边缘;局部皮肤有溃疡或伤口,先用高锰酸钾液冲洗,再加盖凡士林纱布并覆盖薄蜡膜。

(3) 治疗后:①协助患者擦去汗液,整理好衣服,休息片刻再离去;②出汗多者应给予补充水分;③观察患者全身及局部反应,如出现食欲减退、睡眠质量下降、血沉超过 36mm/h 以上、脉搏加快、局部症状加重,应停止治疗。

(4) 其他:①温热治疗期间,应增加水分、蛋白质、碳水化合物、盐类和维生素的摄入。②蜡疗室应注意通风,石蜡容易燃烧,使用与保存时要注意防火。

(六) 冷冻疗法

应用致冷物质或冷冻器械产生低温冷冻以治疗疾病的方法称冷冻疗法。它通过冷冻刺激,反射性地引起局部和全身反应,达到治疗疾病的目的。常用的致冷源有冰块、冷水、氯乙烷等。适应证:急性扭挫伤、胃十二指肠球部溃疡、术后胃肠功能紊乱、急性期创伤疼痛、肌痉挛以及浅表性静脉炎等。禁忌证:对冷冻过敏者、肢体麻痹、皮肤感觉障碍、循环障碍者。老人及冠心病患者要慎用。

【护理要点】

(1) 治疗前:①准备用物,检查设备。②向患者做好解释说明。介绍冷冻治疗的正常反应,如有不适应,及时告知医务人员。嘱患者治疗时不要随意变换体位和触摸冷冻机器。③过饱或过饥不宜治疗。

(2) 治疗中:①注意保护冷疗区周围皮肤,防止受冻;防止温度过低、时间过长造成组织不可逆损伤;冬季注意保暖,防止感冒。②眼部治疗时应加强保护,防止液氮损伤角膜。冷气雾喷禁用于头面部,以免造成眼、鼻、呼吸道损伤。③观察患者情况,询问有无不适。如出现轻度寒战、头晕、恶心、面色苍白等现象,多因过度紧张所致,保暖、平卧休息可恢复。如出现寒战、面色苍白、心率加快、脉搏呼吸异常、血压下降、全身皮肤潮红、瘙痒、荨麻疹、关节痛等冷过敏反应,应立即停止治疗,注意保暖、给予热饮。

(3) 治疗后:①注意观察患者全身情况及局部反应。②治疗后 3~5 天保持创面干燥,结痂应让其自然脱落。③冷冻过度或时间过久,局部可出现水肿及渗出,无需处理。出现血疱可做穿刺抽液处理。

(七) 水疗法

水疗法是指利用不同压力、温度或溶有不同药物、化学物质的水治疗疾病的方法。由于水疗时液体的水可与身体各部分密切接触,并且能传递理化刺激而产生温热、机械、化学等治疗作用,对各系统器官如心脏、肌肉、新陈代谢、神经、泌尿等均可产生影响。临床水疗法的种类很多,如淋浴、擦浴、浸浴、淋浴、湿包裹、蒸汽浴、漩涡浴、步行浴、蝶形槽浴、水中运动、水下洗肠等。

【护理要点】

(1) 水疗室应光线充足、通风良好,地面防滑,温湿度适宜。

(2) 水源清洁无污染,浴器、浴水、浴巾使用前后要消毒。

(3) 患者饥饿或饱餐后 1 小时不得进行水疗,水疗前排空二便。

(4) 治疗中应随时观察患者的反应,出现发抖、口唇发绀时,应停止治疗或调节水温;全身浸浴或水下运动时,防止溺水。

(5) 体弱、年老、年幼、行动不便水疗时注意保护,防止跌倒。

(6) 注意禁忌证。发热、全身不适或遇月经期等应暂停治疗。

二、运动疗法

运动疗法(therapeutic exercise 或 movement therapy)是为了缓解症状或改善功能,以徒手或利用器械和仪器进行的全身或局部的运动,以达到治疗的目的。它和物理因子疗法都属于物理疗法,是康复治疗最重要、应用最多的方法。

(一) 关节活动度训练

关节活动度受限在临床中极为常见,常因肢体制动、神经损伤、关节内外的创伤或炎症、关节手术、肌肉肌腱挛缩等因素,引起关节囊和关节韧带挛缩,关节内外粘连,致使关节活动度受限。

1. 关节活动度练习　关节活动度练习根据是否使用器械可分为徒手运动和器械运动两种;根据是否借助外力,又可分为被动运动、助力运动和主动运动三种。

(1) 被动运动:是利用外力作用于人体某一部位引起的活动,可由治疗师或患者用自己的健肢协助进行,亦可借助器械。其运动时较主动运动有力,活动到最大幅度宜作短时的维持,同时应根据患者疼痛感觉控制用力程度,切忌施行暴力,以免造成二次损伤。

(2) 助力运动:即在肌肉收缩的同时施加外力,以帮助完成更大幅度关节活动的一种运动。通常利用健肢徒手或简单器械,对患肢的主动运动施加辅助力量。它兼有主动运动和被动运动的特点,是被动运动向主动运动过渡的一种形式。常用的助力运动有器械练习、悬吊练习和滑轮练习。

1) 器械练习:是利用杠杆原理,以器械为助力,带动活动受限的关节进行运动。可根据病情及治疗目的选择器械。常用器械有体操棒、木棒、肋木等简单器械,还有针对四肢关节活动障碍而设计的练习器械,如肩关节练习器、肘关节练习器、踝关节练习器等。器械练习可个人练习,也可小组练习,因此趣味性大,患者乐意参加。

2) 悬吊练习:是利用挂钩、绳索和吊带组合将拟活动的肢体悬吊起来,使其在去除肢体重力的前提下主动活动,类似于钟摆样运动。悬吊练习的固定方法可以分为两种:①垂直固定,固定点位于肢体重心的上方,主要用于支持肢体;②轴向固定,固定点位于关节的上方,主要是使肢体易于活动。

3) 滑轮练习:利用滑轮和绳索,以健侧肢体帮助患侧肢体活动。主要用于牵伸患侧挛缩组织,改善关节活动范围。

(3) 主动运动:即在不给予辅助、也不施加阻力的情况下,依靠患者自身的肌力完成运动的方法。它可以促进血液循环,具有温和的牵拉作用,能松解疏松的粘连组织,牵拉挛缩不严重的组织,有助于维持和增加关节活动范围,也可增强肌力及增加肌肉之间协调性。主动运动适用于早期或轻度关节挛缩,对后期较牢固的关节挛缩粘连作用不理想。

一般可根据患者关节活动受限的方向和程度,设计有针对性的动作。练习时用力以引起紧张或轻度疼痛感为度,动作应保持平衡缓慢,达到最大幅度后维持片刻。每一动作重复 20~30 次或更多,每天可练习 2~4 次。

【护理要点】

(1) 被动运动时,嘱患者全身尽可能放松,便于治疗。指导患者自行进行主动或主动助力运动时应注意运动强度,动作要柔和缓慢,有力度,有节律。关节活动度应逐渐加大,切忌冲击式或粗暴的牵拉。

(2) 针对患者具体情况指导其选择不同的运动方式。如患者能主动运动则应鼓励其进行主动锻炼。

(3) 嘱患者所有运动均应在无痛状态下进行。为保证锻炼效果,鼓励并督促患者每日多次重复练习,使训练效果得以积累。

(4) 评定比较患者运动前后关节活动度,观察是否产生疼痛等不适,并作详细记录。发现异常及时反馈,协助处理。

2. 关节松动技术　关节松动技术(joint mobilization)是指治疗师在关节活动允许范围内完成的一种针对性很强的手法操作技术,适用于任何因力学因素引起的关节功能障碍,包括:①关节疼痛、肌肉紧张及痉挛;②可逆性关节活动降低;③进行性关节活动受限;④功能性关节制动。具体应用时常针对关节的生理运动和附属运动进行治疗。澳大利亚的麦特兰德(Maitland)对这一技术的发展贡献很大,因此关节松动术又称"麦特兰德手法"或"澳式手法"(表 4-1)。

表 4-1　麦特兰德手法分级

I	疼痛引起的关节活动受限	在关节活动的起始端,小范围、有节律性地来回推动关节
II	疼痛引起的关节活动受限	在关节活动允许范围内,大范围、有节律地来回推动关节,但不接触关节活动的起始端和终末端
III	关节疼痛并伴有僵硬	在关节活动允许范围内,大范围、有节律地来回推动关节,每次均接触到关节活动的终末端,并应感觉到关节周围软组织的紧张
IV	因关节周围组织粘连、挛缩引起关节活动受限	在关节活动的终末端,小范围、节律性地来回推动关节,每次均接触到关节活动的终末端,并能感觉到关节周围软组织的紧张

【护理要点】

(1) 向患者做好解释说明。治疗前及治疗中随时评定治疗关节活动度。

(2) 指导患者取舒适、放松、无疼痛的体位,一般采取卧位或坐位。尽量暴露、放松治疗的关节,以达到最大范围的松动。

(3) 治疗后出现轻微疼痛为正常的治疗反应。治疗后 24 小时疼痛仍不减轻,甚至加剧则说明治疗强度过大或持续时间过长,应及时反馈,讨论是否调整方案。

3. 软组织牵拉技术　牵拉是指拉长挛缩或短缩软组织的治疗方法,其主要目的是改善或重新获得关节周围软组织的伸展性,降低肌张力,增加或恢复关节活动范围,防止发生不可逆的组织挛缩,预防或降低肌肉、肌腱损伤。根据牵拉力量来源、牵拉方式和持续时间,将牵拉分为手法牵拉、机械装置被动牵拉、自我牵拉、主动抑制等。

【护理要点】

(1) 治疗前:①配合治疗师评定患者关节活动受限的原因及活动受限关节周围的肌力,选择适当的治疗方法。②向患者做好解释说明,告诉患者牵拉后出现肌肉酸胀属于正常反应。如果肌肉酸胀超过24小时,甚至出现关节疼痛,则说明牵拉力度过大,应及时反馈。③牵拉前可对治疗部位进行热疗,以增加组织的伸展性、降低发生损伤的可能性。

(2) 治疗中:①尽量保持舒适、放松、易于牵拉的体位,充分暴露牵拉部位,如病情许可,应去除绷带、夹板、支具或较厚的衣物。②避免过度牵拉已长时间制动或不活动的软组织。

(3) 治疗后:询问患者的反应,并配合治疗师做好评定与记录。

(二) 肌力训练

肌力训练的目的是增强肌力及肌肉耐力,为平衡训练、步态训练做准备。肌力训练的基本方式包括被动运动、助力运动、主动运动和抗阻运动等。

1. 被动运动 当肌力为 0 时,采用被动运动,可结合传递神经冲动的练习。传递神经冲动的练习即主观上做出努力,试图引起瘫痪肌肉的主动收缩。

2. 助力运动 肌力1级或2级时,使用助力运动。助力大小依患者肢体肌力而定。避免以被动运动替代助力运动,应调动主观用力,给予最低限度的助力。当肌肉在去除肢体自身重量的条件下,能主动收缩使关节运动时,可进行免负荷运动,即减除重力负荷的主动运动。根据助力来源不同,分为徒手助力和悬吊助力两类。

(1) 徒手助力主动运动:治疗者帮助患者进行主动锻炼。随着主动运动能力的改善,治疗者逐渐减少帮助。

(2) 悬吊助力主动运动:利用绳索、挂钩、滑轮等简单装置,将运动肢体悬吊起来,以减轻肢体自身重量,然后在水平面上进行锻炼(图 4-1)。助力可以来自通过滑轮的重物或治疗者徒手施加。

3. 主动运动 当肌力 3 级时,将需训练的肢体放在抗重力的位置上,进行主动运动。

4. 抗阻运动 指肌肉在克服外来阻力下完成的主动训练,是针对 3 级以上肌力恢复最有效的方法。根据肌肉收缩类型分为等张抗阻力运动、等长抗阻力运动和等速运动。

(1) 等张抗阻力运动:肌肉在抵抗阻力收缩时,长度缩短(向心性)或被拉长(离心性),关节发生运动,又称为动力性练习。

根据肌力大小,可采取徒手或借助器械施加阻力。①抗徒手阻力运动:治疗者施加阻力的方向与运动肢体成直角,施加阻力的大小、部位与时间应根据肌力大小、运动部位而变化。②抗机械阻力运动:可用沙袋、哑铃、墙壁拉力器或专用的肌力练习器等施加阻力。重物可以直接固定在关节的远端,或通过滑轮、绳索固定,这种方法常用于肌力4级或4级以上的肌力训练。重量大、重复次数少,利于发展肌力;而重量中等、重复次数多则利于发展肌肉耐力。

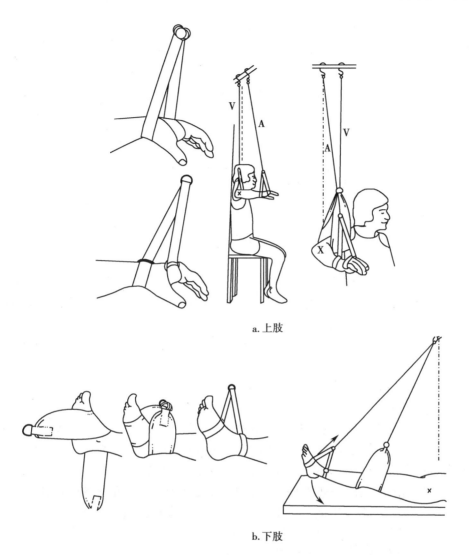

a. 上肢

b. 下肢

图 4-1　悬吊助力主动运动

（2）等长抗阻力运动：肌肉在对抗过大的阻力进行无关节运动的收缩时，没有明显的缩短，但内部张力很大，由此能产生力量，又称静力练习。可增加肌肉的张力而不改变肌肉的长度，产生明显的训练效应。同时可以在肢体被固定、关节活动度明显受限等情况下进行，因此可预防肌萎缩或促进肌力恢复。但它不能改变运动的协调性，且有显著的角度特异性，一般认为只对练习角度附近约20°范围内的肌力有效。因此，为了增加关节活动全范围内的肌力，必须把关节置于不同角度的位置上训练，每次抗阻力维持5~10秒为宜。

（3）等速运动：即运动时肌肉缩短或拉长的速度由机械控制。等速运动兼有等张运动和等长运动的特点，是一种动态运动，其速度是可调的恒定速度。在训练时，应根据需要选择适当的转速。

肌力训练可根据肢体伤残性质、病程、症状、关节活动度、肌力水平以及设备条件等，选择训练的方式及具体方法。不同肌力，其训练方式的选择参照表4-2。

表 4-2 肌力与肌力训练方式

0	被动运动	配合传递神经冲动的练习	引导主观用力
1 级	助力运动	徒手助力与器械助力	主观用力,仅给予最低限度的助力
2 级	助力主动运动	免负荷的主动运动、分徒手助力与悬吊助力	以帮助患者主动运动为主;悬吊助力训练应固定关节
3 级	主动运动	抗重力的主动运动	常用于肌力恢复好,但不能坐起训练者
>3 级	抗阻运动	等张抗阻运动、等长抗阻运动、等速运动	评估各种因素,各类抗阻运动综合应用

【护理要点】

(1) 训练前应先评定患者训练部位的关节活动度和肌力,根据患者全身及局部情况、肌力等级选择合适的训练方法,并协助患者做好准备活动。

(2) 训练中密切观察患者的反应,如出现疼痛、肌肉震颤,或出现替代或代偿性运动时应及时反馈,做好护理记录。嘱患者训练时避免屏气,以防引起乏氏反应,高血压、冠心病等心血管疾病患者更应避免过分用力和屏气。

(3) 训练后观察患者全身及局部反应,运动量以训练后第二天不感到疲劳和疼痛为宜。如出现疼痛明显等应及时反馈,调整训练剂量。

(4) 鼓励患者在病房进行自主训练。

(三) 降低肌张力的训练

肌张力异常是影响其他功能训练顺利进行的原因之一。肌张力训练的目的在于改善异常肌张力,为其他功能训练创造良好的躯体条件。首选的训练方法是在关节活动范围内进行持续地被动牵拉和对抗痉挛。该方法可以降低肌牵张反射的兴奋性,使亢进的反射减低,治疗中必须注意关节活动应缓慢且不超过正常活动范围。

1. 手法牵拉 对发生痉挛的肢体关节进行手法牵拉,能够缓解肌肉的痉挛,改善关节的活动范围。在运用手法时应注意力量要缓慢增加,当感觉到肌肉组织有明显抵抗时,保持此位置至少 15 秒钟,然后放松,重复上述动作。

2. 肌力训练 长期痉挛可导致痉挛肌本身及其拮抗肌肌力降低,尤其是拮抗肌,因此对发生痉挛肌群的拮抗肌进行肌力训练显得相当重要,既可以在一定程度上恢复拮抗肌的肌力,又可以改善痉挛肌的痉挛状态。

3. 神经发育技术 目前发展较成熟的神经发育技术中有许多对抗痉挛的方法,如 Brunnstrom 技术中的紧张性颈反射和紧张性迷路反射,Rood 技术中的缓慢牵拉、肢体负重,PNF 技术中的上肢伸展模式和下肢屈曲模式等。

在采取以上疗法的同时,不应忽视让患者注意进行良肢位的摆放,治疗中可借助矫形器。

【护理要点】

(1) 护理过程中,密切观察患者对运动姿势的反应及运动模式的掌握情况,随时纠正其错误的运动方法及模式。

(2) 指导患者家属或陪护人员掌握正确的运动护理方法,从而积极参与运动训练,并在日常生活中随时监督指导。

(3) 神经发育技术疗法较简单、枯燥,易使患者产生疲劳和反感,护理上应予以注意。并且在运用神经发育技术进行训练时,应指导患者主动注意训练的过程,通过运动觉和视觉的信息输入,增强训练的效果。

(4) 护理过程中应详细掌握患者情况,做好护理记录。

(四) 平衡功能训练

平衡功能训练的目的在于提高患者维持身体平衡的能力,通过各种训练,激发姿势反射,加强前庭器官的稳定性,从而改善平衡功能。平衡功能训练适用于神经疾患及下肢骨折、软组织损伤或手术后的患者。平衡功能训练可分为静态平衡训练和动态平衡训练。

1. 静态平衡训练　其方法是基于本体促进技术。静态平衡主要依靠肌肉相互协调的等长收缩,维持身体的平衡。可以在任何一种体位并采用负荷以刺激姿势反射。

按一般规律,平衡是逐步发展的,在静态平衡训练中先从比较稳定的体位开始,然后转至较不稳定体位,如①前臂支撑俯卧位;②前臂支撑俯卧跪位;③前倾跪位;④跪坐位;⑤半跪位;⑥坐位;⑦站立位:可以先扶平行杠站立,然后背靠站立、单腿站立;可先练习睁眼站立,再练习闭眼站立。

2. 动态平衡训练　因为人体除了仰卧位或俯卧位外,其他任何体位都必须依靠不断地进行肌肉或肌群的协调收缩来维持。此时的平衡有两种:①调整肌张力以保持平衡;②改变姿势或体位以保持平衡。

动态平衡训练可以在各种体位下施加外力,即支撑面由大到小、重心由低到高的过程中,逐步施加外力以提高维持动态平衡的能力。这种外力可以由他人施加,也可采用各种设施。常用设施有可摇晃的平衡板(先用表面较粗糙的板,后用表面光滑的板)、圆棍(外头覆盖塑料布)及大小不同的充气球。他人施加外力时,不应施加过强的力,以能诱发姿势反射即可。

【护理要点】

(1) 训练时要求患者放松、消除紧张及恐惧心理,指导患者通过镜子进行姿势矫正。

(2) 为患者提供一个安全舒适的训练环境,尽可能减少病室的障碍物,加强安全防护,增设护栏、扶手等防护设施,必要时配备拐杖、助行器等。

(3) 训练由易到难,如体位变换由稳定体位到不稳定体位,身体重心由低到高,由睁眼训练到闭眼训练。在平衡训练中,不但需要有意识地、随意地控制平衡,还应进行下意识的平衡训练。

(五) 步行训练

步行训练的目的在于矫治异常步态,促进步行能力的恢复,从而提高患者的生活质量。步行训练要以肌力、平衡等功能训练为基础。

1. 步行前准备活动　在帮助下(扶持或靠墙)能完成步行的分解动作,包括体重的侧方转移(重心能左右、前后移动),患腿负重,交叉侧方迈步,前后迈步,加强膝、髋控制能力的练习等。

2. 减重步行训练　减重步行训练是一种有效的步行训练方法。优点:①安全性高;②下肢肌力3级以下的患者能提早进行步态训练,利于早期下床活动;③减重吊带将人体悬吊,可以减轻步行时髋部和双下肢的负重,使身体重心的分布趋于对称,从而提高步行的稳定性;同时还可改善和加大下肢关节的活动范围;④减重状态下可以调节下肢肌张力,避免和缓解由于早期负重行走带来的不必要的下肢伸肌协同运动和由这种异常模式导致的足下垂、内翻等病理性步态,及早输入符合正常人生理的步行模式,促进正常步态恢复,提高步行能力;⑤可消除运用适应运动的需要,如用上肢支持和平衡以补偿下肢肌力弱。

3. 平行杠内训练 平行杠结构稳固,高度及宽度均可调整,能给患者带来安全感,患者可在平行杠内练习向前走、向后倒走、转身走、侧方走。

4. 室内行走训练 在平行杠内不扶杠能行走时即可进行室内行走。开始在室内平坦的地面上短距离行走,可借助助行器、手杖。但对于有可能恢复功能的患者尽量不用辅助具。

5. 上下楼梯、跨越障碍训练 步行条件成熟后,可进行上下楼梯及跨越障碍的训练。偏瘫患者上下楼梯应遵循健足先上、患足先下的原则。

【护理要点】

(1) 创造有利的环境条件并配备必要的辅助设备,循序渐进地进行练习。

(2) 指导并鼓励患者利用功能正常的肢体进行有氧训练以改善体力;指导患者在不具备步行条件的情况下不要急于步行,以免造成误用。

(3) 站立平衡训练后方可进行步行训练。步行训练流程:扶持步行—扶杖步行—徒手步行—步态训练—上下台阶训练—复杂步态训练。要求步行节奏缓慢稳定,步幅及步速左右对称。出现异常步态应及时纠正,督导患者正确完成每一个动作。

(4) 指导患者配合腿的动作做两臂协调性摆动。注意保护,严防摔倒,必要时随带轮椅,以便患者疲劳时坐下休息。如患者出现身体不平衡,不可牵拉患侧肢体,以避免过度牵拉造成脱臼或骨折等二次损伤。

(5) 用拐杖助行时,护理人员可立于患者对面,倒行扶助患者往前走,也可立于患者的健侧在其身旁伴行。

(6) 鼓励患者尽可能独立完成动作,不可过分依赖他人。步行训练中扶持者力量要适当,应以患者自身力量支持为主。家属不要过多辅助,以免影响训练进程。

(六) 耐力训练

耐力是人体基本素质之一,是指持续工作的能力。康复医学中耐力训练包括肌肉耐力训练和一般耐力训练。

1. 肌肉耐力训练 一般而言,在发展肌肉耐力的同时必然发展肌力,即耐力是肌力所能维持的时间,但严格地说,发展肌力和耐力在方法上并不相同。发展耐力需要在较轻负荷下,在较长时间内多次重复才能有效。发展耐力的基本方法与肌力练习相似,仅需要降低负荷,增加重复次数进行练习即可。

2. 全身耐力练习 全身耐力训练即有氧运动或有氧训练。有氧运动的目的在于增强体质,提高心、肺、代谢功能以及神经肌肉、内分泌的功能,但运动不当也可造成有害的影响。1969 年 WHO 采用运动处方这一名词,以表明运动训练就如用药,需要合理选择其方式和量。运动处方包含运动的方式、强度、时间和频率等内容。

(1) 运动方式:在一定的强度下、相当的时间内(不少于 15~30 分钟)、周期性的反复练习。由于一次运动需要持续 15 分钟以上,所以有氧运动强度不宜过大,为了在相同时间内使运动取得较好的效果,宜采用大肌群运动,如步行、慢跑、游泳、骑自行车、登山、跳绳、中医的传统运动(如八段锦、太极拳)等,都属于有氧运动。

(2) 运动强度:根据症状限制心电分级运动试验结果所得的最高心率、最大吸氧

（VO_{2max}）或代谢当量（METS），结合个体的疾病、病程、贮备功能，过去运动习惯等因素，确定适合个体的运动强度。

1）心率控制法：临床上常常使用运动中允许达到的心率作为靶心率。靶心率常用计算方法有两种，Jungman 法和 Karvonen 法。

Jungman 法：靶心率 =180（170）– 年龄

即：60 岁以下无心血管系统疾病史，平时有参加体力劳动或体育锻炼习惯者，其靶心率用 180– 年龄；60 岁以上有心血管系统疾病史者，或平时无体力劳动或参加体育锻炼者，其靶心率用 170 – 年龄。

Karvonen 法：靶心率 =（年龄预计最高心率 – 安静心率）×（60%~80%）+ 安静心率

Karvonen 法算式中，年龄预计最高心率即 220– 年龄的得数。

2）最大耗氧量：即以运动中 1 分钟消耗的氧表示运动强度的方法称耗氧量。它根据心电分级运动试验结果或在运动试验中直接或间接检测最大耗氧量的值，然后取其 50%~70% 作为运动处方适宜的强度范围，对于经常静坐工作的中老年人或心脏病患者，开始运动时的起始量可以更低一些。大于 80% VO_{2max} 属大强度运动，对患者或老年人有危险。

3）代谢当量：METs 的测定有直接和间接测定两种方法。

直接测定法：即直接测定活动时的吸氧量，并推算出相应的 METs。例如一项活动时的耗氧量为 14ml/（kg·min）。METs=14 ÷ 3.5=4.0。临床上由于设备和条件的限制，一般很少通过吸氧量的直接测定来计算 METs。最常见的方法是查有关活动的平均METs，判断特定活动的强度或代谢水平。

间接测定法：根据已研究的各类活动时的 METs，间接判断运动处方活动的强度，有 Bruce 方法和 Astrond 两种方法。

Bruce 方法：根据活动平板运动的运动时间测算。

正常人预测 VO_{2max}=6.70–2,82 ×（男 1，女 2）+0.056 × 运动时间（s）；

心脏病人预测 VO_{2max}=6.70–2.82 ×（男 1，女 2）+10.5+0.035 × 运动时间（s）。

Astrond 方法：Astrond 和 Ryhming 经过一系列研究，求出亚极量运动时的心率、运动负荷与 VO_{2max} 的相关回归方程和列线图，推算出 VO_{2max}。

（3）确定运动持续时间：不含预备活动和整理活动，以耐力运动为例，其运动持续时间为 15~60 分钟。运动时间与运动强度应相互协调。运动强度大时，可适当缩短运动时间；反之，如果运动强度弱，应适当延长运动时间。

（4）确定运动频度：由于患者通常每次运动强度不足，因此每天坚持运动，利于确保运动量和养成运动习惯。但如果每次能保证足够强度的运动训练，每周 2~3 次即可。

【护理要点】

（1）遵循个体化、循序渐进、持之以恒、兴趣性和安全性的原则。

（2）注意周围环境因素对运动反应的影响，如寒冷和炎热气候要相对降低运动量和运动强度。

（3）定期检查和修正运动计划，避免过度训练。

（4）运动时如出现胸部不适、气短、无力、骨关节疼痛等应停止运动，及时检查并予以处理。

（5）每次训练都必须包括准备活动、训练活动和结束活动；活动要以不出现胸闷、气急为原则。

(6) 指导患者根据运动计划正确进行,并记录患者的心率变化情况,防止因不适当的运动训练带来二次损伤,并为康复治疗小组提供动态资料。

第二节 作业疗法

作业疗法(occupational therapy,OT)是应用有目的的、经过选择的作业活动,对于身体上、精神上、发育上有功能障碍或残疾导致不同程度地丧失生活自理能力和工作能力的患者,进行治疗和训练,使其最大限度地恢复、改善生理功能和心理健康,恢复工作、学习和适应社会,提高生活质量为目标的技术和方法,它对预防劳动能力丧失和残疾发生发展有积极重要的影响。

 知识链接

作业疗法的名称

早期的作业疗法曾有许多不同的名称,如道德疗法、精神疗法、工作疗法、功能疗法等。后来被称为作业疗法之父的美国医生 William Rush Dunton 将其命名为 occupation therapy。Occupation 的字根是 occupy,意思是填满(时间或空间)、忙碌、从事等。Occupation 被译成"作业",亦有译作职业、工作、占有等。1914 年美国医生 George Edward Barton 又将其改为 occupational therapy,一直沿用至今。目前,中国大陆称之为作业疗法,在中国香港及新加坡称之为职业治疗,在中国台湾则称为职能治疗。

一、作业疗法的特点

1. 以提高认知、技能和生活自理能力水平为主要目标 作业治疗的目标是使患者掌握日常生活技能,能适应居家条件下的生活,以及适应在新的环境和条件下工作。因此,作业治疗和训练的整个过程,需要患者和家属的积极参与。

2. 是有选择、有目的的康复疗法 有选择即针对患者的需要选择作业。根据患者训练和治疗的重点目标,选择以躯体运动为主,或以情绪调节为主,以及以认知训练为主的作业。有目的的活动指的是与患者所处环境有关的活动,进行这些活动可改善患者与其所处环境之间的关系。

3. 具有协调性和综合性 作业治疗着眼于帮助恢复或取得正常的、健康的、有意义的生活方式、生活能力和工作能力。正常的、健康的生活方式有赖于以下各因素的相互协调和平衡,即:①生活自理能力;②对外界环境的适应力和影响力;③工作;④娱乐;⑤社会活动;⑥进行上述活动所需要的耐力。因此,完成一项作业活动,常需综合发挥躯体、心理、情绪、认知等方面的作用。

4. 是连接患者 - 家庭 - 社会的桥梁 它把患者个人和他的家庭环境及社会环境连接起来。从患者的个人潜力和需要出发,促使患者积极地参与活动,逐步适应家庭和社会环境,通向正常生活方式的彼岸。

5. 应用范围宽广 作业疗法的目的是开发、改进、重建和维持患者的作业能力。凡需要改善肢体运动功能、身体知觉功能、智能、改善情绪和心理状态者,需要适应住宅、职业和社会生活者,都适宜应用作业治疗。

二、作业疗法的适应证与禁忌证

(一)适应证

1. 神经科方面　脑血管意外、颅脑损伤、脊髓损伤、周围神经病损、老年性认知功能减退等。

2. 骨科方面　骨折、手外伤、截肢、腰腿疼痛、关节置换术后、类风湿关节炎、骨关节炎等。

3. 儿科方面　脑瘫、发育迟缓、智力落后、学习困难、先天性畸形等。

4. 内科方面　心血管疾病、糖尿病、慢性阻塞性肺疾病、肿瘤等。

5. 精神科方面　精神分裂症恢复期、焦虑症、抑郁症、情绪障碍、器质性精神病等。

(二)禁忌证

意识不清、严重认知障碍不能合作者,精神疾病发作期、休克、严重的脏器功能不全者。

三、常用作业疗法

(一)日常生活活动能力训练

日常生活活动能力训练是康复护理最重要的内容之一,其目的是提高患者的生活自理能力,为回归社会创造必要的条件。训练内容包括床上训练、转移训练、穿脱衣物训练、进食训练、个人卫生训练等。

(二)家务活动训练

家务活动训练的内容有烹调配餐(如配备蔬菜,切割鱼、肉,鸡蛋,煮饭和洗涤碗盆锅碟等)、清洁卫生(如使用扫帚、拖把,擦抹门窗,整理物品,搬移物件等),其他如使用家用电器、洗熨衣服、上街购物、养育子女、管理家庭经济和必要的社交活动等。上肢运动、感觉、协调功能及认知功能恢复较好的患者可以进行家务活动训练。

(三)职业技能训练

职业技能训练可以改善患者的躯体功能障碍和心理障碍,同时也是患者返回工作岗位或重新就业的体能和技能训练。护理人员应熟悉常用的训练方法及适用范围以便为患者提供指导。

1. 木工、木雕作业训练　适用于上肢关节活动受限、手部肌力较弱、手指精细动作协调性差、上肢肌力较弱的患者。不适用于坐位平衡、认知及感觉障碍的患者。主要方法有推刨木头、锯木、砂磨、锤打、拧螺钉等练习。

2. 编织、刺绣作业训练　适用于手眼协调性差、双手协调性差、手指精细动作差、关节活动受限的患者;不适用于认知功能障碍、严重视力障碍、共济失调的患者。主要方法有设计图案、编织衣物、刺纹绣图练习。

3. 黏土制陶作业训练　适用于手部肌力差、手部关节活动度受限、手指精细动作协调性差的患者。主要方法有调和黏土、塑形烧制练习,也可用橡皮泥、硅胶土等代替黏土。

4. 缝纫裁剪作业训练　适用于关节活动范围受限、手部肌力差、手眼协调性差、手指精细动作协调性差的患者;不适用于认知功能障碍、严重视力功能障碍、共济失调和帕金森病的患者。主要方法有裁剪布料、缝补衣物、脚踏或手摇缝纫机制作衣服练习。

5. 镶嵌作业训练　适用于手部肌力较弱、手指精细动作差、双手协调性差者;不适用于视力功能低下、手部皮肤疾病和认知障碍的患者。

6. 办公文书作业训练　具有增加上肢关节活动范围,增强各种协调性,提高注意力、记忆力,增强社会交往能力等作用,主要方法有书写、打字、计算机操作、资料管理、接听电话、传真等方面。

（四）园艺、文娱训练

园艺、文艺训练适用于大关节、大肌群或内脏功能障碍者或经运动疗法后进展缓慢者。它包括各种球类活动在内的文体活动和园艺活动,常以集体的形式进行治疗。如截瘫患者的射箭比赛、篮球投篮,偏瘫患者的郊游、游泳,截肢患者的羽毛球比赛,精神病患者的庭院管理(如种花、植树、锄地、除草等)。这些方法可转移患者对疾病的注意力,增强战胜伤残的信心,对患者的身心有很好的陶冶和治疗作用。在治疗中,除注意局部病残功能受损程度外,还需要注意脏器功能,以防发生意外。要充分掌握轮椅、假肢和各种支具装置的应用,只有在非常熟练操作后,才能参加园艺或文娱治疗。

（五）教育性技能训练

通常适用于儿童残疾或感官残疾者,寓教育于技能训练之中。需准备必要的学习用具,包括各种图片、动物玩具和各种大、小型的积木及玩具等。对有感官障碍者来说,在受到教育的同时还需进行知觉运动功能训练。例如,皮肤触觉和本体感觉(对关节肌肉的本体感受器刺激)训练、感觉运动觉(包括位置觉)的训练等。

（六）矫形器和假肢训练

即在穿戴支具或假肢前后进行的各种作业治疗。其目的在于熟练掌握穿戴方法和利用这些支具及假肢来完成各种生活活动或工作。

四、作业疗法的护理

1. 康复护理评定　定期评定。评定内容包括 ADL 能力、病情、功能状况(如肌力、耐力、关节活动度、协调性等)、心理状态、个人意愿、生活方式、经济条件、家庭环境、社会支持系统等。

2. 制订训练计划　根据评定结果,综合各方面的因素,制订周密的、切实可行的训练计划。护理人员应与治疗师、患者家属等共同协作研究治疗方案及方法,了解患者的职业、兴趣爱好、生活需求等,制订最佳的个性化训练方案。训练过程中,根据病情变化及时修订训练方案,如对时间、强度、次数进行调整。应鼓励患者和家属参与制订训练计划。

3. 实施训练计划　鼓励患者和家属主动参与。因人、因地、因时制宜,实施有计划、有步骤的训练。

（1）指导并协助患者做好训练前的身心准备。

（2）可在治疗室也可在日常生活环境中进行。可采用集体训练的形式,提高患者参与的积极性,利于社交能力的培养。

（3）由易到难,循序渐进。也可分解动作反复训练。

（4）加强安全防护措施,协助或护送行动不便的患者到治疗室,与 OT 治疗师做好交接。加强防护,防止摔倒、坠床、烫伤等意外损伤。

4. 心理护理　做好训练前患者的心理准备,鼓励患者树立信心。对情绪不稳定的患者,应及时采取有效措施如行为疗法、心理支持疗法等。

5. 健康教育

(1) 日常活动教育:指导患者早期采取有利于康复的活动方式,如对于偏瘫患者应鼓励患者用患肢穿衣、进食、个人卫生、行走、家务活动,应用作业训练所学的方法进行日常生活及家务活动以巩固作业治疗的效果。

(2) 家属健康教育:指导家属协助并监督患者完成训练计划,监督并指导患者在日常活动中运用正确的活动方式;对患者的进步要给予充分肯定,调动患者主动参与的积极性。

(3) 环境改造的指导:必要时,指导患者对居住环境和生活设施进行改造,配备必要的辅助用具,以适应患者的功能水平。如训练患者进餐时,患者手的抓握能力低下或控制障碍,可使用粗柄的汤匙、加重的盆子;手的抓握能力完全丧失,则可使用带"C"形环的餐具;单手进餐者,则可使用底部带吸盘、周围有护圈的餐具。

6. 评价与记录　询问、观察患者的反应及感受,做好记录。如有不适及时反馈,判断是否需要调整训练计划。

五、作业疗法的注意事项

1. 作业疗法内容的选择必须具有明确的实用目的。作业疗法是从临床康复治疗向职业劳动的过渡,进行作业内容的选择时,必须根据患者功能障碍的特点,参照患者的体力、病情、兴趣、生活与工作的需要,有助于其尽早回归工作岗位。

2. 作业疗法的进行必须使患者主动参与。尽可能让患者选择自己感兴趣和与患者职业相适宜的作业治疗方法,如患者主动性不足,应找出原因(如:病情、兴趣等),随时调整治疗处方,做到因人而异。

3. 作业疗法的形式多采用集体活动治疗。它可以增强患者之间的沟通与交流,有助于加强患者的社会参与和交往能力。

4. 作业治疗应遵守循序渐进的原则。根据患者个体情况,对时间、强度、间歇次数等进行适当调整,以不产生疲劳为宜。

5. 实施作业疗法时需保证患者安全。患者具有不同程度的身心障碍,尤其老人、小儿及行动不便患者,有些操作可能会带来伤害,因此进行作业疗法时必须有医务人员或家人监护或指导,防止发生意外。

6. 作业治疗过程中需进行定期评定。必须详细记录作业治疗的医嘱、处方、进度、反应、患者完成能力和阶段性的评估及治疗方案,根据病情的变化,与物理疗法、心理疗法、中医疗法、康复工程、药物疗法等密切结合,及时调整和修订治疗处方,以提高疗效。

第三节　言　语　治　疗

言语治疗(speech therapy,ST)又称为言语康复、言语训练或言语再学习,是指通过各种手段对听、说、读、写方面有功能障碍的患者进行针对性的治疗或矫治,其目的主要是改善患者的言语功能,提高语言交流能力。其内容包括对各种言语障碍进行评定、诊断、治疗和护理,以提高口语交流能力为首要任务,但不包括对造成言语障碍原发病的治疗。

一、言语治疗的原则与形式

(一) 治疗原则

1. 早期治疗　言语治疗开始得愈早,康复效果愈好。早期发现是治疗的关键。发病 1~6 个月是言语治疗的最佳时间。

2. 全面评定　治疗前应进行全面的言语功能评定,了解其类型及程度,为制定针对性的治疗方案提供依据。治疗过程中应随时评定,了解治疗效果,调整治疗方案。

3. 因人制宜　根据病因、病情、文化及社会背景制订训练计划。例如完全性失语患者因存在严重的表达及理解缺陷,应先从患者与周围人之间表情、语调和手势的交流开始,再进行简单的日常会话训练。

4. 循序渐进　言语训练过程应简单到复杂。如果听、说、读、写等功能均有障碍,治疗应从听理解力开始,重点应放在口语训练上。治疗内容及时间的安排要适当,避免患者疲劳及出现过多的错误。

5. 充分训练　言语训练如果单纯依靠治疗室中 30 分钟的训练,是远远不够的。要想取得良好的训练效果,应进行充分的训练,包括自我训练、家庭训练等。

6. 形式多样　坚持"听、视、说、写"并重。多听多视可反复刺激大脑,出现信号反应,激发原有的记忆和说话能力;多说可以提高语言交流能力;多写可以提高记忆力和联想力。但也不宜安排过多,操之过急,以免加重患者的负担,使患者失去兴趣。

7. 及时反馈　治疗者和患者之间、患者和家属之间的交流是治疗的重要内容。应根据患者对治疗的反应,及时给予反馈,强化正确的反应,纠正错误的反应。

(二) 治疗形式

1. "一对一"训练　即一名治疗师对一名患者的训练方式,其优点是治疗者和患者容易集中注意力,保持情绪稳定。选择的刺激条件应容易控制,训练课题针对性强,并利于及时调整训练方案。

2. 自主训练　患者经过"一对一"训练之后,部分需要反复练习的内容,让患者进行自主训练,如利用录音机、电脑等进行听理解、听写和复述训练。

3. 小组训练　又称集体训练,可根据患者的不同情况编成小组,开展多项活动,减少孤独感,提供社交活动的机会。

4. 家庭训练　治疗者向患者及其家属介绍评定及制订的治疗计划,并示范给家属,逐步过渡到回家进行训练。

二、常用言语训练方法

(一) 言语肌功能训练

先进行言语肌的放松练习 3 分钟,降低言语肌的紧张性;接着做呼吸功能的训练,用鼻吸气,逐渐延长呼气时间,在呼气时发摩擦音、元音,同时又可控制咽喉部的肌张力;然后做发声的动作练习,如鼓腮、舌的上举和下压、左右伸舌、卷舌、腭和声带的发音练习等。

(二) 听理解训练

1. 单词的听理解训练　出示 3 张常用名词或动词的图片(猫、笔、肥皂等),治疗者说出其中一个物品的名称或动作后,让患者指认。逐渐将摆出的图片按 4 张、5 张、

6 张的顺序增加,随着卡片数的增加,训练的难度也随之增加。

2. 记忆跨度的听理解训练　治疗者让患者同时听 2 个单词,如"杯子和书"、"吃饭和洗碗",让其指出相应的卡片,逐渐过渡到同时听 3~4 个单词。

3. 句子的听理解训练　治疗师每次出示 3 个常用的物品图片,说出其中一个物品的功能或所属范畴,让患者指出对应的图片。

4. 文章、故事的听理解训练　用情景画进行,治疗者叙述画中的内容,让患者听,然后让患者指出图中的对应事物。或听一段小故事,根据故事内容提问,让患者用"是"或"不是"回答。

5. 执行口头命令的训练　治疗者根据患者的运动功能,提出口头命令,如:"摸一下你的鼻子"、"拿出笔"等,让患者听后做相应动作。

(三) 口语表达训练

1. 复述训练　让患者复述治疗者的词语或语句。一般按照单音节词→双音节词→短句→长句的顺序进行。复述训练要求复述准确,语音清晰。

2. 命名训练　让患者说出治疗者所示图中物品的名称,如果患者说不出,可以给予视觉和听觉上的各种提示,包括口型以及文字的刺激等。

3. 实用化练习　如提问"你饿了怎么办?"让患者回答。

4. 自发口语训练　让患者看情景画、漫画,鼓励其自由叙述。也可以鼓励其叙述发生在身边的故事,说说兴趣爱好等。

5. 对话训练　自我介绍和互相问候是不可缺少的训练内容。此外,根据患者的实际交流水平,模拟商场购物、餐厅订餐等各种场景进行对话练习。

(四) 阅读训练

1. 阅读理解训练　①单词辨认与理解:治疗者每次出示 3 张常用名词或动词的图片,并将相应的文字卡片交给患者,让患者进行配对组合练习。②句子、短文理解:用句子或短文卡片,让患者指出情景画或相应的事物。

2. 朗读训练　朗读训练一般按照单词→短句→长句→短文→篇章的顺序,反复进行练习,逐渐增加难度。

(五) 书写训练

1. 抄写训练　让患者抄写字卡上的文字。稍有改善时,让患者看一眼字卡后将字卡移开,让他凭记忆将字卡上的字书写出来。

2. 听写训练　包括单词、句子、短文的听写,逐渐增加难度。

3. 描写训练　让患者看图写文字。书写时可给予偏旁部首的提示,随着训练的进行和患者书写水平的改善,逐渐减少提示。

4. 自发书写训练　让患者写日记,写信等。

(六) 代偿手段

重度失语症患者言语功能严重受损,严重影响交流活动,此时可采用代偿手段。可将非言语交流方式作为最主要的代偿方式。

1. 示意动作的训练　示意动作包括头和四肢的动作。例如,用点头、摇头,常用的手势等。治疗者先示范,然后让患者模仿,再进行实际的情景练习,使患者知道他们用什么动作会产生什么效果,以巩固强化示意动作的运用。

2. 绘画训练　运用图画表达意思的训练。对于重度言语障碍而保留有一定绘画能力的患者,可以训练他们运用画图来表达意思。

3. 交流板的训练　使用交流板表达意思的训练。

4. 电脑交流系统　包括发音器、电脑说话器、环境控制系统等。

（七）语速训练

利用节拍器控制速度。根据患者的具体情况决定速度。如果没有节拍器,也可以让治疗者轻拍桌子,患者随着节律进行训练。

（八）语音语调训练

大部分构音障碍的患者表现为发音不清和音调异常(单一音调、高音调、低音调)。训练时,指导患者找准每个音的构音位置,患者可以通过镜子检查自己的口腔动作是不是与治疗师口腔动作一致。必要时治疗师还可以画出口型图,告诉患者舌、唇、齿的位置以及气流的方向和大小,以增加患者语音清晰度。音调则可以通过四声的训练以及配合乐器的音阶变化来训练。

（九）松弛训练

痉挛型构音障碍的患者,往往存在咽喉肌群紧张,肢体肌张力增高。通过松弛训练,先使全身放松,继而发音肌群也随之放松。

（十）其他训练

如发音训练,克服气息音的训练,克服鼻音化的训练,加、减、乘、除的计算练习,查字典,唱歌,游戏等,根据患者的障碍程度选择。

三、常见言语障碍的治疗与禁忌证

（一）常见言语障碍的治疗

1. 失语症　根据患者障碍情况,选用言语肌的功能训练、听理解训练、口语表达训练、阅读训练、书写训练、代偿手段的利用和训练等。

2. 构音障碍　根据患者障碍情况选用松弛训练、呼吸训练、构音器官运动训练、发音训练、克服鼻音化的训练、克服费力音的训练、克服气息音的训练、语速训练、语音语调训练、替代方法等。

3. 言语失用　主要是对患者说话的速率、韵律予以指导。

（二）禁忌证

凡是有言语障碍的患者都可以接受言语治疗,但由于言语训练是训练者(言语治疗师)与被训练者之间的双向交流,因此,对伴有严重意识障碍、情感障碍、行为障碍、智力障碍、重度痴呆或有精神疾病的患者,以及无训练动机或拒绝接受治疗者,言语治疗难以实施或难以达到预期的效果。

四、言语训练的护理

1. 治疗环境

（1）环境要求:环境尽可能安静、舒适,患者视野范围内尽量减少摆放不必要的物品,使患者能处于充分放松和心境良好的状态中。

（2）器材和仪器:备齐各种训练用具和器材,如录音机、镜子、秒表、单词卡、图片等。

2. 治疗时机　患者意识清楚,病情稳定,能够耐受集中训练30分钟左右。宜早期进行。

3. 时间安排　每日的训练时间应根据患者的具体情况决定,患者状况差时应缩短训练时间,状况较好时可适当延长。一旦有疲倦迹象应及时调整时间和变换训练项目或缩短训练时间。

4. 训练目标　每次训练从容易的课题入手。每天训练结束前让患者完成能正确反应的内容,令其获得成功感,从而激励其坚持训练。

5. 心理护理　心理护理必须贯穿言语障碍康复治疗的全过程。针对患者的具体情况采取相应的心理护理。

(1) 建立良好的护患关系,增强患者的安全感、信任感、亲切感等。

(2) 消除患者不切实际的想法,正确面对存在的障碍,正确认识障碍的可恢复性,树立信心,积极主动配合治疗。

(3) 注意患者的心理调适。如果患者将要带着残疾回归家庭、社会,心理适应将是一个突出的问题。应设法使患者勇于接受现实,正视未来生活,主动去做适合患者现状的工作或者运动,提高生存质量。

(4) 治疗中多鼓励患者,鼓励患者主动练习,用患者熟悉的名称或术语与其交流。

6. 失语症的康复护理

(1) 训练前应做语言评估。当患者意识清楚、病情稳定、能够耐受集中训练30分钟左右时即可开始实施语言治疗。

(2) 当患者做作业出现持续现象时(即反复机械重复前一答案时),是危险信号,训练项目宜暂时回到容易的题目,待患者有成功感后及时终止训练。

(3) 像对正常人一样与患者交谈,同时区别对待不同的患者。感觉性失语患者听不懂医护人员的话,不能根据医护人员的要求进行活动,护理人员应帮助患者表达他们的要求。

(4) 训练技巧:①观察患者失语症的种类、程度、过程、说话、读书、书写及理解力。要有耐心,给患者以足够的时间去思考和回答医护人员所提出的问题。②尽可能去理解患者说的每一件事,并缓慢、清晰、简单、亲切地与其说话,必要时重复地说。③把护理重点放在患者现存的能力上,结合手势来与患者交谈,同时鼓励患者借助手势或画画等方式帮助交流。④正确判断和处理患者的要求,当听不懂患者所说的内容时,要耐心启发,不能表现出不耐烦或取笑患者。⑤进行治疗活动时,不要让患者精疲力竭,也不要以高人一等的口吻对患者说话。

(5) 注意事项:①判断患者是否存在智力低下,使用患者易于理解的语言,缓慢而清晰地说给他听;②教会患者如何回答,促进患者产生交流的愿望;③进行多方面交谈,设法使患者对谈话抱有信心;④如不能理解患者的语言,不可轻易点头示意或表示同意,以免伤害患者自尊;⑤如患者因不能满足自己的愿望而引起情绪反应,应设法了解具体情况,给予恰当的心理疏导。

7. 构音障碍的康复护理

(1) 交谈时,有意地进行谈话清晰度的训练,如缓慢地复述容易听懂的语言,或是借助手势、表情等非语言交流手段,鼓励患者说话。

(2) 正确判断和处理患者的要求,当听不懂患者所说的内容时,要耐心启发,不能表现出不耐烦或取笑患者。

8. 言语失用的康复护理　参照失语症、构音障碍的护理措施。

学习小结

1. 学习内容

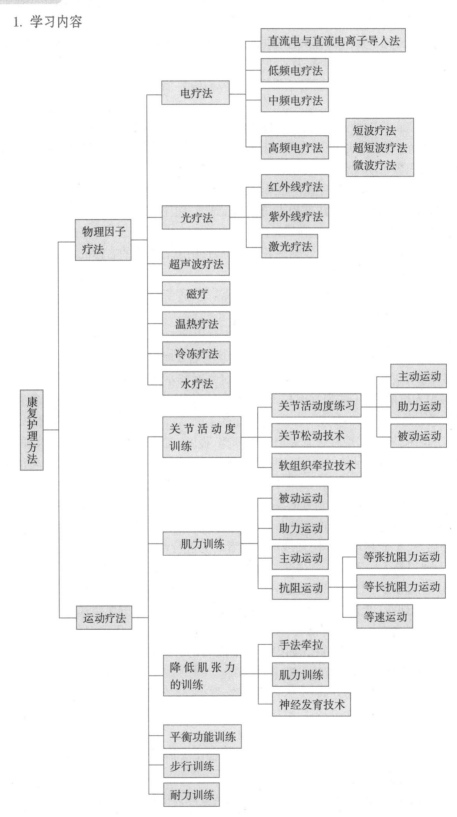

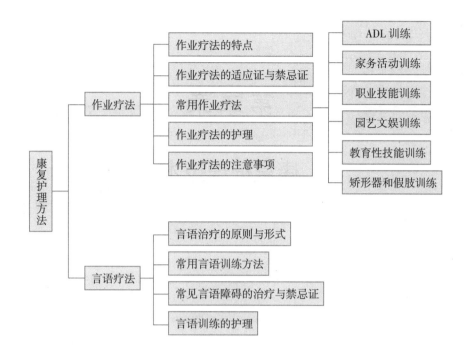

2. 学习方法

学习时注重理论与实践相结合,深刻理解物理因子疗法、运动疗法、作业疗法、言语治疗在临床中的应用。

（袁 群 汤继芹）

复习思考题

1. 试述神经发育疗法的共同特点。

2. 简述运动疗法的主要治疗作用。

3. 简述 PT 与 OT 的联系与区别。

4. 如何为软瘫期偏瘫患者制定合理的 PT、OT、ST 方案?

第五章

康复护理技术

 学习目的

通过学习康复护理技术相关知识,为本教材后续常见疾病康复护理的学习奠定基础。

学习要点

康复护理环境;日常生活活动能力训练;体位摆放与体位转移;摄食吞咽训练;呼吸训练;排痰技术;膀胱功能再训练;假肢、矫形器和轮椅的护理。

第一节 康复护理环境

康复护理环境是在一般护理环境准备的基础上,为患者提供一个整洁舒适、安全典雅、宽敞适度的无障碍环境,即最适合患者独立生存、完善生活质量,适应现有身体条件的环境,使其能独立地适应医院、家庭、社会,达到康复护理的最终目的。康复护理环境中的重要元素是无障碍设施(图 5-1)。

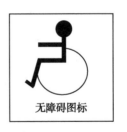
无障碍图标

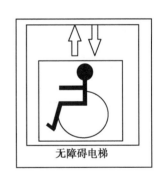
无障碍电梯

图 5-1 无障碍标志

 知识链接

无障碍设施

无障碍设施,是保障残疾人、老年人、伤病人、儿童和其他社会成员的通行安全和使用便利,在道路、公共建筑、居住建筑和居住区等建设工程中配套建设的服务设施。通常无障碍设施的普及程度标志了一个社会的文明程度。

一、基本原则

一般护理环境指的是为患者提供一个安静、整洁、舒适、美观、安全的活动空间。康复护理环境指的是除一般护理环境外,还应注重环境的宽敞性、安全性、实用性和方便性。在康复护理环境中无障碍环境的准备是其关键的环节。

1. 宽敞性 宽敞性是指为患者提供足够的空间,以满足其治疗、康复训练和家庭生活的需要。尤其是需要轮椅替代行走的患者,其所到之处必须要满足轮椅的活动空间。

2. 安全性 在康复护理中,由于多数患者存在自护能力低下或减退的现象,因此应为患者提供一个安全、无危险的训练空间及生活空间。给患者实施康复治疗护理时,应注意训练环境设置人性化、无尖锐器具、地面平整柔软,训练器具应稳定、牢固。

3. 实用性 实用性是指康复环境中所涉及的物品、器械等,不仅要美观更要实用。尽可能地利用患者能触及的各种环境设施训练患者,以达到促进功能锻炼的目的。如调整便器的高度、适当增加扶手,以便完成轮椅和坐便器之间的转移。将楼梯改造成斜坡,方便轮椅进出。

4. 方便性 方便性是指康复护理环境准备中所涉及的器具应使用方便,且有利于患者在可控制空间内达成其目的。如床旁可放置手杖支架,方便患者取用;呼叫器应放置在患者方便拿取的地方;室内灯具、洗漱器具的高度应满足轮椅患者的需要等。另外,还可应用现代化设施以达到方便性。如高位截瘫患者可使用"电子环境控制系统"装置,通过吹气、声控等方式完成开关电灯、电视等日常生活活动。

二、环境设施

康复环境主要的衡量指标就是无障碍环境。无障碍环境决定了无障碍设施的特殊性。围绕患者所能涉及的活动范围,无障碍设施包括了室内环境设施和室外环境设施。国际通用的无障碍设计标准大致有六个方面:①在所有公共建筑的入口处设置坡道,其坡度应不大于5°;②在盲人经常出入的地段和场所设置盲道,在十字路口设置盲人辨向的音响设施;③门的净空廊宽度要在0.8m以上,采用旋转门的场所需另设残疾人入口;④所有建筑物走廊的净空宽度应在1.3m以上;⑤公厕应设有带扶手的坐式便器,门隔断应做成外开式或推拉式,以保证内部空间便于轮椅进入;⑥电梯的入口净宽均应在0.8m以上。

(一) 室内环境

室内康复环境,是患者在室内为了满足或保持康复训练成果,而必须进行的环境准备。一般来说医院室内康复是有着较强针对性的功能康复,而家庭室内康复则是一种范围较广的适应性康复。下面简单介绍一下几种常用设施的要求。

1. 病房的要求 为满足患者休养,一般床单位每床占地不少于6~7m²,每室1~2床或2~4床为宜,床间距1~1.5m。若ICU病房,可每床占地大于15m²。儿科病房应根据需要设置游戏室。

2. 出入口的要求 主要是为了方便坐轮椅者及行走不便的患者较顺利完成出入活动而提出的特殊要求。为了方便轮椅进出,出入口应设有斜坡,理想的坡度为倾斜角度在5°左右,或坡度每增长30cm高度增加2.5cm。斜坡的宽度不应小于122cm,并且两侧要有5cm高的突起路肩或围栏,以防止轮子滑出。另外,出入口内外还应设有1.5m²的平台与斜坡相连接。

3. 门的要求 为了便于患者出入,门宽应大于85cm,以利于轮椅通过。房门避免开向过道,取消门槛设置。出入口的门,包括病室、厕所的房门以轨道式推拉门或折叠门为宜。门把手要低于一般门所安装的高度,可设置长条形门把手。门锁最好为按压式。门的内外应设有 1.5m² 的平台,以便坐轮椅者有足够空间转身开关门。

4. 电梯的要求　尽量用电梯代替楼梯,电梯的设置必须便于乘坐轮椅者使用,门宽不小于 85cm,电梯厢面积不小于 1.5m²,电梯控制装置距地面的高度不超过 122cm,以便坐轮椅者使用,电梯门应设置为自动关闭且延迟状态。若康复环境中同时设有楼梯,阶梯高度应低于 15cm,且两侧应设有 65~85cm 高的扶手。

5. 走廊的要求　走廊宽度至少 140cm,若需同时通过两辆轮椅,走廊宽度不小于 180cm。走廊光线充足明亮,地面干燥防滑、无障碍物。走廊两侧墙壁设有扶手,扶手高度在 65~85cm 为宜。

6. 厕所、浴缸的要求　厕所、浴缸应在需要的地方安装扶手,用于身体安全转移。扶手高度约在 40~45cm 左右。扶手固定,离墙约 5cm 以上,直径约 3.2~4.5cm。淋浴间可设置折叠座椅,其座位高度约 38~45cm 之间,以利于坐轮椅者转移。若设置浴缸,浴缸侧缘高度在 38~45cm 之间,与轮椅坐高相近。底部需做防滑处理,并在浴缸旁设置扶手。厕所坐便器高度为 40~45cm。洗手池的最低处应大于 69cm,使乘坐轮椅者的腿部能进入洗手池底部,便于接近水池洗漱。患者如厕和洗浴所需设备应放置在以患者为中心,以臂长为半径的范围内,并做好有效遮挡。浴室和厕所内光源不宜过高,以患者能看清为度,光线不能直接照射患者双眼。地面应防滑、洁净、无障碍物。(图 5-2)

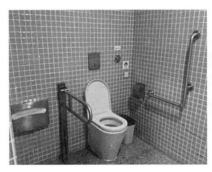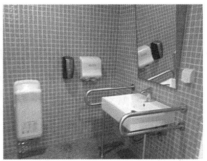

图 5-2　无障碍卫生间

7. 室内设施高度的要求　一切设计高度,要以患者坐在轮椅上手能触及的最大高度作为尺度(122cm)。如:电灯开关应低于 92cm;桌面高度不超过 80cm;座椅不高于 46cm;衣柜内挂衣的横木不超过 122cm;厨具放置利于取用,洗涤槽高度不应超过 85cm;房间窗户的高度要比常规低,以免影响患者观望窗外。

(二) 室外环境

室外康复环境,是指患者在外出时所接触到的环境,涉及社区、街道、地铁、车辆、公共卫生间等多种无障碍公共设施。一般要求良好的室外康复环境应具备安全、方便、标示突出等特点。如社区街道设有标明车道、人行道、过街道的指示牌,过街处人行道与车道由斜坡连接并安装过街指示灯;街道旁设休息椅;公共楼房设有斜坡,以便轮椅通行;阶梯式楼道应设扶手;上下地铁、火车、飞机应有残疾人专用通道、残疾人专用电话;公共厕所应设具有带扶手的坐式马桶等。总之,室外康复环境建设应利于功能障碍者自我照顾和参与社会活动。

第二节　日常生活活动能力训练

ADL训练的目的是以提高患者日常生活活动能力为宗旨。包括洗漱、修饰、穿衣、进食及移动等。本节介绍的训练方法,以脑卒中、脑外伤所致偏瘫患者为例。

一、洗漱能力训练

洗漱能力是指患者洗脸、洗手、洗澡、刷牙、漱口等方面的自理能力。

（一）一般要求

1. 患者自身条件　患者肌力4级以上,具备良好的肌张力及静态和动态坐位平衡能力。患者手指、上肢等关节活动度能满足洗漱训练的条件。

2. 训练场所与设施　洗漱训练的场所,最好设置在卫生间内,训练所需的设备和物品应放置在便于患者取用的地方。洗漱用具选择应以方便、小巧、便于抓取为原则。

（二）洗脸、洗手

洗脸、洗手训练主要是教会患者使用单手洗脸、洗手技术。

1. 训练要领　用健手打开和关闭水龙头,如果双手均不能独立完成,可练习使用辅助用具,或改用感应水龙头。练习掌握调节水量、水温。练习用健手洗脸、洗患手及前臂。洗健手时,患手贴在水池边伸开放置或将毛巾固定在水池边缘,涂过香皂后,健手及前臂在患手或毛巾上搓洗,并在水盆里冲洗干净。拧毛巾时,可将毛巾套在水龙头上或患侧前臂上,用健手将两端合拢,向一个方向拧干。将拧干的毛巾,平放在健侧手掌上,将脸、患手擦干。擦健手时,用健手在固定好的毛巾上擦干。以上活动可反复操作,直到将脸、手洗净。

2. 注意事项　操作时患者应贴近脸盆,根据需要选取坐位或站位。洗漱用的毛巾最好为小块毛巾或小块海绵,以便患者抓取。

（三）洗澡

洗澡包括盆浴和淋浴两种。训练前准备好更换的衣物,并将衣物放入塑料袋内带入浴室。准备好洗浴用水及物品。向患者解释训练的目的、方法、注意事项,协助患者排便,调节浴室温度在(24±2)℃,水温在40~45℃。洗澡训练前,应先完成穿脱衣训练、浴椅坐位和浴缸移入训练。

1. 训练要领

（1）盆浴:用浸泡法淋湿身体。用健手持毛巾或将毛巾一端缝上布套,套于患臂上协助擦洗身体。也可借用长柄的海绵浴刷擦洗背部和身体远端,尽可能洗到身体的每一部位。涂沐浴液后,用浸泡法冲洗干净。拧干毛巾时,将其压在腿下或夹在患侧腋下,用健手拧干,擦干身体。

（2）淋浴:患者可坐在淋浴椅上,先开冷水管,后开热水管调节水温。淋湿身体,尽可能擦洗身体的每一部位,涂沐浴液后冲洗。擦洗身体、拧干毛巾的方法同盆浴。

2. 注意事项　有条件者,可盆浴、淋浴结合应用。患者出入浴室应穿防滑拖鞋。洗澡时间不宜过长,以免发生意外。洗浴时应有人陪护,密切观察患者。若发生晕厥或滑跌,应立即终止练习,将其抬出浴室及时处理。

（四）刷牙、漱口

刷牙、漱口训练目的是让患者能掌握单手刷牙、漱口的方法。

1. 训练要领　单手打开水龙头,将牙杯装满水后关闭。将装满水的牙杯放在脸盆内或脸盆旁备用。将牙刷放在湿毛巾或防滑垫上固定。用单手打开牙膏盖,将牙膏挤压在牙刷上。盖好盖子,放下牙膏。拿起牙刷刷牙,尽量刷到每颗牙齿的每一个面。放下牙刷拿起杯子漱口,要求漱净。以上步骤重复 5~6 次,直到刷洗干净。打开水龙头,冲洗牙刷、牙膏外皮。将牙刷、牙膏、牙杯放回原处。

2. 注意事项　训练前应教会患者尽量靠近脸盆坐下,保持坐位平衡。选用便于患者抓握的大柄牙刷,和带有标记按钮的小牙膏。

二、修饰能力训练

修饰是患者在完成洗漱后,对自身仪表的一种完善,主要包括梳头和剃须（男性）。

（一）梳头

1. 训练要领　患者应尽量保持平衡,可靠于小台上,或采取坐位。教会患者自己练习调整好镜子的角度,并拿起木梳梳头。适当鼓励患者用健手、患手交替梳头。梳头顺序为先前面、再后面;先患侧、再健侧。练习时可反复进行,直到满意为止。

2. 注意事项　要为患者准备一把抓取方便的木梳。根据患者的实际情况,调整好镜子的高度。

（二）剃须

1. 训练要领　练习时尽量靠近镜子,采用坐位练习。调整好镜子的角度。固定剃刀,用健手去掉剃刀盖子,拿起剃刀,打开电源,剃掉胡须。一般先患侧后健侧,争取将所有胡须剃净。剃净后,关闭剃刀电源。固定剃刀位置,盖好盖子。将剃刀放回原处。

2. 注意事项　为患者选择合适的剃刀,以充电式电动剃刀替代刀架剃刀。根据患者的实际情况,调整好镜子的高度。

三、穿脱衣物能力训练

穿脱衣物训练,是 ADL 训练中比较重要的部分。训练的主要对象是一侧肢体废用的患者。包括:穿 / 脱上衣、穿 / 脱裤子、穿 / 脱袜子和鞋。训练前要先评估患者的坐位动、静态平衡和认知能力是否达到穿衣训练的要求。训练时始终按照先穿患侧后穿健侧、先脱健侧后脱患侧的原则练习。

（一）穿 / 脱上衣

1. 训练要领

（1）穿 / 脱前开襟上衣:患者取坐位,将上衣里面朝外,衣领向上置于膝上。指导患者利用健手套上患肢袖子。用健手将衣领沿患侧上肢拉上并跨到健侧肩、颈部。健手将健侧衣袖从身后移至健手侧,并套上健肢袖子。套上袖子后,用健手将上衣的后襟拉开展平。整理上衣,使其左右对称,使纽扣对准相应扣眼。稳定纽扣边缘,用健侧拇指撑开扣眼套上纽扣(图 5-3)。脱开襟上衣,与穿步骤基本相反。解开纽扣。利用健手先将患侧袖子从肩部退到肘部,然后将健肢从健侧袖中退出。当健侧手脱出后,

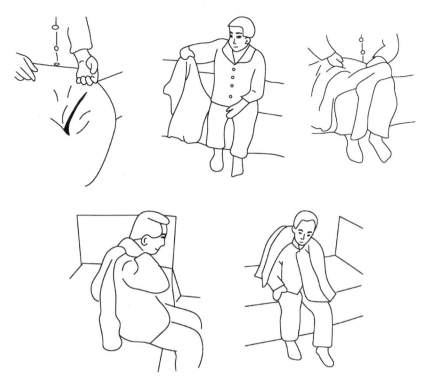

图 5-3　穿开襟上衣

利用健手将患侧袖子完全退出。

（2）穿 / 脱套头衫：患者坐位，解开套头衫的纽扣。将套头衫背面向上、衣领向下放于膝上。用健手帮助患肢穿上袖子，并尽量拉至肩部。使衣领接近头部，将头套入并从领口钻出，然后健手插入健袖穿出。拉好衣襟，整理好套头衫使其左右对称。脱套头衫步骤与以上步骤基本相反。利用健手将套头衫后领充分上拉，并将头部从领口退出。利用健手将患肢脱出衣袖。摆动健侧上肢，将健侧衣袖脱掉。

2. 注意事项　为患者准备一个宽敞、安全的穿脱衣环境，最好是在床上或椅子上。训练所用衣服应宽松、肥大、柔软、舒适，不要选用带拉链的衣服。鼓励患者尽可能用患侧主动穿衣，不用辅助器具（如穿衣钩、扣钩）。如患者坐在椅子上，训练前应嘱患者后背与椅背之间要留有空间。

（二）穿 / 脱裤子

穿 / 脱裤子包括三个体位：卧位、坐位、站位。卧位，适合腰背控制差的患者，是一种较安全的方法。坐位，是绝大多数患者采取的一种方法。站位需要患者具备较好的站立动态平衡，一般不推荐。以最常采取的坐 - 卧位为例，介绍穿 / 脱裤子训练。

1. 训练要领　将裤子放在患者身旁，使健手便于接触裤子的踝部。教会患者双腿交叉练习，即将患侧小腿放在健侧大腿上。为防止患腿滑落可在健腿上放一防滑垫或将患腿放在凳子上。将患侧裤腿穿到患侧脚踝，并向上拉到膝以上以防止裤腿滑落。将交叉的患腿放回地面。健腿穿好后把裤子提至大腿附近，尽量接近臀部。让患者通过坐 - 卧位移动倒在床上，运用桥式运动使臀部抬离床面，把裤子拉过臀部直到腰部。如果患者能够独立站立，也可直接通过站立将裤子拉到腰部，用健手系好腰

笔记

带(图 5-4)。脱裤子与穿时正好相反。坐位,解开裤带。通过身体移动使臀部离开座位,并迅速将裤子脱到臀部以下。将裤子从腿上脱下。可以先脱健侧后用健足踢下患侧;也可用健足踩住患侧裤角,用健手将患腿拉起脱掉患侧裤腿,而后脱掉健侧。

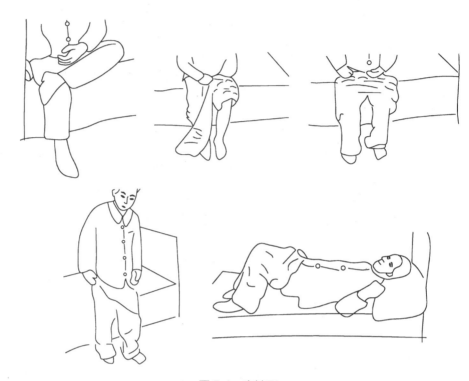

图 5-4　穿裤子

2. 注意事项　为患者准备宽敞、安全的环境,最好在有床的环境下完成,并设有支撑扶手。练习使用的裤子应宽松、柔软、舒适,选用松紧带的裤子。嘱咐患者训练时尽量保持身体平衡,如有体力不支或需要外力支持时应及时提出,以免发生意外。

(三) 穿/脱鞋和袜子

1. 训练要领　将患侧肢体的鞋子放在手容易拿到的地方,鞋面向上。完成双腿交叉(同穿裤子)。打开鞋面,按照脚趾-脚掌-脚跟的顺序,将脚放进鞋里。用健手拉好松紧带或贴好魔术贴。放下交叉的患腿。脱患脚鞋的方法与穿基本相反。腿交叉,打开松紧带或魔术贴,用健手脱掉患脚鞋子。如果条件允许,可直接用健侧脚蹬掉患者鞋子。穿脱袜子与穿脱鞋子基本相同。指导患者完成腿交叉,用拇指和食指张开袜口,身体向前倾斜把袜子套在患足上。注意套袜子之前,应保持患者重心前移。

2. 注意事项　患者应具备足够的动态坐位平衡能力,能坐在扶手椅上或床边。为患者准备一双带松紧带或魔术贴的运动鞋,尽可能不选择系带鞋。鞋不可太重或太硬,以平底鞋为宜,放在患者易于拿取的地方。如训练时鞋子放在地上,可以为患者准备长柄穿衣钩,将鞋子钩起。

四、摄食能力训练

摄食能力训练属于进食训练的一种。进食训练包括基础训练和摄食训练。基础训练又称间接训练,是针对与摄食 - 吞咽活动有关的器官所进行的功能训练,是患者自主进食前的预备训练,又称吞咽训练。摄食训练又称直接训练,是实际进食活动的训练。包括吃固体 / 半固体食物,饮水等。

（一）训练要领

1. 吃固体 / 半固体食物　患者坐稳,尽量靠近桌边,注意食物和器具的位置。用健手拿起器具,在盛有食物的器皿中,摄取食物。主要训练摄食的准确性。训练中要防止食物落在桌上或地上。将食物送到嘴边,张嘴将食物送入口中,闭嘴进行吞咽。吞咽的方法可选用空吞咽与吞咽食物交替进行,也可采用侧方吞咽、点头样吞咽等。

2. 饮水　一般先用防滑垫或患手稳定水杯,采用压力式热水壶将水直接倒入杯内。注意控制水量,防止水液外流。建议用双手握杯,将水倒入口中。也可用健手握杯,吸管直接饮水。如出现口角漏水、呛咳应马上终止训练。

（二）注意事项

患者取坐位或半坐位,需要头和颈部有良好的支撑能力。练习所选食物,应是患者喜爱的营养丰富易消化的食物,且符合密度与性状均一、不易松散、能够变形、不易粘在黏膜上等特点。练习食量提倡一口量(即每次最适于吞咽的入口量),正常成人约 20ml。练习时,一般从 3~5ml 开始,以后酌情逐步增加进食量。摄食食物应放在患者前面的固定平台上,选择尽可能简单的进食用具,如羹匙、刀、叉等。也可适当选择辅助设备,如防掉垫、万能袖套、弯角羹匙、防洒落盘子等。所用器皿应具备良好的隔热性,且重量不宜过重。如果患者发生吞咽困难、呛咳时,应注意加强基础训练。

五、移动能力训练

移动活动是指将身体从一个地方移动到另一地方产生位置变化的活动。主要包括床、椅、轮椅、厕所、浴室之间的转移。移动能力训练要求患者具有较好的动态平衡能力。患者坐位时能保持抬头挺直躯干,髋屈曲 70° ,双膝屈曲稍大于 90° 。患者没有视野、空间结构等感觉缺损,对周围环境比较熟悉。如果需要,可使用一些辅助设备,如转移板、转移带、移动圆盘等。

（一）滑动转移

滑动转移是最简单的移动训练。适合双下肢能够负重,动静态平衡好,但站位平衡差的患者。练习时主要完成床 - 椅转移。

1. 训练要领　将椅子放在紧贴自己健侧的位置上。用健侧足背勾住患侧足跟。健侧上肢支撑床边,使臀部离床并滑向椅子。当距离椅子足够近时,将健足从患足后移出。用健手扶住椅子,使臀部离床,滑到椅子上。调整坐姿处于平衡位置,达到坐姿端正。

2. 注意事项　准备一张与床同高且没有扶手的椅子。椅子的位置尽可能靠近床边。

（二）如厕转移

1. 训练要领　坐便器移入时,接近坐便器,从健侧转身,直到坐便器正好位于身后。利用周围扶手的支持力,缓慢向下接触坐便器,直到重心完全落在坐便器上。穿脱裤子时,要求患者坐稳后,先将重心移向患侧,抬高健侧,将裤子从臀部移向大腿,之后慢慢拽下患侧裤子。穿裤子与之相反。坐便器移出时,先拉近轮椅或助行器,利用周围扶手的支撑作用,移入轮椅或助行器内,并利用其回到原来位置。

2. 注意事项　可根据患者活动能力准备助行器或轮椅。卫生间环境需符合无障碍设施要求。如拆除门槛、房门便于开关、坐便器周围设有扶手、厕所需物品应放在患者前面,防止转身摔倒。训练前患者应能独立完成由卧位到坐位、由床到轮椅的转移,或利用辅助工具行走 5 米以上。

（三）洗浴转移

洗浴转移主要训练患者移入 / 移出浴室、浴盆的能力,与如厕转移相似。

1. 训练要领　利用浴板移入浴缸,患者尽可能靠近浴缸,转身,缓慢坐在搭好的浴板上,先将健腿移入,重心移向浴缸内,后将患腿搬入浴缸(图 5-5)。在浴缸内向浴板中心滑动。可利用浴缸扶手移入浴缸,此法适用于稳定性和肢体力量较好的患者,移动时健侧肢体先进或先出。亦可利用浴椅进入浴缸,此法比较安全,要求注意保持地面干燥、防滑。洗毕出浴缸顺序与前面步骤相反。

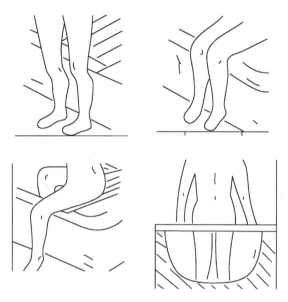

2. 注意事项　为患者准备一个安全隐蔽的家用浴室环境。浴室要设有防滑设施、安全扶手。如果患者需要可选用一定的辅助器具,如浴板等。

图 5-5　利用浴板移入浴缸

第三节　体位摆放与体位转移

康复护理中,体位摆放指的是为患者取一个正确体位,以保证各关节肌肉处于生理功能,以促进疾病早日康复的护理技术,通常统称“良姿位摆放”或“良肢位摆放”。体位转移,指的是让患者利用各种转移技巧,能自主地完成从一点到另一点的转移运动,以达到扩大患者活动空间的目的。临床上实施体位摆放与体位转移一般是根据康复治疗与护理的需要而采取的。早期指导患者进行正确的体位摆放与体位转移,不仅能预防因长期卧床而导致的并发症,而且还可最大限度地发挥患者残存的功能,尽可能地恢复生活自理能力。

一、体位摆放

在康复治疗与护理中,根据疾病的不同特点实施体位摆放,尤其对于中枢神经系统损伤的患者,早期运用抗痉挛体位,有利于功能的康复。所谓抗痉挛体位是指通过床上肢体位置的正确摆放,防止或对抗痉挛模式的出现、保护肩关节以及早期诱发分离运动而设计的一种治疗性体位。

（一）偏瘫患者的体位摆放

偏瘫患者典型的痉挛模式表现为患侧上肢肩关节下沉后缩、肘关节屈曲、前臂旋前、腕关节掌屈、手指屈曲；患侧下肢外旋、髋膝关节伸直、足内翻。临床上通过早期指导患者进行床上正确的体位摆放，有助于减轻痉挛或预防上述痉挛的出现。

1. 床上正确的体位摆放 临床上一般以健侧卧位、患侧卧位、仰卧位三种体位交替摆放。

（1）仰卧位：此种卧位尽量少采取，主要是因为仰卧位时受颈紧张反射和迷路反射影响而易出现异常姿势，而且仰卧时间过长容易引起骶尾部、足跟外侧或外踝部发生压疮。具体方法如下（图5-6）：

1）头部：头下垫枕，不宜过高。

2）患侧：患侧肩胛下放一薄枕使其前伸，防止肩胛骨后缩，患侧上肢置于体侧的枕上，远端比近端略抬高。前臂旋后，掌心向上，手指伸展。患侧臀部和大腿下面放一长枕头，使骨盆向前并防患腿外旋。膝下放一小枕头使其微屈。

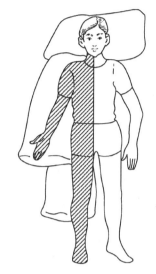

图 5-6　偏瘫患者的仰卧位

（2）患侧卧位：患侧在下，健侧在上。由于患侧卧位可以增加患侧感觉输入，牵拉整个偏瘫侧肢体，有助于防治痉挛，因此脑卒中患者常采取此种体位。具体方法如下（图5-7）：

1）患侧：患侧上肢前伸，使肩部向前，避免肩部受压和后缩，肘关节伸展，前臂旋后，手指张开，掌心向上。患侧髋关节伸直，膝关节微屈曲，可预防髋关节发生屈曲性挛缩，为今后的站立和步行训练创造条件。

2）健侧：健侧上肢自然放在体侧或身后枕上，避免前伸引起患侧肩胛骨相对后缩、躯干向后方旋转。健侧下肢呈迈步位，髋膝关节向前屈曲置于枕上。

（3）健侧卧位：健侧在下，患侧在上。健侧卧位有对抗偏瘫上肢屈肌痉挛和下肢伸肌痉挛的作用。具体方法如下（图5-8）：

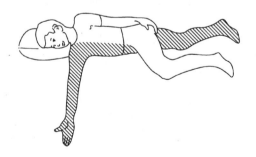

图 5-7　偏瘫患者的患侧卧位

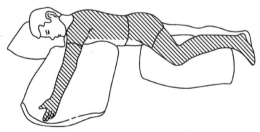

图 5-8　偏瘫患者的健侧卧位

1）头部：头下垫枕，不宜过高。

2）患侧：患侧上肢下垫枕头，使患侧肩部前伸，患侧上肢肩关节前屈不超过90°，肘关节伸展，前臂旋前，腕关节背伸。患侧骨盆旋前，髋关节呈自然半屈曲位，置于枕上。

3）健侧：健侧下肢平放于床上，轻度伸髋，稍屈膝。

2. 床椅正确的坐姿

（1）保持正确的床上坐位姿势：偏瘫患者在床上坐起时，由于不正确的坐姿会引起躯干屈曲，患侧肩下降、后缩、内收、内旋，肘关节屈曲，前臂旋前，腕指关节屈曲内收，患侧下肢伸展，足跖屈、内翻等痉挛姿势的出现（图5-9）。因此，坐位时应采取抗痉挛体位，以防止或缓解痉挛的进一步发展。有效的坐姿要求骨盆提供稳定的支持，躯干保持直立位。临床中不论采取何种方式的坐位都必须掌握两侧对称的原则。具体方法如下：

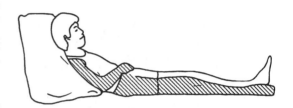

图5-9　床上不正确坐姿

1）床上长坐位：背部用枕头或被褥支撑，使背部伸展，达到直立坐位；双上肢伸展对称的放在床前桌子上；髋关节尽量保持90°屈曲，为避免膝关节的过度伸展，可以在膝下垫一小海绵垫（图5-10）。由于床上坐位难以使患者躯干长时间保持直立，多数情况下容易出现躯干后仰，呈卧位坐姿，易助长躯干屈曲，激化下肢伸肌痉挛。因此

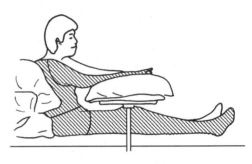

图5-10　床上正确坐姿

在采取该体位时应注意观察并随时调整患者的姿势，每次坐起的持续时间根据患者的耐受情况而定，每次坐起的次数也以患者的承受程度为限。

2）床边端坐位：患者床上长坐位若能坚持持久，可逐步采取床边端坐位。具体方法为双下肢自膝部向下垂于床沿，为采取轮椅坐位做准备。

（2）保持正确的轮椅坐姿：离床后患者常采用轮椅坐位和椅坐位。保持正确的轮椅坐位和椅坐位，可防止患者出现向座位下滑和半卧在轮椅上的倾向。具体方法如下：

1）正确的轮椅坐位：保持躯干直立，双上肢置于轮椅桌板上或枕头上，并且用静止夹板将手保持于相对张开的位置上。患侧下肢侧方垫海绵枕，防止髋关节外展、外旋。

2）正确的椅坐位：保持左右两侧肩和躯干对称，躯干伸展、骨盆直立、髋膝踝三关节保持90°位，避免髋关节的外展、外旋，小腿垂直下垂，双足着地。

（二）脊髓损伤患者的体位摆放

1. 仰卧位

（1）头背部：头下、肩胛下置一薄枕，防止双肩后缩。

（2）双上肢：双上肢置于体侧枕头上，肘关节伸直，腕关节背伸25°，手指自然屈曲，可在手中放一个毛巾卷。

（3）双下肢：双下肢之间、膝关节下垫枕，双足底抵住足板或枕头使踝关节背屈，

足跟放一垫圈。这样可保持髋关节轻度外展,防止膝关节过伸、跟腱挛缩及压疮的发生(图5-11)。

2. 侧卧位

(1) 头背部:背部枕头支撑,以保持侧卧位,双肩向前伸。

(2) 双上肢:肘关节屈曲,位于上方的前臂置于胸前的枕上。

(3) 双下肢:位于下方的髋、膝关节伸展,踝关节自然背屈。上方的髋、膝关节屈曲置于枕上,踝关节下垫一枕头防止踝关节跖屈内翻(图5-12)。

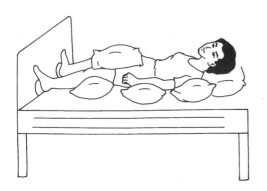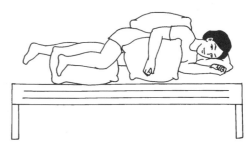

图 5-11　脊髓损伤患者的仰卧位　　　　　图 5-12　脊髓损伤患者的侧卧位

二、体位转移

临床体位转移常根据患者参与程度分为主动转移、被动转移和辅助转移三种方式。

(一) 偏瘫患者的体位转移

1. 翻身

(1) 向健侧翻身

1) 主动向健侧翻身:仰卧位,双手Bobath握手(即双手交叉相握,患手拇指置于健手拇指上方),亦可健手握住患手上举,健侧腿插入患侧腿下方,双上肢伸直举向上方做水平惯性摆动,当双上肢摆至健侧时,健侧腿蹬床,并勾住患侧腿顺势翻向健侧。

2) 辅助向健侧翻身:仰卧位,指导患者健手将患手拉向健侧,健侧腿插入患侧腿下方。治疗者在患侧控制患者肩胛骨、骨盆,辅助患者翻至健侧。

(2) 向患侧翻身

1) 主动向患侧翻身:仰卧位,双手Bobath握手,健侧下肢屈曲置于床上,双上肢伸直举向上方做水平惯性摆动,当双上肢摆至患侧时,健侧下肢用力蹬床,顺势翻向患侧。或者将头转向患侧,并使其患侧上肢外展防止受压,屈起健侧下肢,当健侧肩上抬,上肢向患侧转,健侧下肢用力蹬床,将身体转向患侧(图5-13)。

2) 辅助向患侧翻身:方法如上,治疗者主要是在患者手部、健侧膝关节处给予助力,协助完成翻身动作。向患侧翻身比向健侧翻身相对容易,但应注意避免患侧肩部受损。

2. 床上移动

（1）横向移动

1）主动横向移动：仰卧位，健侧腿插入患侧腿下方，将患侧腿移向一侧，然后撤出健侧腿，使双腿屈曲，双足蹬在床上，以头背部、双足、肘关节为支撑点，抬起臀部移向同侧，接着利用臀部、头部、肘关节为支撑点，将肩部也移向同一方向。

2）被动横向移动：方法如上，治疗者立于患侧，协助患者将双腿、臀部、肩部，移向一侧。

（2）纵向移动

1）主动纵向移动：患者侧坐位，脸斜向前方，将健侧手放置于身体前方以支撑身体，健侧下肢屈曲向健侧手移动，以侧膝关节为支撑点，移动臀部，使身体往前方移动。向后方移动时可按同样方法进行。

2）被动纵向移动：坐位，患者利用健手支撑、臀部重心的前后移动，使身体发生向前或向后的移动。治疗者可站在患侧，用手支撑患侧大腿根部，帮助患者转移身体重心。

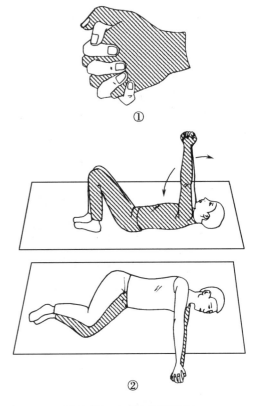

图 5-13 主动向患侧翻身
①Bobath 握手；②伸肘屈膝摆向患侧

3. 卧位到床边坐位

（1）独立从患侧坐起：患侧卧位，健侧腿插入患侧腿下方，将患侧腿移置于床缘下，利用健侧上肢横过胸前置于床面上支撑的同时，头、颈和躯干向上方侧屈，使躯干直立、坐直（图 5-14）。

（2）独立从健侧坐起：健侧卧位，健侧腿插入患侧腿下方，将患侧腿移置于床缘下，利用健侧上肢支撑自己的体重，头、颈和躯干向上方侧屈，使躯干直立、坐直（图 5-15）。

（3）辅助坐起：侧卧位，患者自主完成两膝屈曲，治疗者协助患者将双腿放于床边，然后一手托住患者下方的腋下或肩部，另一手按着患者位于上方的骨盆或两膝后方，嘱患者向上侧屈头部的同时，以骨盆为枢纽使其转移成坐位。

4. 坐位到站立位

（1）独立由坐位到立位：患者坐于床缘，双手 Bobath 握手，双上肢向前伸展，双足分开与肩同宽，两足跟位于双膝后（若患侧下肢功能较好，可将患足置于健足稍后，以利负重及防止健侧代偿；若患侧下肢功能不好，可将患足与健足平放或患足置于健足前），身体前倾，使身体重心前移，当双肩向前超过双膝位置时，患者立即抬臀、伸膝、挺胸，完成站起。

（2）辅助由坐位到立位：患者坐于床缘，护士站于患侧，一手放在患者健侧臀部或抓住患者的腰带，辅助抬臀；另一手放在患者患侧膝关节上，重心转移时使其伸髋伸

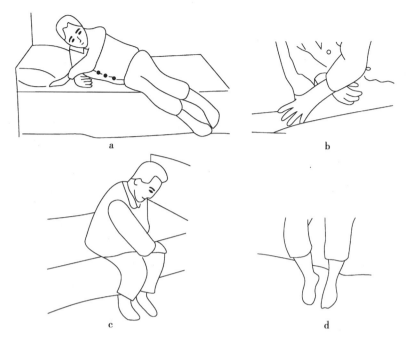

图 5-14　独立从患侧坐起

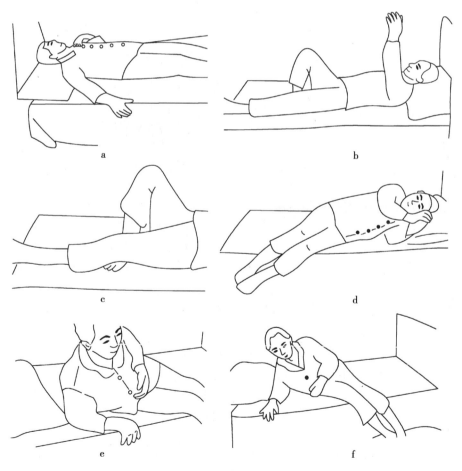

图 5-15　独立从健侧坐起

膝。起立后应注意使患者双下肢对称负重,治疗者可继续用膝顶住患侧膝以防"打软"(图5-16)。

5. 轮椅-床间的转移

(1)从床到轮椅的转移:患者坐于床缘,轮椅置于患者健侧,与床成45°夹角,制动,若轮椅扶手可拆卸,卸下近床侧扶手,抬起脚踏板。患足位于健足稍后方,健手支撑于轮椅远侧扶手,患者向前倾斜躯干,抬起臀部,以健侧下肢为支点旋转身体,直至患者背靠轮椅(图5-17)。

(2)从轮椅到床的转移:轮椅斜向床边,以健侧邻近床缘,制动,若轮椅扶手可拆卸,卸下近床侧扶手,抬起脚踏板。健手支撑站起,再用健手扶床,边转身边坐下(图5-18)。

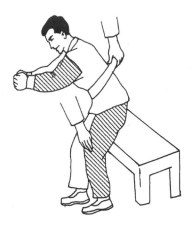

图5-16　辅助下由坐位到立位

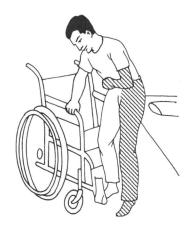

图5-17　从床到轮椅的转移

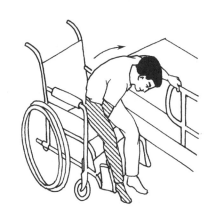

图5-18　从轮椅到床的转移

(二)脊髓损伤患者的体位转移

1. 翻身训练　每2小时翻身1次,翻身时应注意使身体上下保持轴线翻身,防止出现脊柱的扭转。由于脊髓损伤平面不同,其翻身的方法也不同,脊髓颈段损伤常需他人协助,胸、腰段损伤患者经过训练可完成独立翻身。如脊髓 C_6 损伤的患者进行翻身时,可指导其双上肢向身体两侧用力摆动,当双上肢用力甩向翻身侧时,带动躯干旋转,此时位于上方的上肢用力前伸,进一步促使其完成从仰卧位到侧卧位的翻身动作。

2. 坐位移动训练

(1)前方移动:患者双手置于臀部稍前方,躯干前倾,用双上肢支撑躯干,利用充分伸展肘关节将臀部抬起,使身体向前方移动。

(2)侧方移动:患者一只手紧靠体侧,另一只手置于身体侧方的床面上,用双上肢支撑躯干,利用充分伸展肘关节将臀部抬起,使身体向侧方移动。

3. 坐起训练

(1)四肢瘫独立坐起训练:以脊髓 C_6 损伤为例,患者翻身至侧卧位,移动上身使其尽量靠近下肢;利用上方上肢勾住膝关节的同时,下方肘关节用力支撑于床面,使其身体重心向上方移动,下方上肢完全伸展,进一步支撑床面,从而完成由侧卧位至双手支撑的长坐位。

(2)截瘫独立坐起训练:仰卧位,患者双上肢同时用力向一侧摆动,使躯干转向翻身侧,然后患者用一只手和对侧肘关节支撑床面,使肘关节伸展、身体前移,接着以双上肢为支撑,完成仰卧位到长坐位的体位改变(图5-19)。

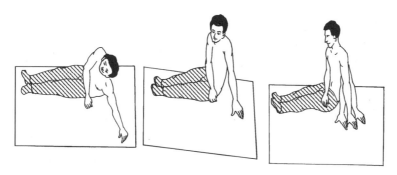

图 5-19　截瘫患者独立坐起

4. 轮椅-床间的转移

(1)直角转移

1)前向转移法:轮椅与床成直角,在靠近床能将腿抬起的地方制动,将双手腕置于一侧膝下,利用屈肘动作,将一侧下肢抬起放于床上。同法将另一侧下肢抬起放于床上。接着打开手闸,将轮椅推向前紧贴床铺,用双上肢支撑将身体移至床上(图5-20)。床至轮椅转移可按相反的顺序进行。

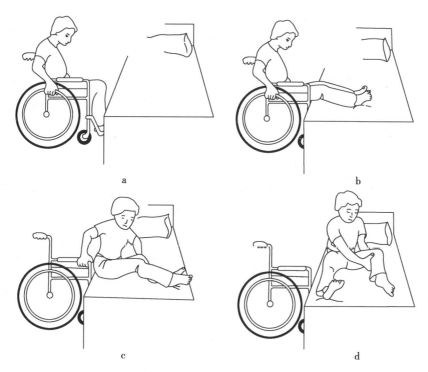

图 5-20　轮椅-床前向转移

2）后向转移法:运用此法的先决条件是轮椅靠背应可拆卸,如轮椅靠背装有拉链,拉开拉链就可打开靠背。具体方法如下:将轮椅后倒,与床成直角,在紧贴床的地方制动,将轮椅靠背拉链拉开后,放置滑板,双手握住扶手并撑起身体,使其躯干前倾,臀部后移至滑板上,从滑板上滑到床上,再借助双上肢支撑继续后移,直至把双脚全部移到床上(图 5-21)。

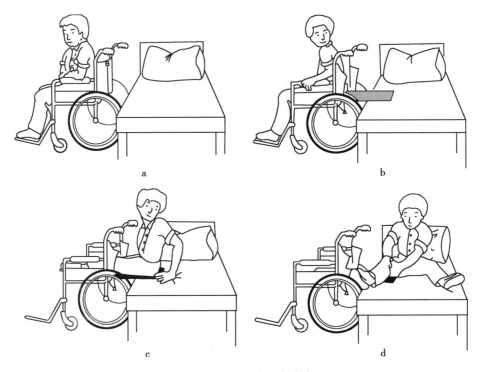

图 5-21　轮椅 - 床后向转移

（2）侧方转移:将轮椅侧方靠近床边,制动。卸下近床侧扶手。将双手腕置于一侧膝下,利用屈肘动作,将一侧下肢抬起放于床上。同法将另一侧下肢抬起放于床上。利用双上肢支撑将身体移至床上。

三、注意事项

1. 进行转移前应向患者说明转移的目的和要求,以取得配合,而在进行各种转移训练时,应密切观察和询问患者有无眩晕等情况,如有不适应立即停止训练,平卧休息。

2. 独立或辅助转移时,应注意安全,家属加强监护,避免患者跌倒。

3. 在转移过程中,应注意避免并发症的发生,如偏瘫患者床上移动时,要注意保护患者的皮肤,防止压疮;翻身时,应注意保护肩关节,避免损伤。

第四节　吞咽障碍的康复护理

吞咽是人类最复杂的行为之一。吞咽障碍是由于下颌、唇、舌、软腭、咽喉等与吞咽相关的器官功能受损,不能安全有效地把食物从口送到胃内的一种进食障碍,又称狭义吞咽障碍。随着新的医学模式的应用,吞咽障碍的范围已经扩展到包括精神、心理、认知等原因引起的行为障碍问题。因此广义的吞咽障碍包括了摄食障碍和狭义吞咽障碍两个方面,本节内容主要讲述的是狭义吞咽障碍。

正常生理性吞咽过程可分为五期:①认知期:是指对食物的认识,如性状、颜色、气味、准备进食的方式、一口量等,此期以认知功能作为基础。②准备期:是指食物自口腔摄入到完成咀嚼的过程。③口腔期:是指咀嚼形成食团被运送至咽部的阶段,主要是食团的形成和输送到咽的过程。④咽期:食物由咽喉进入食管的过程。⑤食管期:食物在食管的输送过程,可因重力及食管的蠕动向下推送至胃部。吞咽过程的五个期是紧密相连的,任何环节的功能障碍均可导致吞咽障碍的发生。

一、康复评定

(一) 一般评定

1. 一般情况　注意患者有无发热、脱水、营养不良、呼吸困难等方面的问题。

2. 临床症状　进食困难,下咽梗阻感,多次小口下咽,饮水呛咳或误吸,食物大量口内残留或吞咽时外流,流涎,进食后声音的低沉,胸骨后灼烧感、阻塞感,无诱因反复的肺部感染等。

3. 意识水平　用 Glasgow 昏迷评价表评价,确定患者的意识水平是否可以进行摄食训练。

4. 高级脑功能　评定患者语言、注意力、行为等情况。

(二) 吞咽功能评定

1. 洼田饮水试验　1982 年由洼田俊夫设计后提出,用于筛查患者有无吞咽障碍及其程度,是临床上一种使用方便、简单的评定方法。

(1) 操作方法:首先让患者依次喝下 1~3ml 水,若无明显呛咳,可再让患者像平常一样喝下 30ml 水,观察并进行记录饮水所用时间、有无呛咳、饮水状况等。饮水状况的观察包括啜饮、含饮、水从嘴角流出、边饮边呛、小心翼翼地喝、饮后声音变化等。饮水试验不但可以观察到患者饮水的情况,而且可以作为能否进行吞咽造影检查的筛选标准。

(2) 分级及评定标准:根据表 5-1 进行评定。

表 5-1　饮水吞咽功能评定

分级	患者的情况	分级	患者的情况
Ⅰ级	可一次喝完,无呛咳	Ⅳ级	分两次以上喝完,且有呛咳
Ⅱ级	分两次以上喝完,无呛咳	Ⅴ级	常常呛住,难以全部喝完
Ⅲ级	能一次喝完,且有呛咳		

诊断标准:①正常:Ⅰ级,5 秒内完成;②可疑:Ⅰ~Ⅱ级,5 秒以上完成;③异常:Ⅲ级、Ⅳ级、Ⅴ级。

2. 反复唾液吞咽试验

(1) 操作方法:患者取坐位或半卧位,检查者将手指分别放置于患者的喉结和舌骨处,嘱患者尽量快速反复做吞咽动作,喉结随着吞咽运动越过手指后复位,即判定完成一次吞咽反射。

（2）评判标准：观察在 30 秒内患者吞咽的次数和喉上抬的幅度。口干患者可在舌面上沾 1~2ml 温水后让其吞咽，如果喉头上下移动小于 2cm，则可视为异常。高龄患者 30 秒内能完成 3 次即可。对于患者因意识障碍或认知障碍不能听从指令，这时可在口腔和咽部做冷按摩，观察吞咽的情况和吞咽启动所需要的时间。

3. 进食评估问卷调查（eating assessment tool，EAT-10） EAT-10 有十项受吞咽障碍影响的问题。每项评分分 4 个等级，0 分无障碍，4 分严重障碍，一般在 3 分以上视为吞咽功能异常。EAT-10 有助于识别误吸的征兆和隐形误吸，异常吞咽的体征。与饮水试验合用，提高筛查试验的敏感性和特异性。

表 5-2 EAT-10 吞咽筛查量表

条目	0 没有	1 轻度	2 中度	3 重度	4 严重
1. 我的吞咽问题已经使我体重减轻					
2. 我的吞咽问题影响到我在外就餐					
3. 吞咽液体费力					
4. 吞咽固体食物费力					
5. 吞咽药丸费力					
6. 吞咽时有疼痛					
7. 我的吞咽问题影响到我享用食物时的快感					
8. 我吞咽时有食物卡在喉咙里					
9. 我吃东西时会咳嗽					
10. 我感到吞咽有压力					

4. 胸部、颈部听诊

（1）颈部听诊：将听诊器放在喉的外侧缘，能听到正常呼吸、吞咽和讲话时的气流声，检查者用听诊器听呼吸的声音，在吞咽前后听呼吸音做对比，分辨呼吸道是否有分泌物或残留物。

（2）胸部听诊：对于辨认误吸和误吸性肺炎非常有帮助。如果在听诊时怀疑有肺炎则可以通过胸片来确认。

（三）吞咽相关器官评定

1. 口腔 包括：①口唇肌的运动能力及力量；②下颌的活动范围及抵抗能力；③舌肌的静止状态、各方向的运动、抗阻运动和灵活度；④软腭上抬运动是否正常；⑤口腔内的温度、味觉及感知觉能力。

2. 咽喉 包括：①腭咽闭合机制是否良好；②是否存在咽反射；③喉部肌群的运动力量。

（四）摄食-吞咽过程评价

摄食-吞咽运动是一个连续的过程，应根据正常的吞咽各分期，对整个摄食-吞咽过程进行整体观察评定，以便对吞咽障碍有更全面的评价。吞咽功能障碍的等级见表 5-3。

表 5-3　吞咽功能障碍的等级

等级		
重度 （无法经口腔）	1. 无法吞咽，不适合吞咽训练	
	2. 误咽严重，吞咽困难，只适合基础性吞咽训练	
	3. 误咽减少，可进行摄食训练	
中度 （经口腔和补充营养）	4. 可以少量、乐趣性地摄食	
	5. 一部分（1~2 餐）营养摄取可经口腔进行	
	6. 三餐均可经口腔摄取营养	
轻度 （单一经口腔）	7. 三餐均可经口腔摄取吞咽食品	
	8. 除特别难吞咽的食物外，三餐均可经口腔摄取	
	9. 可以摄取吞咽普通食物，但需要临床观察和指导	
正常	10. 摄食 - 吞咽能力正常	

（五）辅助检查

主要包括吞咽造影检查、吞咽电视内镜检查、超声检查、放射性核素扫描检查、测压检查、表面肌电图检查、脉冲血氧定量法等。

1. 咽喉纤维内镜　内镜检查包括鼻腔、鼻咽、口咽、喉和下咽，但不包括食管和气管。可直视舌、软腭、咽和喉的解剖结构和功能。

2. 电视荧光吞咽检查（VFSS）　是临床上广泛用于诊断口咽性吞咽障碍，确定口咽功能紊乱机制的"金标准"。将造影剂与食物混合，令患者在一定的体位下将食物吞下，可直接观察食物团块从口腔通过咽部至食管的整个运动过程，进一步评定摄食 - 吞咽过程中各个阶段出现的问题。

二、康复护理措施

对于吞咽功能障碍伴有意识不清者，可先采用鼻饲、静脉输液等方法补充营养，待患者意识清楚，生命体征稳定，无重度心肺合并症时，可尽早进行摄食 - 吞咽功能康复训练。

（一）基础训练

是针对摄食 - 吞咽活动相关器官进行功能训练，又称间接训练。

1. 头颈控制训练　头颈的稳定性直接影响口腔颜面部的运动功能，因此在床旁就应进行头颈控制训练。训练方法：身体朝前坐正，头部从正中开始，分别向前后、左右各方向做旋转运动和提肩、沉肩运动，每个动作持续 5 秒再回至正中位。

2. 吞咽相关器官运动训练　训练目的是加强唇、下颌、舌等器官的运动控制，强化肌群的力量及协调，从而提高吞咽功能。

（1）口唇运动：利用单音单字进行训练，要求患者尽最大能力张口发 "a-u-i" 音。也可练习吹蜡烛、吹口哨、缩唇、微笑等动作促进唇的运动。若患者口唇肌群无力时，可用指尖或冰块叩击唇周、或进行短暂的肌肉牵拉和按摩等可促进口唇肌肉的运动。为了提高唇闭合力度，可让患者在闭合的两唇之间放置一压舌板，用两手指在压舌板的两端向下压，口唇应尽量保持闭合状态。在训练过程中应使患者的口唇始终保持在正中位置。

(2) 颊肌运动:要求患者轻张口后闭上,然后做鼓腮动作,随后轻呼气;也可让患者作吸吮手指的动作,借以收缩颊部及口轮匝肌而增强肌力。每日 2 次,每次重复 5 遍。

(3) 下颌运动及咀嚼训练:大多数患者下颌运动幅度不充分,治疗者应辅助患者完成下颌的张闭运动,同时做适度的侧方运动。当咬肌张力低下时,可对其进行振动和轻拍刺激;当张力过高时可进行冷刺激按摩和牵伸疗法,使咬肌放松,并利用咀嚼动作促进下颌的放松。

(4) 舌体运动训练:舌体无任何运动时,治疗者可用压舌板或勺子的凸面轻压舌背,促进舌体前伸;或用纱布包裹患者舌体轻轻向前牵拉及左右摆动。若舌体可自主运动时,应指导患者面对矫正镜,用舌尖尽量触及两侧唇角、弹舌、沿唇做环转运动可增加患者舌体灵活性。

(5) 软腭训练:指导患者发 "ge-ge-ge" 音;或让患者深吸气后,屏气 10 秒,接着从口中将气体呼出。

(6) 喉头上提训练:让患者头前伸,使颌下肌伸展 2~3 秒,后在颌下施加压力,嘱患者低头,抬高舌背,即舌向上抵住硬腭或进行辅音的发音训练。目的是改善喉入口的闭合能力,扩大咽部的空间,增加食管上括约肌开放的被动牵张力。

(7) 屏气发声运动:患者坐在椅子上,双手支撑椅面做推压和屏气运动,同时发 "a" 音。此时胸廓固定,声门紧闭,然后突然松手,声门大开,呼气发声。此运动不仅可以训练声门的闭锁功能,强化软腭的肌力,而且有助于除去残留在咽部的食物。

3. 冰刺激 用头端呈球状的不锈钢棒醮冰水或用冰棉签棒刺激软腭、腭弓、舌根及咽后壁,左右相同部位交替刺激,然后嘱患者做空吞咽动作。冷刺激可以提高软腭和咽部的敏感度,改善吞咽过程中神经肌肉的活动,增强吞咽反射,减少唾液的分泌。

4. 吞咽辅助手法 吞咽辅助手法主要包括声门上吞咽法、超声门上吞咽法、门德尔松氏(Mendelsohn)手法等。吞咽过程中应用吞咽辅助手法,可以增加患者口、舌、咽等结构本身的运动范围,增加运动力度,增强患者对感觉和运动协调性的自主控制。此法需要一定的技巧和多次训练,应在护理人员的指导和密切观察下进行。

5. 咳嗽训练 咳嗽是机体清除喉内异物的一种条件反射。典型的咳嗽反射是深吸气,声门裂关闭,胸腔和腹腔压力急剧增加,所有呼气肌强烈收缩,在声门裂压力持续增加下,声门裂开放,完成咳嗽动作。咳嗽训练的目的主要是增加腹肌的肌力,具体操作(见本章第五节)。

6. 呼吸训练 训练内容主要是从腹式呼吸和缩唇呼吸两方面进行。训练目的包括恢复吞咽与呼吸的协调配合;强化声门闭锁能力;缓解颈部肌肉(呼吸辅助肌)的过度紧张;为排出气道侵入物而进行随意咳嗽。

(二) 摄食训练

摄食训练是直接训练患者的进食吞咽功能,又称直接训练。训练内容包括进食时体位,食物的选择(大小、结构、温度和味道等),食物入口位置和进食环境等。

1. 体位 吞咽障碍的患者在早期训练时应选择有代偿作用且安全的体位,以减少误咽的发生。一般采取坐位或躯干 30° 仰卧位,头部前屈,偏瘫侧肩部以枕垫起,护理人员站立于患者健侧。此种体位进食,食物不易从口中漏出,有利于食团向舌根运送,还可以减少向鼻腔反流及误咽的危险。严禁患者在水平仰卧位及侧卧位进食。

2. 食物的选择　根据食物的性状,一般将食物分为 5 类,即稀流质、浓流质、糊状、半固体(如软饭)、固体(如饼干、坚果)。临床实践中,应首选糊状食物,即选择密度均匀、黏性适当、不易松散、通过咽和食管时易变形且很少残留于黏膜上的食物,如香蕉、软蛋羹等。此外,要兼顾食物的色、香、味及温度等。对于不同病变、不同时期的吞咽障碍患者,所选食物亦有所不同,如准备期和口腔期障碍的患者应选质地软、易咀嚼的食物,如菜泥、水果泥和浓汤;咽期障碍的患者应选用稠厚的液体,如果蔬泥和湿润光滑的软食,避免有碎屑的糕饼类食物和缺少内聚力的食物;食管期障碍的患者应选择软食、湿润的食物,避免高黏性和干燥的食物。

3. 食物在口中位置　进食训练时应把食物放置在口腔内最能感觉到食物的部位,有利于食物在口腔中的保持和运送。最佳的位置是将食物放在健侧舌后部或健侧颊部,有利于食物的吞咽。

4. 一口量及进食速度　包括调整进食的一口量和控制速度的一口量,即最适于吞咽的每次摄食入口量,正常人约为 20ml。一般先以少量试之(3~4ml),然后酌情增加。摄食时应注意调整合适的进食速度,前一口吞咽完成后再进食下一口,避免 2 次食物重叠入口的现象。

5. 进食习惯和环境　培养患者尽可能采用直立坐位的进食习惯,此种体位可较好地发挥吞咽相关肌群的功能,使易疲劳、瞌睡的患者最大程度保持觉醒,减少食物反流。同时吞咽障碍患者应尽量在安静环境下进食,避免在进餐时讲话,以免忘记吞咽动作,从而影响吞咽的整个过程。

(三) 代偿性训练

是进行吞咽时采用的姿势与方法,一般是通过改变食物经过的路径和采用特定的吞咽方法使吞咽变得安全。

1. 侧方吞咽　让患者分别向左、右侧转头,做侧方吞咽,可除去梨状隐窝部的残留食物。

2. 空吞咽与交替吞咽　每次进食吞咽后,反复做几次空吞咽,使食团全部咽下,然后再进食,可除去残留食物防止误咽。亦可每次进食吞咽后饮极少量的水(1~2ml),这样既有利于诱发吞咽反射,又能达到除去咽部残留食物的目的,称为"交替吞咽"。

3. 用力吞咽　让患者将舌用力向后移动,帮助食物推进咽腔,以增大口腔吞咽压,减少食物残留。

4. 点头样吞咽　颈部尽量前屈似点头状,同时做空吞咽动作,可去除会厌谷残留食物。

5. 低头吞咽　吞咽时颈部尽量前屈,使会厌谷的空间扩大,并让会厌向后移位,避免食物溢漏入喉前庭,有利于保护气道,收窄气管入口,使咽后壁后移,使食物尽量离开气管入口处。

(四) 电刺激治疗

常见的电刺激治疗有两种形式,神经肌肉低频电刺激和肌电生物反馈技术。后者是神经系统疾病导致的运动性和失协调性吞咽障碍患者的首选治疗方法。

(五) 球囊导管扩张术

适用于中风、放射性脑病等脑损伤所致环咽肌痉挛(失弛缓症)的患者。方法是用普通双腔导管中的球囊进行环咽肌痉挛(失弛缓症)的分级多次扩张治疗。采用注水方式先使放置在环咽肌下端的导管球囊充水(图5-22,图5-23),然后自下而上拉出,通过注水量的变化改变球囊直径,逐渐扩张环咽肌。此方法操作简单,安全可靠,每日1~2次,环咽肌的球囊容积每天增加0.5~1ml较为适合。扩张后,可给予地塞米松+α糜蛋白酶+庆大霉素雾化吸入,防止黏膜水肿,减少黏液分泌。

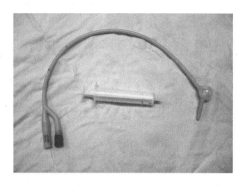 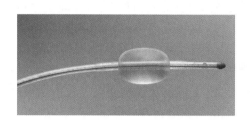

图5-22　14号普通导尿管球囊注水后　　图5-23　改良硅胶双腔球囊导管球囊注水后

(六) 心理护理

吞咽障碍会导致患者正常饮食习惯的改变,此外饮食安全问题、饮食规律的改变、进食时间的延长、公众场合用餐的形象问题等都可能会给患者造成心理上的压力,缓解这些变化和压力的方法及策略是心理护理的重要部分,护理人员应该注意这些细节问题,给予患者必要的心理疏导,帮助患者克服恐惧心理,增强患者康复信心。

三、注意事项

1. 重视初步筛查,生命征不稳定,昏迷状态或意识不清,严重认知障碍,吞咽反射、咳嗽反射消失或明显减弱的患者暂时不宜进行训练。

2. 进食期间注意观察,防止隐形误吸发生。

3. 患者不能单独进食,进食或摄食训练前后应认真清洁口腔。

4. 注意餐具的选择,应采用匙面小、边缘钝厚、匙柄较长,容量5~10ml的汤匙为宜。可用杯口不接触鼻部的杯子(如缺口杯),患者不用费力伸展颈部就可以饮用。

5. 吞咽时或者之后咳嗽、呼吸时有湿啰音或者水泡音表示有误吸或咽部、喉部食物残留,要及时对症处理。

6. 操作者应学习和掌握必要的抢救方法。

 知识链接

海姆立克急救法(Heimlich's emergency)

海姆立克急救法是美国学者海姆里斯发明的一种简便易行、十分有效的急救法。如果患者在家发生误吸或呛咳,喂食者是现场唯一的施救者,在拨打120之前,应先对患者采用海氏急救术进行急救。如果旁边还有其他人,在喂食者对患者施救时,另一个人应尽快打电话求助。如果在病房发生窒息,喂食者对患者施救时,呼喊病房医务工作者求助。

操作方法:意识尚清醒的患者可采用立位或坐位,抢救者站在患者背后,双臂环抱患者,一手握拳,使拇指掌关节突出点顶住患者腹部正中脐上部位,另一只手的手掌压在拳头上,连续快速向内,向上推压冲击 6~10 次(注意不要伤其肋骨),直至异物被排出。

第五节　呼吸训练与排痰技术

呼吸训练与排痰技术可改善肺通气和换气,进一步增强患者的呼吸功能,提高呼吸的有效性,在肺康复中起着重要的作用。临床上两种技术常结合应用。

一、呼吸训练

呼吸训练是通过特定的呼吸运动和治疗技术使患者重建正常的呼吸模式,增强呼吸肌肌力和耐力,改善肺通气和换气,提高肺功能,从而实现肺功能康复,提高活动能力。该训练主要适用于急性或慢性肺疾病、心血管疾病、神经系统疾病、胸部或腹部手术后等引起的呼吸肌肌力减退或麻痹,呼吸功能下降的患者。

临床常用的呼吸训练包括腹式呼吸训练、缩唇呼吸训练、呼吸肌训练、局部呼吸训练等。

(一)腹式呼吸训练

腹式呼吸是指强调膈肌呼吸为主的方法,以改善异常呼吸模式,提高膈肌的收缩能力和收缩效率,使患者的胸式呼吸变为腹式呼吸,是呼吸训练的基础。可相对地减少生理死腔量,增加潮气量和肺泡通气量,提高血气交换率。

1. 要领　肩背放松,吸鼓呼瘪,吸时经鼻,呼时经口,深吸细呼。

2. 体位　让患者处于舒适放松体位。合适的体位可放松辅助呼吸肌群,减少呼吸肌耗氧量,缓解呼吸困难症状,减少上胸部活动,有利于膈肌移动。可取卧位、坐位、前倾位或活动下(步行、上下楼梯)练习腹肌呼吸。

(1)卧位:采取头低位,让患者仰卧于已调整为倾斜的床上或平板床上,同时垫高床脚(同体位引流时姿势)。

(2)前倾位:患者坐位时保持躯干倾斜 20°~45°,可用手或肘支撑于自己的膝盖或桌面上。立位时借助手杖或扶车的支撑,保持躯干前倾。

3. 方法

(1)双手放置于前肋骨下方的腹直肌上,体会腹部的运动,吸气时闭口经鼻做深吸气,同时上腹部对抗手所加压力徐徐向上隆起腹部;呼气时气体经口呼出体外,手随腹部下陷并轻轻加压以增高腹压推动膈肌上抬。

(2)呼吸要深而缓,要求吸呼气时间比例为 1:2,目的是使肺内气体有效排出。

(3)腹式呼吸训练初期,每次 10~15 分钟,每日 2 次,反复练习可促进膈肌收缩,增加膈肌活动范围。熟练掌握后,可同时配合缩唇呼吸,逐渐增加次数和每次训练的时间(图 5-24)。

(二)缩唇呼吸训练/吹笛式呼吸训练

缩唇呼吸训练可以促进腹肌参与呼气,缓解气道早闭,减少肺内残气量,从而改善肺内气体交换,提高动脉血氧饱和度。

1. 要领 用鼻吸气,缩唇呼气。

2. 方法

(1) 让患者处于舒适放松体位。

(2) 呼气时必须被动放松,并且避免腹肌收缩(将双手置于患者腹肌上,以判断腹肌有否收缩)。

(3) 指导患者缓慢地用鼻深吸气后,再将嘴唇缩起呈吹笛状轻柔地呼出气体。尽量将气完全呼出以延长呼气时间,一般吸气 2 秒,呼气 4~6 秒,呼气流量能使距唇 15~20cm 处的蜡烛火焰倾斜而不熄灭为度。

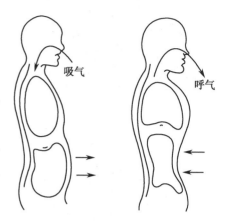

图 5-24 腹式呼吸

(4) 每分钟 7~8 次,每次 10~15 分钟,每天训练 2 次(图 5-25)。

(三) 呼吸肌训练 / 呼吸抗阻训练

呼吸肌训练应着重训练吸气肌,平静呼吸时,吸气运动是由膈肌和肋间外肌收缩实现的,是一个主动过程;平静呼气是由膈肌和肋间外肌舒张所致,是一个被动的过程。

1. 膈肌抗阻训练

(1) 指导患者取仰卧位或头稍抬高的体位。

(2) 方法基本与腹式呼吸训练相同,不同的是

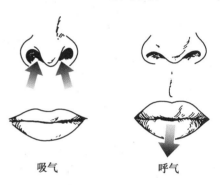

图 5-25 缩唇呼吸

患者上腹部多放置 1~1.5kg 的沙袋。沙袋重量必须以不妨碍膈肌活动及上腹部鼓起为宜。

(3) 让患者深吸气时尽量保持上胸廓不动,避免代偿。

(4) 注意逐渐延长呼吸时间,增强训练强度。当患者在吸气时不动用呼吸辅助肌的情况下,能保持膈肌呼吸模式约 15 分钟时,可适当增加沙袋重量。

2. 吸气阻力训练

(1) 应用专门的吸气阻力训练器进行训练。通过改变训练器管子的直径来调节吸气阻力,管径愈小,阻力愈大。

(2) 每天进行吸气阻力训练数次。训练无不适,可逐渐延长每次训练时间,由 5 分钟逐渐增加到 20 分钟、30 分钟,以提高吸气肌耐力。当患者吸气肌力或耐力有所改善时,可将训练器的管子直径减小,增加其训练难度。

3. 诱发呼吸训练 / 持续最大吸气技术

(1) 指导患者取舒适放松体位,可取仰卧位或半坐卧位。

(2) 让患者做 4 次缓慢、轻松的呼吸,在第 4 次呼吸时做最大呼气。

(3) 将呼吸器放入患者口中,经由呼吸器做最大吸气并且持续吸气数秒钟。若有呼吸训练器,还可通过视觉和听觉的反馈刺激,进一步提高患者的深吸气量。

(4) 每天重复数次,每次练习 5~10 下。

(四) 局部呼吸训练

1. 单侧或双侧肋骨扩张

(1) 让患者取坐位或屈膝仰卧位。

（2）操作者双手置于下方肋骨侧缘。

（3）当患者呼气感到胸廓向下向内运动时，置于肋骨上的手掌向下施加阻力。

（4）在吸气前，快速地向下向内牵张胸廓，以诱发肋间外肌的收缩。

（5）患者吸气时，可给予下肋区轻微阻力以增强患者吸气时胸廓扩张的感觉。

（6）当患者再次呼气时，操作者用手轻柔地向下向内挤压胸腔来协助。

（7）教会患者独立使用这种方法。患者可将自己的双手置于肋骨上或利用皮带提供阻力。

2. 其他　后侧底部扩张、右侧中叶扩张的技术操作方法与上述方法基本相同，不同的是操作者双手的放置位置不同。

二、排痰技术

通过排痰技术可有效地清除呼吸道分泌物，从而改善患者的肺通气和气体交换功能。若在呼吸训练或有氧训练前进行排痰，会提高训练效果。排痰技术包括体位引流、有效咳嗽、叩击与震动。

（一）体位引流

体位引流是通过改变体位的方法，使各个肺段内积聚的分泌物因重力作用排出体外，从而改善通气功能，促进肺膨胀，增加肺活量，预防肺部并发症的发生。对于循环系统疾病，如肺水肿、充血性心力衰竭、高血压；呼吸系统疾病，如严重的呼吸困难、咯血、脓胸、胸腔积液等；其他，如裂孔疝、腹部膨胀、疼痛明显者等应禁忌使用。具体实施方法如下：

1. 确定引流部位　可通过听诊、触诊或叩诊判断其病变部位。

2. 设计引流体位　根据肺叶的不同位置设计不同的体位进行排痰。各肺叶具体排痰体位如图 5-26。

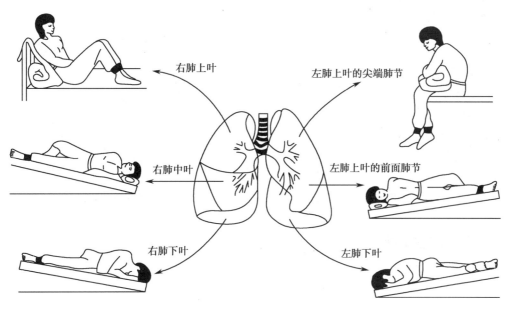

图 5-26　体位引流

3. 应用辅助技术 体位排痰过程中可结合有效咳嗽、叩击与振动等技术,以利于痰液松动,最终排出体外。

（二）有效咳嗽

有效咳嗽是清除气道内分泌物最常用的方法,是呼吸疾病治疗的一个组成部分。运用时可指导患者尽可能取坐位,双足着地,身体稍前倾,嘱患者做几次腹式呼吸,迅速收腹深吸气后用力快速发出"哈、哈、哈"的呼气声音,借助于有力的呼气所产生的快速气流将分泌物排出体外。正确的咳嗽方式应在深吸气达到吸气容量后短暂闭气,使气体在肺内最大分布,然后关闭声门,进一步增强气道中的压力,之后通过增加腹内压来增加胸膜腔内压,使呼气时产生高速气流,最后开放声门,形成由肺内冲出的高速气流。

对于腹肌无力(如脊髓损伤的患者),可运用手法协助的方式帮助咳嗽,指导患者取仰卧位或坐位,在尽可能深吸气后,要咳嗽时给予自我或他人的手法协助,通过双手向内、向上压迫腹部,将膈肌向上推,可产生较大的腹内压,有助于产生强有力的咳嗽。

（三）叩击与震颤

叩击是指操作者手呈杯状、虚掌,运用腕部力量进行有节奏地快速叩击患者胸壁,以利于痰液松动,排出体外(图 5-27)。叩击时按支气管走向由外周向中央叩击,背部从第 10 肋间隙、前胸从第 6 肋间隙开始,感染部位着重叩击。叩击的时间一般持续2~3分钟。该技术常与体位引流相结合应用,以利于排痰更具有方向性,提高排痰效果。由于叩击力量直接作用于胸壁,因此患者若存在凝血障碍、肋骨骨折、脊柱不稳、骨质疏松、近期咯血和急性心梗等情况时禁用此法。

震颤是操作者的双手交叉重叠,置于患者的胸壁(病灶相应的体表部位),嘱患者做深呼吸,于深呼气时对胸廓进行快速、细小的震动和弹性压迫,3~5 次为一个周期,可重复 2~3 个周期,以利于痰液排出(图 5-28)。震动比叩击冲击力量小,相对较安全,其禁忌证同叩击法。

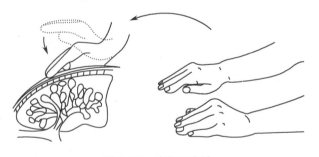

图 5-27 胸部叩击法

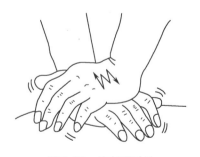

图 5-28 胸部震动法

三、注意事项

1. 呼吸训练、排痰技术应用前,均应做好解释和说明的工作,以取得患者的配合。并注意观察患者的病情,有咯血、头晕、目眩、呼吸困难加重等不适症状,均不宜进行。

2. 呼吸训练时,指导患者不能用力呼气,避免气道内气流湍流,引起支气管痉挛

笔记

并增加气道阻力。不要做过度的延长呼气,避免呼吸模式和规律被打乱,出现呼吸效率低下。

3. 体位引流餐前进行为宜,禁忌在餐后直接进行,可和气雾剂吸入结合使用。分泌物少者,每天上、下午各引流一次;痰量多者宜每天引流 3~4 次,每次引流一个部位,时间 5~10 分钟,如有数个部位,则总时间不超过 30~45 分钟,以免疲劳。可选择一天中对患者最有利的时机,如夜间睡前进行体位引流,由于夜间肺部分泌物较多,因此可在睡前做体位引流,使肺部分泌物排出较完全,有利于患者的睡眠。

4. 叩击时应垫上保护患者皮肤的毛巾,防止损伤皮肤,减轻患者疼痛。若行胸部叩击时应注意避开乳房、心脏等部位。

5. 指导胸部外伤或手术后胸痛的患者进行有效咳嗽时,可用双手轻压伤口的两侧,避免咳嗽造成对局部伤口的牵拉。

第六节 排泄功能障碍的康复护理

排泄功能是人最基本的生理功能。排泄功能障碍的康复护理是对因神经系统损伤或疾病所致的膀胱、尿道、直肠功能障碍而实施的特殊护理,包括排尿障碍和排便障碍。

一、排尿障碍的康复护理

(一)功能评定

1. 一般情况

(1)观察患者排尿障碍特点,询问有无膀胱充盈感、排尿感等,了解饮水和排尿习惯;了解是否有外伤、手术、糖尿病、脊髓炎等病史或相关用药史。

(2)排尿日记又称频率/尿量表,指在不改变生活状态和排尿习惯的基础上,患者连续记录(一般 72 小时)摄入液体和排尿时间、每次尿量、尿失禁次数及失禁量、伴随症状等,它能较为客观地反映患者的排尿状态。

2. 体格检查 注意患者血压;腹部检查:注意腹肌张力、小腹有无包块、压痛、膀胱充盈状况;神经系统检查:如感觉、反射、肌力、肌张力等,其中会阴部的检查很重要,如球-肛门反射检查及肛门指检,球-肛门反射阳性,提示脊髓休克期已经结束,肛门指检可判断脊髓损伤患者是完全性损伤或不完全性损伤。

3. 实验室检查 根据医嘱进行血常规、尿常规、细菌培养、细菌计数、药敏试验、血尿素氮、血肌酐等检查。

4. 器械检查

(1)尿流动力学检查:该检查是对下尿路功能状态进行定量评估的有效方法,能客观地反映逼尿肌、尿道内外括约肌功能、形态及其在储尿、排尿过程中的相互作用,有助于准确诊断及治疗膀胱功能障碍。

(2)简易膀胱容量与压力测定:由于设备条件的限制和患者转移困难等原因,尿流动力学检查往往无法进行。临床常采用水柱法来初步评估膀胱内压力和容量之间的关系。一般认为膀胱充盈期安全压力上限为 $40cmH_2O$,虽然排尿期压力可以允许有短暂的升高,但如果排尿时间延长,膀胱内压力长时间高于 $40cmH_2O$,将会造成上尿路引流不畅,损害肾功能。膀胱内不超过安全压力时的容量称为安全容量。

(3) 测定残余尿量:排尿后膀胱内残留的尿液称为残余尿,正常女性残余尿量不超过 50ml,男性不超过 20ml。若残余尿量 >100ml,需要采用导尿的方法辅助排出。测定残余尿量常用的方法有导管法、膀胱容量测定仪和 B 超法。

1) 导管法:是残余尿量的传统测量方法,检查前嘱患者排空膀胱,按导尿常规操作,经尿道置入 F12~F16 双腔气囊尿管测量残余尿。

2) 简易膀胱容量测定:是根据压力表的原理,将与大气压相通的压力管与膀胱相通,膀胱内压力随储量的改变通过水柱波动来显示,可以判断患者膀胱容量大小和压力变化情况。通过简易膀胱容量测定方法可以评估膀胱储尿期与排尿期和括约肌的运动功能及膀胱感觉功能,获得逼尿肌活动性和顺应性、膀胱内压力变化、安全容量等信息,以指导膀胱训练及护理。

3) B 超法:为临床上最常用的测量方法。嘱患者于检查前排尽尿液,取平卧位,测定残余尿的体积。

(4) 尿流动力学和 B 超或 X 线同步联合检查:可在做尿流动力学检查时同步获得各项参数及膀胱动态形态变化。

(5) 影像学检查:通过影像学检查可发现患者有无肾脏和膀胱的损害。

(二) 临床分类

国际上常用的分类,一是根据临床表现和尿流动力学特点进行分类,二是根据欧洲泌尿协会提供的 Madersbacher 分类方法。

1. 根据临床表现和尿流动力学特点分类(表 5-4)

表 5-4　根据临床表现和尿流动力学特点分类

临床表现		尿流动力学特点
尿失禁	(1) 由膀胱引起	逼尿肌无抑制性收缩;膀胱容量减少;膀胱顺应性降低;逼尿肌正常(但有认知、运动功能障碍等问题)
	(2) 由出口引起	膀胱颈功能不全;外括约肌松弛等
尿潴留	(1) 由膀胱引起	神经源性逼尿肌松弛;肌源性逼尿肌松弛;膀胱容量增大 / 顺应性增加;逼尿肌正常(但有认知、运动功能障碍等问题)
	(2) 由出口引起	机械性因素;内括约肌功能性梗阻;外括约肌功能性梗阻
潴留与失禁混合	(1) 逼尿肌 - 括约肌失协调引起	
	(2) 逼尿肌 - 括约肌正常(但有认知、运动功能障碍等问题)	

2. Madersbacher 分类方法　根据逼尿肌和括约肌的功能分为以下四种:逼尿肌过度活跃伴括约肌过度活跃;逼尿肌活动不足伴括约肌活动不足;逼尿肌活动不足伴括约肌过度活跃;逼尿肌过度活跃伴括约肌活动不足。

(三) 处理策略

1. 早期　因膀胱功能不稳定、大量输液、尿道损伤、手术等情况,早期处理以留置导尿为主。可以采用经尿道或经耻骨上留置导尿的方式,不必定期夹闭导尿管。这个阶段主要是预防膀胱过度储尿和感染。

2. 恢复期 进入恢复期后应尽早拔除留置导尿管,评估逼尿肌和括约肌的功能,制订针对性的治疗方案,采取膀胱功能再训练、间歇导尿等方法,以促进患者达到预期的康复目标。以下参照中国康复医学会 2011 年版《神经源性膀胱护理指南》,根据膀胱功能障碍的表现采取不同的处理策略(表 5-5)。

表 5-5 根据膀胱功能障碍表现的处理策略

问题			处理方法选择
储尿障碍 (尿失禁)	膀胱原因所致	膀胱再训练	定时排尿
		集尿装置	外部集尿器(尿垫、阴茎套)
		导尿	间歇(清洁)导尿或留置导尿
		药物	抗胆碱能药物、肾上腺素能激动药、钙通道阻断药、肉毒毒素注射
		手术治疗	膀胱扩容术
	出口障碍所致	膀胱再训练	定时排尿、盆底肌训练、生物反馈
		集尿装置	外部集尿器(尿垫、阴茎套)
		导尿	留置导尿
		药物	α 受体激动药、丙咪嗪
		手术治疗	尿道周围胶原注射、尿道悬吊、人工括约肌
排尿障碍 (尿潴留)	膀胱原因所致	膀胱再训练	定时排尿、反射性排尿训练、Valsalva 屏气法和 Crede 手法
		导尿	间歇(清洁)导尿或留置导尿
		药物	胆碱能激动药(氨基甲酰甲基胆碱)
		手术治疗	神经刺激疗法、括约肌切除
	出口障碍所致	膀胱再训练	肛门牵张排尿
		导尿	间歇(清洁)导尿或留置导尿
		药物	α 受体阻滞药、骨骼肌松弛药等
		手术治疗	括约肌切除、括约肌支架、膀胱出口手术、阴部神经切除、气囊扩张术等
储尿和排尿 均障碍		导尿	解除逼尿肌痉挛后,可用间歇导尿的方式处理
		手术治疗	耻骨上造瘘留置导尿管,回肠行膀胱替代成形术

（四）护理措施

1. 留置导尿术　应尽可能避免经尿道或耻骨上长期留置导管。

2. 间歇导尿术　是指不将导尿管留置于膀胱内，仅在需要时插入膀胱，排空后即拔除，有利于保持膀胱容量和恢复膀胱的收缩功能。间歇性导尿被国际尿控协会推荐为治疗神经源性膀胱功能障碍的首选方法。

（1）适应证：包括神经系统功能障碍；非神经源性膀胱功能障碍；膀胱内梗阻致排尿不完全；以及一些相关检查（如采集尿标本、尿流动力学检测等）。

（2）禁忌证：包括不能自行导尿且照顾者不能协助导尿的患者；因认知障碍导致不能插管或不能按计划导尿的患者；尿道生理解剖异常，如尿道狭窄、尿路梗阻和膀胱颈梗阻；完全或部分尿道损伤和尿道肿瘤；膀胱容量小于 200ml 的患者；尿路感染患者；严重尿失禁患者；经过治疗，仍有自主神经异常反射的患者；有出血倾向的患者。

（3）分类

1）清洁间歇导尿术：在清洁条件下实施的间歇导尿称为清洁间歇导尿术。清洁的定义是所用的导尿物品清洁干净，会阴部及尿道口用清水清洗干净，插管前使用肥皂或者洗手液洗净双手即可，不需要执行无菌操作。

2）无菌性间歇导尿术：用无菌技术实施的间歇导尿。

（4）饮水计划：由于患者的饮水量会直接影响其排尿次数及膀胱容量，因此正确的饮水计划对间歇导尿的患者至关重要。具体方法应适当限制患者液体摄入量，每天在 1500~2000ml 左右，避免不规则饮水，早、中、晚餐各饮水不超过 400ml（包括饮食水分、中药、饮料），两餐之间饮水 200ml，晚上 8 点以后尽量不饮水，使膀胱有规律的充盈。

（5）间歇导尿相关时机及间隔时间

1）时机：一般于早期受伤后 8~35 天，病情基本稳定、无需大量输液、饮水规律、无尿路感染的情况下开始。

2）间隔时间：导尿间歇时间依据残余尿量多少而定，开始导尿一般 4~6 小时 / 次。根据膀胱容量及压力测定结果，每次导尿量以不超过患者最大安全容量为宜，一般每日导尿不超过 6 次；随着自行排尿尿量的增加和残余尿量的减少可逐渐延长导尿的间隔时间；两次导尿之间自行排尿 100ml 以上，残余尿 300ml 以下，每日导尿 4~6 次；两次导尿之间能自行排尿 200ml 以上，残余尿量 200ml 以下，每日导尿 4 次；当残余尿量 <100ml 时，可以停止间歇导尿。间歇导尿的频率增加，尿路感染的发生率也会增加。

3. 膀胱功能再训练　膀胱功能再训练是根据学习理论和条件反射原理，通过患者的主观意识活动或功能锻炼来改善膀胱的储尿和排尿功能，从而达到下尿路功能的部分恢复，减少下尿路功能障碍对机体的损害。主要包括：行为技巧、反射性排尿训练、代偿性排尿训练、肛门牵张训练及盆底肌训练。

（1）行为技巧

1）习惯训练：习惯训练是根据排尿规律安排患者如厕时间的方法，这种训练方法可以提醒患者定时排尿。①详细记录患者 3 天的排尿情况，以确定患者排尿模式。②根据患者排尿模式和日常习惯，确定排尿间隔时间表。③排尿间隔时间不少于 2 小时,在预定时间协助并提示患者排尿。若 24 小时尿失禁超过 2 次,将排尿间隔时间减少 0.5 小时;若 24 小时尿失禁不超过 2 次,保持排尿间隔时间不变;若患者 48 小时内都没有尿失禁,将排尿间隔时间增加 0.5 小时,直至达到 4 小时排尿 1 次的理想状态。

2) 延时训练:对于因膀胱逼尿肌过度活跃而产生的尿急症状和反射性尿失禁的患者,可用此法。部分患者在逼尿肌不稳定收缩启动前可感觉尿急,此时收缩括约肌阻断尿流出现,最终中断逼尿肌的收缩。治疗目标为形成 3~4 小时的排尿间歇,无尿失禁发生。

(2) 排尿意识训练(意念排尿):适用于留置尿管的患者。每次开放尿管前 5 分钟,患者卧于床上,指导患者全身放松,想象自己在一个安静、宽敞的卫生间里,听着潺潺的流水声,准备排尿,并试图自己排尿,然后由家属或陪护缓缓放尿。本方法开始时由专业的康复护士指导,直到患者掌握了正确的方法后由患者自己训练,家属配合协助放尿,护士每天督促、询问其训练情况。

(3) 反射性排尿训练:此训练应用范围有限,仅适用于一些特殊病例,其前提是:逼尿肌、括约肌功能协调,膀胱收缩容易触发,且收缩时压力在安全范围,收缩时间足够,无尿失禁。训练方法为在导尿前 30 分钟,通过寻找刺激点,如轻叩耻骨上区或大腿 1/3 内侧,牵拉阴毛、挤压阴蒂(茎)或用手刺激肛门诱发反射性收缩,产生排尿。如在排尿时膀胱内压力明显增加,超过 40cmH$_2$O,时间过长,须配合药物降低逼尿肌张力或弃用该方法。T$_6$ 平面以上的脊髓损伤在刺激时可出现自主神经反射异常,一旦发生应停用该方法。

(4) 代偿性排尿训练:适用于逼尿肌及括约肌均活动不足的患者。对于括约肌反射亢进,逼尿肌括约肌失调,膀胱出口梗阻,膀胱 - 输尿管反流,颅内高压,尿道异常,因心律失常或心功能不全而不宜行屏气动作的患者禁忌。临床常用的方法有 Valsalva 屏气法和 Crede 按压法。①Valsalva 屏气法:患者取坐位,身体前倾放松腹部,屏住呼吸 10~12 秒,增加腹压,向下用力做排便动作帮助排出尿液;②Crede 按压法:用拳头于脐下 3cm 处按压,并向耻骨方向滚动,动作缓慢柔和,同时嘱患者增加腹压帮助排尿。

(5) 肛门牵张训练:肛门牵张导致尿道括约肌活动的断续现象类似于正常自主排尿方式。适用于盆底肌痉挛的患者。方法:先缓慢牵张肛门括约肌使肛门放松,再用 Valsalva 屏气法排空膀胱。

(6) 盆底肌训练:患者有意识地反复收缩盆底肌群,增强支持尿道、膀胱、子宫、直肠的盆底肌肉力量,以增强控尿能力。适用于盆底肌尚有功能的尿失禁患者。慎用于心律失常或心功能不全、膀胱出血(血尿)、尿路感染急性期和肌张力过高的患者。训练方法:患者在不收缩下肢、腹部及臀部肌肉的情况下自主收缩盆底肌肉(会阴及肛门括约肌)。每次收缩动作维持 5~10 秒,重复 10~20 遍,每日训练 3 次。

(五) 注意事项

1. 间歇导尿术

(1) 患者在导尿过程中精神过度紧张,会引起尿道括约肌痉挛,此时插入尿管会遇到阻力,应先暂停操作 5~10 秒且把导尿管拔出 3cm,然后再缓慢插入。如果仍然插入不畅,可由尿道口注入 2% 的利多卡因 5ml,2~3 分钟后再由尿道口注入无菌润滑液

5ml,随后再缓慢插入。

（2）在拔出导尿管时若遇到阻力,可能是尿道痉挛所致,应待 5~10 分钟后再拔管,或可用润滑剂、止痛药沿尿管注入,约 3~5 分钟后可在麻醉松弛状态下拔出尿管,减少损伤。

（3）阴道填塞会影响导尿管的插入,因此女性在导尿前应将阴道填塞物除去。

（4）插尿管时应动作轻柔,切忌用力过快过猛而损伤尿道黏膜。

（5）每次总尿量不宜超过患者的安全容量。

（6）膀胱压力过高易引起自主神经反射亢进,是一种危险的并发症,其临床表现为突发性血压升高、皮肤潮红、出汗、头痛等,如出现上述症状应迅速排空膀胱,并对症处理。

（7）做好导尿相关记录。

2. 膀胱功能再训练

（1）训练前必须做好评估,以判断是否可以进行训练。并告知患者训练的目的,以提高患者配合的积极性。

（2）训练强度以患者不感疲劳为宜。

（3）训练时要密切观察患者的反应,有问题时要立即停止训练。

（4）训练过程中要做好动态评估和相关记录。

3. 膀胱功能障碍长期策略

（1）出院指导:要根据患者的具体情况制定。告知患者备足导尿物品,严格按照间歇导尿的程序操作,制订饮水计划,规律饮水,避免膀胱过度膨胀;指导患者及家属观察尿液的颜色、气味、透明度、尿量等,及时发现并发症。

（2）终生随访:神经源性膀胱的患者需终生随访。定时随访的时间一般为:出院后 3 个月内,每月 1 次;3 个月后每季度 1 次;6 个月后每半年 1 次。每 2 年至少进行 1 次临床评估和尿流动力学检查,以发现危险因素。

二、排便障碍的康复护理

排便功能障碍,临床上主要是以神经源性直肠功能障碍多见。神经源性直肠是指控制直肠功能的中枢神经系统或周围神经受到损害,排便中枢与高级中枢的联系中断,引起的一种直肠功能障碍,患者多数表现便秘、腹胀、排便时间延长、缺乏排便意识等,大便失禁少见。

（一）功能评定

1. 一般情况　观察排便障碍特点,询问直肠排便感觉及排便习惯,排便频率、大便黏稠度,了解饮食情况等;询问是否有胃肠道疾病、外伤、手术、糖尿病、脊髓炎等病史或用药史。

2. 体格检查

（1）肛门括约肌张力:进行肛门指诊,确定肛门括约肌是痉挛、松弛还是正常收缩。

（2）肛门和会阴区感觉:帮助确定神经损伤平面和程度。

（3）球-肛门反射检查:帮助判断脊髓休克是否结束。

（4）应确定腹部肠鸣音有无异常、有无压痛、强直。

3. 实验室检查　根据医嘱进行血常规、大便常规等检查。

（二）康复护理措施

1. 手指刺激 手指刺激是手指环绕肛管进行刺激或轻轻牵拉肛管来诱发排便反射。是促进肠道排泄有效的辅助手段。操作者食指或中指戴指套，涂润滑油，缓缓插入肛门，把直肠壁向肛门一侧缓慢持续地牵拉约 5 秒，按摩肛门括约肌 3~5 圈，每圈 5~10 秒可有效地缓解肛门内外括约肌的痉挛，同时扩大直肠腔，诱发肠道反射，促进粪团排出。但需注意，手指直肠刺激易诱发自主神经过反射，要注意监测患者的血压。

2. 腹部按摩 餐后 30 分钟或便前 20 分钟进行腹部按摩，把手指并拢平放在肚子上微微施压，从盲肠部位开始，顺着结肠的走向，以顺时针方向按摩约 15 分钟。腹部按摩能增强直肠蠕动动力，缩短通过结肠时间，促进感觉反馈的传入和传出，减轻腹胀，增加每周的大便次数。

3. 肌肉训练 腹肌和骨盆肌肉的力量在排便动作中发挥着重要作用，应协助患者进行腹肌训练和吸气训练，如腹式深呼吸、提肛运动等。

4. 排便体位 排便以蹲、坐位为佳。蹲或坐位时肛门直肠角度变大、伸直到达有效的排便角度，同时借助重力作用使大便易于通过，也易于增加腹压。若不能取蹲、坐位，则以左侧卧位较好。

5. 定时排便 按照患者既往习惯选择排便时机，养成每日定时排便的习惯。国外一般采用"每日大便常规"，即每日早餐后进行排便，因为此时胃结肠反应最强。也可根据工作和生活方式的不同选择排便时机，但必须保持每天同一时间进行此项活动，通过训练逐步建立排便反射。

6. 手法清除 圆锥部或圆锥以下脊髓损伤者常需要手法清除，但操作时动作应轻柔，避免伤及肛门和直肠黏膜，甚至伤及肛门括约肌。

7. 饮食管理 改变饮食结构，尽量选择粗纤维饮食，多食新鲜蔬菜水果，避免刺激性食物，减少高脂、高蛋白食物的大量摄入。通过改变粪团性状以改善肠道排空阻力。同时要保证足够的水分摄入，液体摄入对调节粪便黏稠度，平衡膀胱管理有益。每日约 2000~3000ml（包括开水、果汁、饮料、菜汤、中药等）。液体摄入可按公式计算：1ml/kcal+500ml/d 或 40ml/kg+500ml/d。

8. 神经阻滞技术 对于肛门括约肌痉挛导致便秘的患者，可以采用肉毒毒素注射肛门周围肌肉，或进行骶神经注射，以缓解局部肌肉痉挛。

9. 药物 便秘时可使用肠道活动促进剂、缓泻剂、解痉剂和肛门润滑剂(石蜡油类)；大便失禁时使用肠道活动抑制剂、肠道收敛剂和水分吸附剂。有肠道感染时采用敏感的抗菌药物，减少刺激。

10. 中医传统疗法 便秘时可在天枢、大横、上巨虚、丰隆等穴位进行温和灸，每个穴位 10 分钟左右；大便失禁时，可选择大肠俞、会阳进行温和灸，每个穴位 10 分钟左右。

（三）注意事项

1. 直肠控制功能恢复需要一定的时间，因此训练时应注意循序渐进。

2. 做好心理疏导，同时注意保护患者的隐私，以防因情绪欠佳影响排便。给予患者充裕的时间进行排便训练，操之过急可能会造成患者过度紧张而达不到应有的效果。

笔记

3. 患者发生严重腹泻时,注意对肛门周围皮肤的保护,防止局部皮肤破溃。

4. 当合并痉挛时,直肠活动与痉挛相关,需要加以注意。

5. 训练时间要符合患者的生活规律,并根据患者的情况进行调整和评价。

第七节 关节活动障碍的康复护理

关节活动障碍是骨关节与肌肉损伤后,关节内外或周围的纤维组织紧缩或缩短所引起的关节活动范围受限。常见于骨关节炎患者,肌肉系统损伤、各种疾病所致神经瘫痪后长期卧床或坐轮椅的患者,均可造成明显的肢体功能障碍。

引起关节活动障碍的原因很多,根据其病变的性质有疼痛、痉挛、挛缩、制动等。

1. 疼痛 关节及周围软组织疼痛导致其主动和被动活动均减少,如骨折、关节炎症、手术后等。

2. 肌肉痉挛 中枢神经系统病变(如脑损伤)引起的痉挛,关节或韧带损伤引起的肌肉痉挛,关节的主动和被动活动均减少。

3. 软组织挛缩 关节周围肌肉、韧带、关节囊等软组织挛缩时,主动和被动活动均减少,如烧伤、肌腱移植术后、长期制动等。

4. 肌肉无力 中枢神经系统病变引起的软瘫,周围神经损伤,以及肌肉肌腱断裂等均会引起关节主动活动减少。

5. 制动 受伤关节固定2周就会导致结缔组织纤维融合,导致关节运动功能受限。

6. 其他 创伤、水肿、粘连等导致组织胶原纤维沉积,最终限制了关节的灵活性。

一、康复评定

疼痛、肌肉痉挛、肌肉萎缩、肌力下降、水肿等均可能引起关节活动受限,患者关节活动障碍严重影响其上、下肢功能及日常生活活动,因此康复评定内容包括关节活动范围评定、肌力检查、肌张力的评定、肢体长度及周径测量、步态分析、上下肢功能、日常生活活动评定等。

二、康复护理措施

(一) 运动疗法

对于已经发生关节功能障碍的患者,越早开始运动疗法效果越好,临床常将主动运动和被动运动相结合,以被动运动为主。由于被动运动主要是利用软组织的可塑性原理,改善软组织的伸展性,因此被动运动是矫正和治疗关节活动障碍最基本的方法,具有预防和治疗作用。

1. 被动运动

(1) 持续性被动运动(continuous passive motion,CPM):是指利用机械或电动活动装置,使肢体进行早期、持续性的被动活动。与一般被动运动相比,CPM 作用时间更长,运动较缓慢、稳定,更为安全舒适。使用前应先放松肌肉,设定仪器的关节活动幅度、速度及持续时间,使用时应注意由慢到快,角度逐渐增加。一般每日持续 5~16 小时,连续 2~4 周。但 CPM 的应用增加了患者的卧床时间,患者缺乏主动的锻炼,与康复护理中提倡的"主动"理念相悖,因此,CPM 只能作为暂时过渡的被动运动,主动运动才是最终的目的。

(2) 间歇性被动运动:是指治疗师利用手法进行治疗和预防关节活动障碍,包括关节可动范围的被动活动、关节松动技术等。用于预防只需每日运动 2 次,每次 5 分钟,活动强度根据病情程度而定。若关节活动受限较轻,每次只需做 10 个反复运动(屈或伸,内收或外展),且每个运动均应在关节极限位置停留 8~10 秒钟;若关节活动受限较重时每次被动运动需持续 20~30 分钟。

(3) 关节牵引:持续牵引也是治疗关节活动障碍的常用方法,一般通过滑轮进行重力牵引。牵引过程中应注意牵引力的强度,牵引力过小治疗则效果不好,牵引力过大则可能造成关节的损伤,挛缩的组织可能因为出血、炎症或异位骨化的刺激而加重一般轻中度的挛缩,每次 20~30 分钟,每日 2 次。若较为严重者可适当延长牵引时间。在适当的牵引下,患者除了一时性的疼痛感以外,不应再有其他任何不适,若患者感到有持续 24 小时以上的肌肉关节痛或酸,表明牵引力过大。

(4) 注意事项

1) 被动运动越早开始越好,应尽早鼓励患者进行自助被动运动。

2) 被动运动前应向患者及家属做好解释,以取得配合。

3) 同一肢体数个关节需进行被动运动时,可依次从近端到远端进行运动,运动时近端关节须给予固定。

4) 注意保护关节,动作轻柔,有节奏,关节的各个运动方向均要进行训练,随着关节功能的改善逐渐加大活动度。

5) 训练前可进行热敷、熏蒸等理疗,以增强运动效果,减轻疼痛。

2. 主动运动

(1) 徒手训练:当患者肌力有所增强的时候,可鼓励其进行主动运动,一般可根据患者关节活动受限的方向和程度,设计一些有针对性、多种形式的动作,如各种徒手关节体操、自我牵伸。通过徒手训练,可以预防关节僵硬,改善关节活动范围。徒手训练适应面广,不受场地的限制,缺点是运动强度一般不大,对于重度粘连和挛缩时改善效果不太明显。

(2) 阻力训练

1) 人工阻力训练:主要是由治疗师提供阻力,其阻力强度、方向、次数应根据病情和经验而定。如神经肌肉本体促进技术中的(proprioceptive neuro- muscular facilitation,PNF)主动抑制技术,应用时可采用以下三种技术:①保持 - 放松技术,在关节活动终末端最大抗阻时收缩挛缩肌群,维持 10 秒钟后放松。②保持 - 放松 - 拮抗肌收缩,在关节活动终末端最大抗阻时收缩挛缩肌群,维持 10 秒钟后放松,再进行挛缩肌群的拮抗肌的最大收缩。③拮抗肌收缩,主要是使挛缩肌群的拮抗肌在最大抗阻力时收缩。

2) 机械阻力训练:通过机械抗阻,增强肌肉的收缩力,提高肌肉耐力。包括带器械的训练和在器械上的训练,根据其运动性质的不同又可分为等长训练、等张训练、等速训练以及向心与离心性训练。

(3) 注意事项

1) 有心血管疾病的患者,训练时应避免屏气,不宜做等长训练和抗阻训练。肌肉关节有炎症或肿胀时不宜做阻力训练,以免加重病情。

2) 每次用力训练前可先牵伸被训练的肌肉,逐渐增加阻力,预防延迟性疼痛的出现。同时每次剧烈运动后应充分的休息,防止疲劳。

3) 注意控制阻力的强度、时间、频率,防止训练过少或过量,尤其对于骨质疏松的患者其阻力强度应适当给予控制,以免出现病理性骨折。

4) 训练时应注意合适的体位并稳定肢体位置,防止出现替代运动。

(二) 保持良好体位

1. 各关节的功能位　早期将关节置于功能位,可以预防关节挛缩的发生。

(1) 肩关节功能位:外展 45°~60°,前屈 30°~45°,内旋程度以肘关节屈曲 90° 时,拇指尖对准被测者鼻尖为准。

(2) 肘关节功能位:肘关节屈曲 90°,前臂在旋前与旋后中立位,左侧略旋后,右侧略旋前。

(3) 腕关节功能位:腕关节背伸约 20°~25°,略向尺侧偏斜。

(4) 手指功能位:拇指功能位即外展对掌位,将食指指尖和拇指指尖作一圆圈形对合,此时拇指的位置就是其功能位;其他各手指的功能位就是和拇指对掌的位置。

(5) 髋关节功能位:男性患者髋关节屈曲 10°~15°,外展 5°~10°,外旋 5°~10°,女性患者髋关节屈曲 20°~25°,外展 10°~15°。

(6) 膝关节功能位:膝关节屈曲 5°~10°。

(7) 踝关节功能位:即为中立位,足不外翻且不内翻,足底平面不向任何方向偏斜。

2. 保持功能位的方法　根据患者的关节受限情况选择运用合适的枕头被服或各种支具、矫形器等保持肢体的功能位。如长期卧床患者可运用踝托预防跟腱挛缩,出现足下垂。矫形器是矫治挛缩较为有效的方法,尤其是在关节被动运动后,应用矫形器将关节固定于功能位,进行持续的牵引,这一点显得极为重要。临床常用的有动态矫形器、静态矫形器及低温热塑板材矫形器等。

(三) 体位变换

体位变换不仅可以保持关节活动度,维持肢体的功能位,及时纠正不良体姿,防止关节活动障碍的出现,而且还可以预防压疮、呼吸道感染和神经受压以及改善循环功能等。因此,保持良好体位和体位变换必须结合进行,一般每隔 2 小时须协助患者变换体位。在体位变换过程中,避免用暴力拖、拉、拽等,并且应注意观察受压部位皮肤的情况;体位变换之后,应使患者肢体保持良好的体位,并注意观察患者有无头晕、面色苍白、虚弱、脉速等低血压的表现。

(四) 物理因子疗法

物理因子疗法包括传导热的水疗、蜡疗、泥疗,红外线疗法,高频电疗法,超声波疗法等,其中超声是大关节最常用的热源。由于这些疗法具有镇痛、缓解肌肉痉挛、防止粘连的形成,减少运动阻力,改善局部血液循环,减轻水肿的作用,因此常在运动疗法实施前应用。

三、注意事项

1. 指导患者日常生活中应注意保护关节,合理使用关节。

2. 学会预防或减轻挛缩的方法,如保持正确的姿势;尽量减少卧床静养不动的时间;用力应适度,以不引起关节明显疼痛为度;尽量使用大的肌肉或肌群,用健全的关节辅助病变关节,减轻活动受限关节的负荷。

3. 正确使用辅助具,使用时应注意安全。

4. 注意劳逸结合,适度休息。

第八节 康复器具的使用与护理

康复器具是患者康复过程中常见的治疗辅助器具和生活辅助器具。本节主要介绍的康复器具包括假肢、矫形器、助行器、轮椅及自助具。

一、假肢的使用与护理

假肢是为截肢患者弥补肢体缺损,恢复原有肢体的功能和形态所设计、制造和装配的人工肢体。

知识链接

截 肢

截肢是指将没有生命和功能或因局部疾病严重威胁生命的肢体截除的一种临床技术,包括截骨和关节离断。

截肢既是一种破坏性手术,又是一种建设性手术。破坏性是指它可造成患者终生残疾;建设性是指它是患者挽救生命、返回家庭、回归社会的第一步。截肢手术时,应尽可能保留残肢功能并为假肢的安装做好准备。在临床诊疗中,截肢会使患者丧失原有肢体的功能和形态,导致残疾的发生。所以,截肢后患者需要通过残肢训练和安装假肢,以代偿原有肢体失去的功能和形态,满足患者生活需要和重返社会的需要。

截肢常见类型包括上肢截肢(指骨截肢、掌骨截肢、腕掌关节离断、前臂截肢、肘关节离断、上臂截肢、肩胛带截肢、肩关节离断)、下肢截肢(足部截肢、踝关节离断、小腿截肢、膝关节离断、大腿截肢、髋关节离断、半骨盆截肢)。

(一)假肢的分类

假肢根据其结构、用途、安装时间、解剖部位不同,分为以下几类。

1. **按结构** 分为外骨骼假肢和内骨骼假肢。

(1)外骨骼假肢:又称壳式假肢,是用人体假肢形状的壳体来承担肢体外力作用的假肢。优点是结构简单、重量较轻;缺点是表面质地较硬,易损伤衣裤。

(2)内骨骼假肢:又称骨骼式假肢,其中间类似人体骨骼,外面包裹海绵,并套上肉色袜套或人造皮肤。优点是美观、穿戴不易损伤衣裤。缺点是结构复杂、重量较沉(图5-29)。

2. **按用途** 分为装饰性假肢、功能性假肢、运动性假肢和作业性假肢。

(1)装饰性假肢:仅起装饰作用而无实际功能,如装饰性假手,是假肢中重量最轻、最为经济的一种。

(2)功能性假肢:既有肢体的外形又能代偿肢体的部分功能。

（3）运动性假肢：是辅助截肢者参加各种运动而专门设计和制作的假肢。

（4）作业性假肢：是帮助截肢患者完成某些特定作业而设计的假肢，一般没有肢体外形。

3. 按安装时间　分为临时性假肢和正式性假肢。

（1）临时性假肢一般用于截肢早期，主要起到促进残肢定型，并为装配正式假肢做准备。

（2）正式性假肢是患者长期使用的完整假肢。

4. 按解剖部位　分为上肢假肢和下肢假肢。

（1）上肢假肢：包括补缺假指、前臂假肢、上臂假肢、肩关节离断假肢等。应具备能代偿上肢功能，且外观逼真、操纵方便、轻巧耐用的特点。

（2）下肢假肢：包括踝部假肢、小腿假肢、大腿假肢、膝部假肢等。应具备与健侧肢体长度相等、

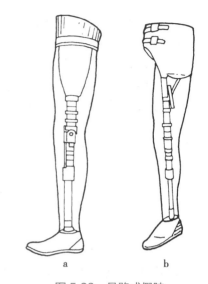

图 5-29　骨骼式假肢
a. 骨骼式大腿假肢；b. 骨骼式髋部假肢

外观逼真，操纵方便，以及良好承重能力等特点。佩戴时残肢与假肢应接触紧密，行走时残肢在假肢内移动小，能使步态接近正常。

（二）假肢的选取

1. 选取原则　假肢选取首先以患者能够接受为原则，包括心理接受和经济接受。根据残肢康复评定如皮肤情况、残肢长度测量、残端形状、残肢畸形及程度、关节活动度、肌力检查等，来选取能代偿或恢复原有肢体形态功能的假肢。

2. 假肢处方　假肢处方是患者截肢后，经过一系列假肢装配前的准备性训练、临时性假肢安装残肢定型后，为了给患者安装上理想的永久性假肢而制定的要求和规则。假肢处方的内容包括假肢品种、主要技术尺寸、主要部件的选择和装配中特殊的技术要求等。在制定假肢处方时应同时考虑截肢者的性别、年龄、职业、全身健康状况、残肢条件、关节功能、生活环境、经济状况、交通条件、更换及维修等因素。

（三）假肢的护理

1. 假肢的穿戴要正确　应根据假肢设计性能，依靠残肢及残存部分的功能去支配和带动假肢进行穿脱及操纵假肢的训练。训练应由简单动作到复杂动作，并逐步熟练。如骨骼式假肢或吸着式假肢在穿戴时，先用布带或丝带绕在残肢上，一端伸出阀门口外，边拉残肢套，边将残肢伸入接受腔，然后压上通气阀门。壳式假肢穿戴时，先在残肢涂上滑石粉，然后平整的套上残肢袜，有衬套的假肢先穿上内衬套，再将残肢穿进假肢接受腔内。

2. 定期进行康复训练　通过训练，使患者能自如地控制假肢，并能利用假肢完成ADL 自理和进行部分社会活动。如平行杠内训练，主要训练假肢内旋、重心转移、交替关节向前步行及侧方移位等动作；迈步训练，开始从假肢侧迈半步负重，逐渐过渡到整步负重，然后假肢负重，再训练健侧迈步；实用训练包括地面起坐、站立训练、上下坡训练、上下台阶训练、跨越障碍物训练及地上拾物训练等。

3. 起坐和站立的动作要正确　起坐和站立动作时，假肢在前、健肢在后，双手压大腿下部，以健侧支撑体重站起。坐下时要求假肢靠近椅子或凳子，身体外旋 45°，以

健侧支撑,屈膝时假肢侧的手扶住椅子或凳子坐下。

4. 注意保持患肢功能位,避免不良姿势　如大腿截肢者容易出现残肢外展;小腿截肢者容易出现屈膝睡眠、残端垂置于床边等。

5. 定期进行假肢残肢维护　如定期清理,保持假肢清洁。金属关节不灵活、有响声时,要及时擦洗加油或更换新轴。假肢膝轴、踝轴、螺丝、皮带扣、铆钉要定期检查,及时拧紧。残肢某处受压疼痛时,可挖空该处的衬垫或用毛毡垫在该部位的周围以减轻疼痛。

6. 保持适当的体重　如体重改变或成长中的儿童暂不装永久性假肢。因接受腔形状,容量十分精确,一般体重增减超过 3kg,就会使之过松或过紧。此外,下肢截肢者体重越大消耗能量越大,所以保持适当的体重非常重要。

7. 注意残肢维护　防止残肢肌萎缩、肿胀或脂肪沉积。保持残肢皮肤和假肢接受腔的清洁。

8. 其他　注意安全,防止意外,密切观察残肢情况,假肢有损坏或不合适时,需随时修复,定期门诊随访。

二、矫形器的使用与护理

矫形器是在人体力学基础上,预防或矫正四肢、躯干畸形,增强其正常支撑能力,治疗骨关节及神经肌肉疾病,并以补偿其功能为目的的体外器具的总称。包括各类支具、支架、夹板等器械。矫形器对佩戴肢体可起到稳定与支持、固定与矫正、保护与免负荷、代偿与助动等作用。临床常见矫形器包括足矫形器(FO)、踝足矫形器(AFO)、膝踝足矫形器(KAFO)、髋膝踝足矫形器(HKAFO)、膝矫形器(KO)、手矫形器(HO)、腕手矫形器(WHO)、肘腕手矫形器(EWHO)、肩肘腕手矫形器(SEWHO)、颈矫形器(CO)、胸腰骶矫形器(TLSO)、腰骶矫形器(LSO)。

(一) 矫形器的分类

1. 上肢矫形器　其作用是用于保持不稳定的肢体位于功能位,提供牵引力以防止挛缩,预防或矫正肢体畸形以及补偿失去的肌力。分为静止性(固定性)和可动性(功能性)两大类(图 5-30)。

(1) 静止性上肢矫形器:主要是固定肢体于功能位,没有运动装置。常用于辅助治疗上肢骨折、关节炎、腱鞘炎等。其种类分为手指制动器、手部制动器、腕部矫形器、肩关节矫形器等。

(2) 可动性上肢矫形器:由弹簧、橡皮筋等材料制成,允许肢体有一定程度的活动,用于纠正关节或软组织挛缩畸形。主要包括手指矫形器、腕部矫形器、肘关节矫形器、平衡前臂矫形器等。

2. 下肢矫形器　其作用是为了负重和行走。保持下肢的稳定性,限制下肢关节不必要的活动,改善站立和步行时的姿态,同时预防和矫正肢体畸形(图 5-31)。

下肢矫形器根据其结构特点和适用范围的不同,分为限制性和矫正性下肢矫形器;根据其功能分为用于神经肌肉疾患和用于骨关节功能障碍性下肢矫形器。选择下肢矫形器时必须注意穿戴时肢体是否有明显的受压症状,如下肢皮肤出现水肿,佩戴时应注意不要紧贴皮肤。

3. 脊柱矫形器　其作用是限制脊柱运动,预防和矫正脊柱畸形;辅助稳定椎体,

笔记

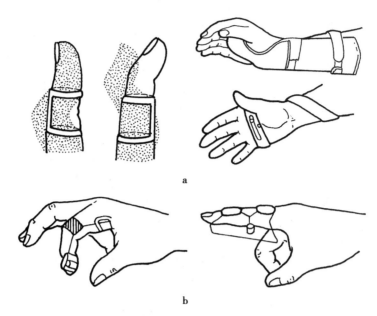

图 5-30　上肢矫形器

a.静止性上肢矫形器；b.可动性上肢矫形器

减轻疼痛；减少椎体承重，支持麻痹的肌肉。其种类包括：①颈椎矫形器，如围领、颈椎屈伸旋转控制矫形器、颈椎屈伸、侧屈、旋转控制矫形器；颈椎牵引带；②固定式脊柱矫形器，如软性固定式脊柱矫形器、硬性固定式脊柱矫形器；③矫正式脊柱矫形器和矫形鞋等（图 5-32）。

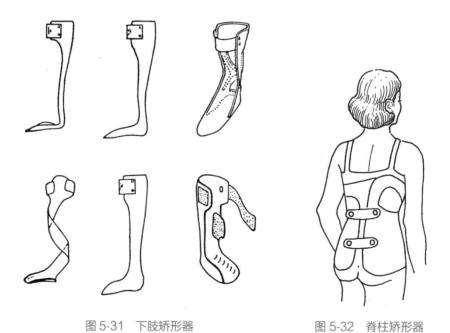

图 5-31　下肢矫形器　　　　　　　　图 5-32　脊柱矫形器

笔记

（二）矫形器的选取

1. 适应证　矫形器原则上适用于其他治疗手段疗效不佳的患者,但应注意当患者缺乏治疗信心、不能主动配合或身体特别虚弱时不适合应用。如上肢麻痹的患者通过使用平衡式前臂矫形器来恢复部分功能;通过减免肢体承重的患者,可有效防止骨折愈合不良;需要改善异常步态的人群;可用于手术后对肢体的保护,如脊柱手术后的短期使用;可减少由于长期卧床而导致的各种并发症。

2. 矫形器处方　在制定矫形器的处方时应严格掌握各类矫形器的适应证,选择最合适患者使用的品种,包括使用目的、矫形器的种类、规格要求、固定范围、体位及作用力的分布情况等。

（三）矫形器的护理

1. 向患者讲解矫形器的使用,指导患者正确穿戴矫形器。穿脱时应注意安全,不损坏矫形器。解除其疑虑,减轻心理负担,尽快地过渡到装配后的训练中。

2. 定期检查矫形器是否适合患者佩戴。随着病程的延长,患者的肢体功能也在变化,所以要请专业人员定期对矫形器进行检查、调整。

3. 佩戴矫形器的肢体,要进行康复训练以保持或增强其残余功能。为了方便矫形器的穿戴和训练,患者应穿宽松、柔软、易穿脱的衣裤。

4. 矫形器不能直接接触皮肤伤口。对下肢水肿的患者应注意矫形器不要紧贴皮肤。

5. 穿戴好后应注意防止松脱以免影响治疗效果。要定期检查矫形器佩戴处皮肤是否明显受压,如皮肤发红、疼痛、破损,应及时给予调整。

6. 矫形器的制作材料不同,其使用年限不同。要对矫形器进行定期的维护与保养,经常清洗、保持干燥。定时清理,保持清洁。及时检查各螺丝、接口是否牢固。低温材料远离热源,一旦发生问题及时联系矫形师。

三、助行器的使用与护理

助行器是辅助人体支撑体重、保持平衡和行走的工具。主要用于行走不稳,下肢短缩或一侧下肢不能支撑或步态不平衡的患者。其作用是保持平衡、支撑体重、增强上肢伸肌的肌力。

（一）助行器的分类

按其结构和功能分为三大类:无动力式助行器、功能性电刺激助行器和动力式助行器。其中无动力式助行器结构简单,价格低廉,使用方便,是最常见的一种助行工具。下面简单介绍几种:

1. 杖　包括手杖、前臂杖、腋杖和平台杖(图5-33)。

(1) 手杖:为一只手扶持以助行走的工具。包括单足手杖、多足手杖(三足杖、四足杖)。

(2) 前臂杖:亦称洛氏拐。把手的位置和支柱的长度可以调节,夹住前臂的臂套为折页式,有前开口和侧开口两种。

(3) 腋杖:是临床最常用的一种辅助器具,用于截瘫或外伤较严重的患者。

(4) 平台杖:又称类风湿杖。有固定带,用于手关节损害严重的类风湿患者或手部有严重外伤、病变不宜负重者。

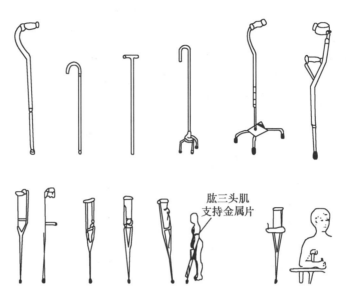

图 5-33　各种杖

2. 步行器　包括助行架、截瘫行走器、交替式行走器。

(1) 助行架:可将患者保护其中,是一种三边形的金属框架。可支撑体重,便于站立行走。包括固定型、交互型、前方有轮型等。

(2) 截瘫行走器:适用于 T_{10} 或 T_{10} 以下完全性截瘫或部分高位不完全性截瘫的患者。根据钟摆原理设计,位于大腿矫形器内侧的互动铰链装置在患者重心转移时实现瘫痪肢体的被动前后移动。装配时须根据患者的具体情况来完成。

(3) 交替式行走器(reciprocating gait orthosis,RGO):是最早用于无行走能力的高位瘫痪患者的步行矫形器,使其实现独立行走的目的。适用于各种原因所致的 T_4 以下完全性或更高节段不完全性脊髓损伤患者(图 5-34)。

(二) 助行器的选取

1. 选购时需参考患者的身高、体力,调节高度、指导注意事项时应符合实际需要,可用可不用时尽量不用。

2. 选择结构简单,便于维修,并尽可能轻巧耐用的产品。

3. 价格应在患者能承受的范围内。

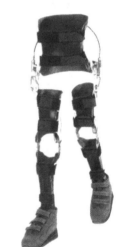

图 5-34　交替式行走器

(三) 助行器的护理

1. 助行器的高度应与患者身材相符。

2. 使用腋杖时应以上肢的臂力与腋窝同时支撑身体,以免腋窝长期受压而损伤腋神经。

3. 单拐尽量置于健侧以促进患侧负重,注意安全。

四、轮椅的使用与护理

轮椅是用于由肌肉、神经、关节等原因导致下肢功能减弱、丧失或由于病情、年龄等原因所致不能行走者,是康复代步、身体锻炼和参加社会活动的工具。主要适用于脊髓损伤、下肢伤残、颅脑损伤、脑卒中偏瘫、骨关节疾病、年老体弱者等。

(一) 轮椅的分类

轮椅按其用途不同分为普通轮椅和特殊轮椅。特殊轮椅又分为站立式轮椅、躺式轮椅、单侧驱动式轮椅、电动式轮椅和竞技用轮椅。

1. 普通轮椅 临床最常见。主要由轮椅架、轮、刹车装置、座靠和脚踏板五部分组成(图5-35)。

2. 特殊轮椅

(1) 单侧驱动式轮椅:适用于只有单侧上肢有驱动能力的残疾人。驱动大轮的两个驱动轮环均在一侧。

(2) 电动式轮椅:可由患者的头、舌、手、气、声等控制,实现轮椅的进退、转弯等活动。轮椅本身携带电源,适用于双上肢均不能驱动轮椅或高位截瘫者。

(3) 站立式轮椅:适用于截瘫残疾人。使用者可以背靠轮椅靠背在一定固定束缚后,实现站立。可以帮助其完成独立性的站立训练和站立工作。

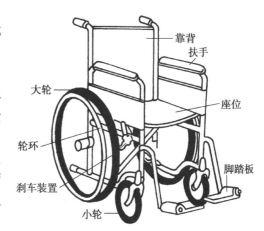

图 5-35 普通轮椅的结构及名称

(4) 作业型轮椅:是为满足一些作业活动而特殊设计的轮椅。如打字用轮椅无扶手,以便轮椅与工作台接近等。

(5) 竞技用轮椅:主要是供残疾人体育运动时使用的轮椅。如高速轮椅、篮球轮椅等。

(二) 轮椅的选择

1. 选取原则

(1) 根据病情需要,合理选择。如偏瘫者可选用单侧驱动轮椅。

(2) 尺寸恰当,使用舒适。包括座位的宽度、长度、高度,靠背的高度,坐垫的材质厚度,扶手高度等选择合理舒适。

(3) 安全可靠,结实耐用。包括重心正确,不易倾倒,刹车可靠等。

(4) 使用方便,耗能量少。要求轮椅重量要轻,便于患者自己驱动。

(5) 美观大方,经济实惠。符合大众的审美观点,价格以患者及家属接受为度。

2. 轮椅处方 先对需要轮椅或改造座椅的患者进行评定,目的是制定能最大限度满足患者需要的轮椅处方。轮椅处方的内容包括:姓名、年龄、住址;临床诊断、残疾诊断;使用者类型(成年人、儿童等);使用者体型参数(坐宽、坐高、坐长、体重等);驱动方式(手动、电动);大小轮尺寸;轮胎等。

(三) 轮椅的护理

1. 按医生的轮椅处方选择适宜的轮椅。使用前检查各部件性能,以保证安全。

2. 患者乘坐轮椅时,身体要置于轮椅的中部,抬头并使背部向后靠。髋关节尽量保持在90°,坐位不平衡者,要系安全带。

3. 患者从轮椅站起之前,先将闸制动;推轮椅患者下坡时,应倒行。

4. 长期乘坐轮椅的患者,可通过减压训练预防压疮,每30分钟抬臀一次,每次3~5秒。

5. 长时间使用轮椅者,应戴手套以防手掌被轮圈磨破。

6. 高位截瘫者乘坐轮椅,必须有专人保护。

7. 教会患者正确使用轮椅。如保持正确坐姿、肌力训练、轮椅的打开收放、上下轮椅练习、轮椅前进、后退、左右转弯练习、轮椅上坡、下坡,越过障碍、急停等练习。

五、自助具的使用与护理

自助具是指可增强患者生活独立性,提高日常生活活动能力的辅助装置。主要适用于因为某种功能障碍,而导致自理能力下降的患者。目的是减轻由于功能障碍带来的生活不便,使患者能更省力、省时、高质量地完成日常生活活动。

(一)自助具的分类

自助具用具的种类繁多,从简单的日用器皿到较复杂的电动装置,以及计算机化的环境控制遥控系统等。按患者残疾类型分为盲人辅助用具、聋哑人辅助用具、智力残疾人辅助用具等;根据自助具的用途分为进食、书写、阅读、穿衣、个人卫生、体位转移等类别(图 5-36~ 图 5-42)。

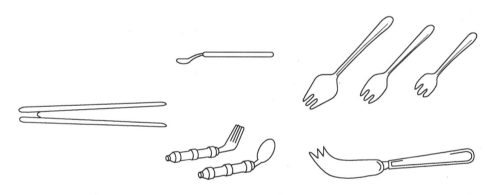

图 5-36　改装筷子和勺子

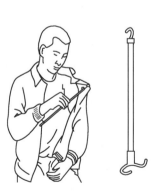

图 5-37　穿衣钩

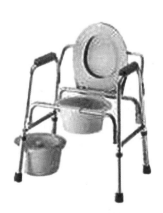

图 5-38　坐便器

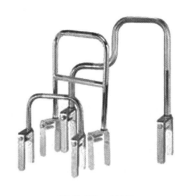
图 5-39　扶手

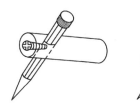
图 5-40　书写辅助器具

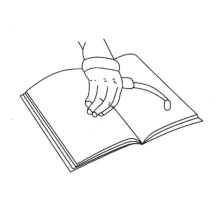
图 5-41　翻书器

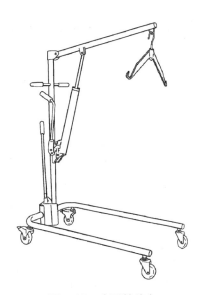
图 5-42　水平转移车

自助具的作用是代偿身体运动障碍、感觉障碍及活动受限的关节。如助听器用于听力未完全丧失的聋哑人;U 形塑料夹帮助握力丧失的残疾者进食;长柄食具用于肩肘活动受限的患者。有保持和握持物体或维持器皿稳定的作用,如为上肢不能自主运动的患者提供进食用的自动喂食器。有支持残疾身体的作用,如各种类型助行器。可帮助患者进行语言交流,如为失语残疾人所设计的电子语言发声器。

(二) 自助具的选取

1. 选取自助具前,必须全面了解患者的残疾情况及生活障碍程度,包括各关节活动范围、肌力、感觉情况、协调性等。

2. 选取自助具时,应注意与其他治疗手段的配合,共同起到辅助训练、恢复功能的作用。

3. 根据患者的文化程度及经济条件,选择最适合的自助具。

(三) 自助具的护理

1. 及时宣教,教会患者及家属自助具的使用方法。

笔记

2. 定期清洁,及时维护,如进食自助具必须每天清洗。

3. 如果患者病情好转,应尽量减少自助具的使用,防止产生依赖心理。

4. 使用带有危险性的自助具时,如切菜刀、切菜板、剃须刀等,要特别注意安全,并且教会患者一旦发生意外后应采取的处理措施。

第九节　心理康复护理

心理康复护理是运用系统的心理学理论与方法,研究康复护理对象的心理和社会问题,从生物 - 心理 - 社会的医学模式出发,对康复护理对象,重点是残疾者的心理问题进行诊断、评估、咨询与治疗护理,以帮助其提高心理健康水平,改善功能,提高生存质量,平等参与社会活动,实现自身的价值。

一、残疾者的心理和社会问题

伤残对患者而言是一种功能丧失。患者部分或全部丧失了自由行动的能力或(和)语言交流能力等,普遍存在与健全人不同的心理和社会问题。心理问题表现为强烈的自卑感、孤独感、焦虑与抑郁情绪,并在认知和行为上有异常表现;社会问题则集中表现在求学、就业、就医、婚姻、社会交往等方面。

(一) 残疾对心理健康的影响

1. 情绪的影响　残疾出现对自我形象不满意、易激惹、情绪波动、伤感、自卑、孤独,不愿意参加社交活动,自我封闭,由此引空虚、孤独、抑郁、悲观、绝望,甚至自暴自弃,失去康复信心,甚至出现各种躯体不适感和疼痛症状。抑郁严重者,可发生厌世和轻生的行为。

2. 认知活动的影响

(1) 否认:否认也是残疾者的一种防御心理。当患者逐渐意识到自己遭受的伤害和可能的残障。由于打击突然而强烈,患者自觉或不自觉地采取心理防卫,对所面临的伤害和残障予以否认,以逃避心理上的痛苦。

(2) 偏见和偏信:多见于文化水平较低、缺乏卫生科学知识人群。

(3) 依赖:由过分强调了自己的患者角色身份,可出现对医师、护士和家属的依赖。如对工作、家庭事务甚至日常生活的适应能力下降,或放弃责任和义务请求家人照料,或主动寻求医疗专业人员的帮助等。在治疗和康复过程中,被动、不重视自我调节和自我训练,阻碍了主观能动性的发挥,不利于及时康复。

(4) 固执:可能是人格特点的反映,也可能是受偏见的影响,小部分人可能受其特殊地位的影响。这些人常有敏感、多疑的特点,如有患者仅因炎性咽喉肿痛,就查阅医学书籍关于食管肿瘤的症状描述,无端猜测并出现吞咽困难等相应感觉,且食水不进等。一旦违反其意志,就发脾气,采取不合作的态度。

3. 人格的影响　残疾者由于身体或心理原因而出现人格变化,这种变化可能会伴其一生。人格变化可能导致生活危机或者其他精神危机,需要心理干预才能使患者能够面对现实和未来发展。

(二) 残疾对社会交往的影响

1. 社会对残疾人的态度　同情和爱护会给残疾人以温暖、支持和康复的信心;怜悯虽无恶意,但是会伤害残疾人和患者的自尊心;嘲弄、侮辱等恶作剧行为,是不道德的,会使残疾人和患者有消极情绪,不利于康复。而虐待、遗弃残疾儿童或者慢性病老人,属犯罪行为,这就剥夺了残疾人和患者的康复机会。

2. 家庭态度　残疾人和其父母、配偶、子女对他们的态度有一个演变过程。不同阶段有不同态度。这些不同的态度,就会对康复有不同的影响。

3. 社会支持系统　社会应为残疾者提供支援,如社会保险、福利和康复医疗机构的条件,有无足够的、训练有素的康复医学家、康复心理学家、康复护理人员、社会工作者以及为残疾者服务的志愿人员,都会影响康复者的保障感和安全感。

二、心理康复护理原则与目标

心理康复护理运用心理学的原则与方法,治疗护理患者的各种心理困扰,包括情绪、认知与行为等问题,以解决患者所面临的心理障碍,减少焦虑、抑郁、恐慌等精神状态,改善患者的非适应社会的行为,建立良好的人际关系,促进人格的正常成长,较好地面对人生,面对生活和很好的适应社会。

(一) 心理康复护理的原则

1. 具有高尚的道德和真挚的同情心　自觉自愿、竭尽全力地去为残疾患者解除痛苦,设身处地地为患者着想,对患者有真挚的同情心。涉及患者隐私的问题,应做好保密工作,不得作为工作以外的话题到处谈论,以维护患者的尊严和权利,这也是康复护理工作中一项重要的职业道德要求。

2. 敏锐的观察力　从患者身上获取真实的资料,判断其需要,帮助评价治疗和护理效果,预计可能发生的问题。

3. 公平原则　即对所有求治的残疾者,不论职务高低、年龄大小、贫富与否都要一视同仁,诚心接待,充分尊重患者的人格,为患者创造良好和谐的社会环境和心理环境。

4. 接纳性原则　耐心倾听,热心疏导,全面护理。应持理解、关心态度,认真听取患者的诉说,详细了解病情经过,听取他们的意见、想法和自我心理感受。深入了解他们的内心世界,注意其言谈和态度所表达的心理症结所在。接纳性原则还具有"宣泄疗法"的治疗效果。

5. 支持性原则　通过言语与非言语的信息交流,给予支持和鼓励,使其建立起康复的信心。针对残疾者的心理疾病或心理障碍,给予解释,说明和提供正确的解决方式。反复给予支持和鼓励,可调动残疾者的心理防卫技能和主观能动性。在使用支持疗法时应注意支持必须有科学依据,支持的语言要慎重、亲切可信、充满信心,充分发挥语言的情感交流和情绪感染作用,使残疾者感受到强大的心理支持力。

6. 保证性原则　在心理康复护理过程中,应逐步对残疾者的身心症状、不良反应、社会因素和性格等心理缺陷的病理机制加以说明、解释和保证。在实施保证性原则的过程中,应该经常听取患者的意见、感受和治疗后的反应,充分运用心理治疗的人际沟通和心理相容原理,在心理上予以保证,逐步解决其心理问题。

7. 综合性原则　疾病的形成往往取决于生物、心理和社会因素的共同作用,因此,心理康复护理也应采取综合的方式。

（二）心理康复护理目标

1. 缓解或解除患者的症状　主要目的是解除患者在心理或精神上的痛苦，或帮助解决其无法自行解决的心理冲突。矫正患者的恐惧、焦虑等症状。

2. 提供心理支持　帮助残疾者增加对环境的耐受性，降低易感性，提高心理承受力，增加应付环境和适应环境的能力，使之能自如地顺应和适应社会。主要心理康复护理技术有危机干预、应激应付、应激免疫训练等。

3. 重塑人格　重塑人格能从根本上改变患者的病态心理和不良行为方式。内容包括：帮助残疾者理解、分析自己情绪冲突的原因，获得内省能力，以了解意识和潜意识的内容。其治疗护理方法分为两大类：一类为指导性的，是针对残疾者存在的心理问题，由治疗师进行劝告、建议、指导、解释；另一类为表达性的，又称非指导性的。在心理康复护理过程中，应让残疾者处于主导和中心地位，治疗师以倾听为主，努力营造良好的气氛，使残疾者在讲述自己的心理问题过程中完成自我理解，达到自我分析的目的。无论采取哪种方法，都是期望重塑残疾者成熟的人格。

三、常用心理康复护理方法

1. 支持疗法　支持疗法即给予患者某种形式、程度的精神支持，是运用最广泛、最简便的方法。护理人员仔细倾听患者陈述、了解疾病起因及演变后，给予同情和关怀，并有针对性地疏导解释，支持安慰，说服劝导，鼓励保证等，提高患者对自身伤残的认识水平，消除疑虑和恐惧等不安全感，稳定情绪，重新恢复心理生理平衡。

(1) 解释：患者由于对其伤残缺乏了解易产生焦虑不安和紧张情绪，护理人员应从患者的具体条件出发，因人而异地选择患者可接受的语言，根据科学原理，深入浅出地对其伤残作令人信服的解释，帮助患者解除顾虑、树立信心、加强配合，为康复创造良好条件。必须避免与患者争辩，不强迫患者接受医护人员的意见，当患者不能接受意见时，勿操之过急，可暂时调换主题或不做结论，应允许患者有反复。解释是精神支持疗法的核心，是专业知识和语言表达相结合的微妙艺术。

(2) 鼓励：患者情绪低落、悲观失望、缺乏自信心和产生强烈自卑感。应结合患者的具体处境和实际问题给予明确的鼓励，帮助其振作精神、鼓起勇气、建立信心，提高与疾病作斗争的能力和应付危机的本领。护理人员可用经验或成功的实例予以鼓励。不宜鼓励患者做其实际做不到的事，以免挫伤患者的积极性，降低患者的自信心。

(3) 保证：患者对其伤残常产生疑虑紧张情绪。护理人员应从科学的角度出发，以事实为依据，以自信而坚决的态度向患者保证，甚至承担责任，来唤起患者的希望和信心。但保证必须在详细了解其病情和充分检查之后有根据地提出。

(4) 指导：在提高患者认识水平的基础上，护理人员应指导和帮助患者进行治疗。包括如何应对伤残带来的新问题，安排休养生活，消除和避免有害的外界刺激，加强自我锻炼，提高心理免疫和应激能力，学会情绪的自我调控和生理功能的自我训练，正确对待康复治疗与护理。

(5) 暗示：利用语言、动作或其他治疗方法，使患者在不知不觉中受到积极暗示的影响，从而不加主观意志地接受医护人员的观点、信念、态度或指令，解除心理上的压力和负担，实现消除不良心理目的的方法。言语暗示、药物暗示、手术暗示、情境暗示等都属于暗示的方法。也可以引导患者进行积极的自我暗示,如反复强化"一定能战胜疾病"、"医生能治好我的病"、"我能睡好觉"等意识,从而树立全面康复的信心。使用暗示时要注意个人接受暗示的感受性差异,这种差异与气质、性格、思维类型、年龄、性别、智力、文化水平、社会经历等有关。

2. 分析疗法　分析疗法是通过自由联想、梦的阐释、移情等方式,把压抑在潜意识中的心理矛盾变为有意的心理活动,以内省方式,帮助患者彻底领悟,重新认识和改变原来的认识和行为模式,或揭示疾病的无意识动机,启发患者的自我意识,使其对自身价值、能力、短缺等获得重新认识,从而达到治疗目的的方法。

(1) 自由联想:让患者舒适而放松地躺着,护理人员在其背后,要求患者打消一切顾虑,不加选择地把心中想的任何问题,毫无顾忌地倾诉出来。自由联想要以患者为主,不要随意打断患者的话。必要时,可进行适当引导。一般可鼓励患者回忆童年起遭遇的一切经历、挫折和精神创伤,从中求证与病情相关的精神因素。自由联想的最终目的,是发掘患者压抑在潜意识的致病情绪或矛盾冲突,将其带到意识层面并使患者有所领悟、重建现实的健康心理。

(2) 阐释:护理人员从患者所述事物和经验中分析其潜意识反映的内涵,通过详细解释,使患者了解无意识内容如何支配其思想、情感和行为,使之克服压抑作用,恢复正常的现实生活。可供阐释的内容包括态度、失调的动作、病状、过失、言语、梦等。

(3) 移情:移情是患者重复早期的人际关系,借以揭示情感的痛苦经验,解除其心理的负荷。了解患者对他人的情绪反应可分析其既往人际关系,进而协助患者了解自已的人际关系、适当表达自己的感受,有效地与人相处。

3. 行为疗法　行为疗法是以行为学习理论为指导,按一定的治疗程序消除或纠正人的不良行为的一种心理治疗方法。行为疗法的原则包括:①要有适当进度,所涉及的问题应由浅入深、由表及里。②要有适当的奖励和处罚机制。③训练的目标要恰当。④要调动患者的积极性,培养其改变行为的动机。常用的治疗方法有系统脱敏疗法、厌恶疗法、强化疗法、处罚消除法、放松疗法等。

(1) 系统脱敏疗法:是诱导患者缓慢地暴露出导致神经症焦虑、恐惧的情境,并通过心理的放松状态来对抗这种焦虑情绪,从而达到消除焦虑或恐惧的目的的方法。系统脱敏疗法的治疗原理是逐渐加大刺激的强度,当某个刺激不再引起患者焦虑或恐怖反应时,治疗者向处于放松状态的患者呈现另一个比前一刺激略强一点的刺激。如果一个刺激所引起的焦虑或恐怖状态在患者所能忍受的范围之内,经过多次反复的呈现,他不再对该刺激感到焦虑和恐怖,治疗目标就达到了。

(2) 厌恶疗法:是将欲戒除的目标行为(或症状)与某种不愉快的或惩罚性的刺激结合起来,通过厌恶性条件作用,达到戒除或减少目标行为的目的的方法。

(3) 强化疗法:又称操作条件疗法,是指系统地应用强化手段去增加某些适应性行为,减弱或消除某些不适应行为的心理治疗方法。一般分为四种类型:①正强化:指运用奖励的方式,使有利的行为模式重复出现,并保持下来。例如言语治疗时,患者有进步,马上给予表扬和肯定。②负强化:即去掉一个坏刺激。是为引发所希望的行为的出现而设立。例如患者如果对家人的关心视而不见,甚至殴打亲人,护理人员看到即指责,但一旦患者改变这种状态,就停止对他的指责。③正惩罚:

即施加一个坏刺激。当不适当的行为出现时,给予对方一种使之感到不快的刺激的一种方法。如随地吐痰,当即罚款。实行这种惩罚方式时意义要明确,时间要适当。④负惩罚:即去掉一个好刺激。当不适当的行为出现时,不再给予原有的奖励。如脑瘫儿童不坚持主动运动,则推迟当日见妈妈的"权利"。这种类型比正惩罚更为常用。

4. 认知疗法 认知疗法指根据认知理论、通过认知和行为技术改变患者不良认知的治疗方法的总称。认知疗法高度重视矫正患者的不良认知和思维方式,借以改变其所致患者的情绪障碍和非适应行为。其基本观点是:认知过程是行为和情感的中介,适应性不良行为及情感与适应不良性认知有关。治疗目标是找出患者的不良认知,并提供其学习或训练方法以矫正之。患者的适应不良性认知被矫正,便可减轻或化解心理障碍。

(1) 理性情绪疗法:又称认知行为疗法,它既采用认知心理疗法,又采用了行为治疗的一些方法。此疗法认为:人的情绪和行为反应不是由某一诱发事件引起的,而是由个体对诱发事件的认知、信念和解释所决定的。认知行为疗法就是在建立良好的护患关系后,向患者指出其存在的非理性信念,解释其对情绪困扰的影响,通过辩论的方式,帮助患者以合理的思维方式和信念替代非理性信念,从而解除心理行为障碍。

(2) 贝克的认知疗法:贝克认为,有机体谋求生存过程,是一种适应性的信息加工过程,这个过程如出现偏差即会出现认知过程中的推理错误,如任意推断、选择性提取、过分夸大或缩小、两极式思维等等。认知治疗的目标就是要改变这种错误的信息加工过程,矫正那些使情绪和行为失调的信念或假设。

5. 个人中心疗法 个人中心疗法主要观点为:心理障碍是因为满足个体基本需要的能力缺乏,现实自我和理想自我发生矛盾所致。主要技术有情感回应、情感阐明、治疗者情感表达等。

6. 家庭疗法 家庭疗法是指将家庭作为一个整体进行心理治疗的方法,治疗者通过与患者家庭中全体成员有规律地接触与交谈,促使家庭发生变化,并通过家庭成员影响患者,使症状减轻或消失。

7. 顺情从欲法 顺情从欲法是指顺从患者的意愿、意志、情绪,满足患者身心需要的一种治疗方法。患者在患病过程中,情绪多有反常,先顺其情,从其意,积极鼓励并引导患者将郁闷的情绪诉说或发泄出来,以排除心理障碍,达到恢复正常的心理活动的目的。

8. 中医"以情胜情"法 "以情胜情"法是有意识地采用另一种情志活动,去战胜和控制因某种情志刺激而引起的疾病,从而达到愈病的心理治疗方法。中医认为,喜、怒、忧、思、悲、恐、惊七种情志过激往往直接损伤相应的内脏,认为"喜、惊伤心,怒伤肝,思伤脾,悲、忧伤肺,恐伤肾"。认为"怒伤肝、悲胜怒;喜伤心、恐胜喜;思伤脾、怒胜思;忧伤肺、喜胜忧;恐伤肾、思胜恐"。基本原理是"以偏纠偏"。

学习小结

1. 学习内容

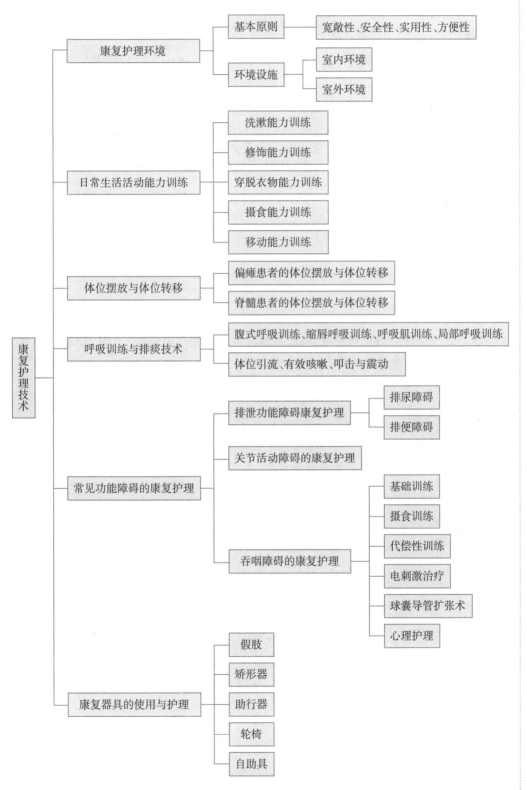

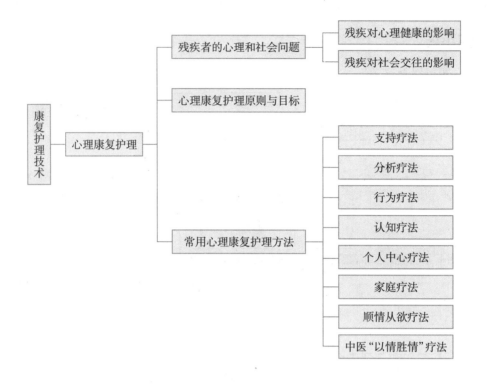

2. 学习方法

学习时注重理论与实践并重,可通过自我练习掌握呼吸训练、ADL训练、体位摆放、体位转移、摄食吞咽训练等方法及技术要领。

(张红石 陈焰南 袁 群)

复习思考题

1. 如何指导并改造右侧偏瘫患者的家居环境?
2. 如何指导患者正确地使用康复器具,以免影响康复治疗进程?

笔记

第六章

中医康复护理

 学习目的

通过学习中医康复护理方法、传统运动康复、传统音乐康复等相关知识,为常见疾病康复护理的学习奠定基础。

学习要点

中医康复护理方法、传统运动康复、传统音乐康复。

第一节　中医康复护理方法

案例导入

患者,女,65 岁。3 天前晨起发现左侧肢体无力,急诊入院,行头颅 CT 检查:确诊为脑梗死。查体:言语流利,喝水偶有呛咳,左侧鼻唇沟浅,左侧肢体 Lovett 肌力分级上肢 1 级,下肢 2 级,肌张力低。左半身深浅感觉减退,左侧肩关节半脱位,左手稍肿胀,左足下垂,内翻明显,ADL 大部分依赖。患者入院以来整天精神紧张,情绪低落,对声音敏感,听到钟表的声音后感觉心脏不舒服,伴有失眠、多梦,经常独自默默流泪。

请分析:

1. 该患者存在哪些功能障碍?

2. 适用于该患者的中医康复护理方法有哪些?

中医康复护理的方法,除遵循一般护理方法以外,还应在起居护理、饮食护理、情志护理、健康教育等方面突出康复期中医护理的特点。

一、起居护理

起居护理主要是指患者在恢复期的生活环境和日常生活护理。"养护统一,寓护于养"是对中医生活起居思想的高度概括。传统康复护理十分重视生活起居护理,我国历代医家把它作为调养神气,延年益寿的重要法则。起居与健康有着密切的关系,起居调摄是保证身体健康、疾病康复不可缺少的重要方面。

（一）顺应四时变化，调整机体阴阳

春、夏、秋、冬四时更迭，随着季节的交替，气候也在不断变化。在不同时令，生物出现生、长、收、藏的相应变迁，形成天地间有规律的周期性循环。人类依天地而生，和万物一样，顺应阴阳之性而生活于生长收藏的规律之中。如果违反了适应四时阴阳变化的自然规律，生命的根本就要受其伤害，真气亦随之败损，疾病难以康复。

（二）环境适宜，避感外邪

中医学认为六淫致病多与季节气候、居处环境有关。故护理工作应主动掌握四时气候变化的规律，做到春防风，夏防暑，长夏防湿，秋防燥，冬防寒，为患者创造良好的治疗及康复护理环境。

（三）起居有常，劳逸适度

生活起居有规律，劳逸适度，动静结合，则正气得以充养，有利于脏腑功能的恢复，达到早日康复的目的。

二、情志护理

情志护理是以中医基础理论为指导，以良好的护患关系为桥梁，应用科学的方法，改善和消除患者不良情绪状态，从而达到预防、治疗和促进疾病康复目的的一种方法。

中医学把人的精神活动和情绪变化归纳为喜、怒、忧、思、悲、恐、惊七种心情和情绪，简称七情。中医学认为情志活动产生于脏腑精气，与人体健康的关系非常密切。正常情况下，七情仅是精神活动的外在表现，并不成为致病因素，但是如果长期过度的精神刺激，超越了生理调节范围，则可以引起人体阴阳失调、气血紊乱、经络脏腑功能失常而发生疾病。如：怒伤肝、喜伤心、思伤脾、忧伤肺、恐伤肾。因此，护士应采取情志护理法消除患者的紧张、恐惧、忧虑、愤怒等情志因素刺激，帮助患者树立战胜疾病的信心，促进疾病康复。具体方法如下：

1. 原则护理　评估患者的情志和行为状态，以及产生的各种心理反应，如依赖、疑心重、自卑、主观感觉异常、情绪波动、焦虑、恐惧等。护理工作中应遵循以下三种原则：诚挚体贴，一视同仁，因人施护。

2. 行为护理　主要是针对老弱病残者因身体条件或周围环境的改变，心理不适应而出现的行为反常者。具体护理方法包括奖励护理法、惩罚护理法、话疗护理法、移情护理法、满足护理法、环境变换法六种。

3. 情志护理　主要是通过调节患者的性情和欲望，以改变其病态情绪活动，促进身心功能恢复，提高社会适应能力的一种康复护理教育和训练方法。具体护理方法包括说理开导、释疑解惑、移情易性、以情胜情、发泄解郁、顺情从欲、暗示疗法等。

三、饮食护理

中医饮食护理是在中医基础理论指导下，根据患者病情需要，给予适宜的饮食，预防、治疗疾病和促进康复的一种方法。

（一）饮食护理的基本原则

食物有气味之异，病有阴阳之偏，故饮食护理必须遵循以下原则。

1. 三因制宜，灵活选食　"三因"制宜，即因时、因地、因人不同而采用适宜患者需要的饮食,达到防病治病的目的。因为时有春、夏、秋、冬四季之不同,地有东、南、西、北之分,人有胖、瘦、盛、弱之别,所以饮食也应因时、因地、因人而异。

2. 审证求因,协调配食　疾病的原因错综复杂,要做到合理调配饮食,必须审证求因。只有审证求因,协调配食,注重饮食有节、饮食随和、谨和五味才能达到护病求本、疾病康复的目的。

(二)饮食康复护理

中医饮食康复护理的原则是以食代药,食药并重,强调以合理的饮食调养,配合疾病的治疗,促进患者早日康复。康复食谱具有形神并重,养生保健等特点。

1. 康复食疗　根据三因辨证,因人、因时、因地选择粥谱、饮谱、食谱、菜谱。

(1) 粥谱:适用于老弱虚残病证的瘥后诸证及慢性虚损痼疾。

(2) 饮谱:适用于老年、儿科病症以及残疾诸证。

(3) 食谱:适用于慢性虚弱性病证以及残疾诸证。

(4) 菜谱:适用于肥胖、虚损、消瘦、便秘、消渴、头痛等病证。

2. 康复药膳　根据适用对象的不同,将康复药膳分为老年病药膳、残疾药膳、精神病药膳、慢性病药膳四大类。

(1) 老年病药膳:具有平肝息风、行气止痛的功效。适用于老年头痛、眩晕、四肢麻木等。

(2) 残疾药膳:具有祛风湿、透筋骨、定惊搐的功效。适用于偏瘫或风湿瘫痪、骨节疼痛、四肢麻木患者。

(3) 精神病药膳:具有生津止渴、清热化痰的功效,适用于癫痫病。

(4) 慢性病药膳:具有大补元气的功效,适用于虚损体弱者。

四、针灸康复

针灸是针法和灸法的合称。针法是指用金属制成毫针按一定穴位刺入患者体内,运用捻转与提插等针刺手法,以调整营卫气血,治疗疾病。灸法是用艾绒为原料,做成艾炷或艾条,利用火的温热和药物的作用,通过经络腧穴,达到温经通络、活血行气、祛湿散寒、消肿散结及预防保健的康复作用。临床常用的方法有毫针刺法、梅花针疗法、艾炷灸、艾卷灸、温针灸等。

1. 治疗作用　通过针刺与艾灸腧穴,激发经络的经气,恢复调节人体脏腑气血的功能,从而达到治病疗伤、防病保健的作用。

2. 应用范围　针灸在康复方面的应用范围很广,涉及内、外、妇、儿等多科疾病,尤其适用于神经系统和运动损伤方面的疾患。

3. 应用原则　根据中医脏腑经络学说,运用"四诊八纲"的辨证方法,收集患者临床的各种证候体征,加以分析、综合、判断证型,然后确定相应的配穴处方,遵循近部取穴、远部取穴、随经取穴等原则进行施术,或针或灸,或针灸并用,或补或泻,或补泻兼施,以调理气血、温通经脉,达到防治病证的目的。

五、推拿康复

推拿康复是一种非药物的自然疗法。通常是指医者运用自己的双手作用于病患体表、受伤部位、不适所在、特定腧穴、疼痛部位,具体运用推、拿、按、摩、揉、捏、点、

153

拍等形式多样的手法,以达到疏通经络、推行气血、扶伤止痛、祛邪扶正、调和阴阳的疗效。

1. 治疗作用　推拿主要借助手法和力的作用,通过经络的感传,以疏通经络、行气活血,使局部的疼痛和肿胀得到改善,全身脏腑气血得以温煦和濡养,从而保持机体的正常功能。此外,推拿还能解除肌肉疲劳与痉挛,松解、滑利关节,增加关节活动度,纠正解剖位置异常,防止肌肉失用性萎缩,促进瘢痕变软和损伤修复等。

2. 应用范围　主要适用于脑血管病后偏瘫、神经衰弱、四肢关节伤筋、软组织损伤、腰椎间盘突出、颈椎病、肩周炎、肌性斜颈等疾患。

3. 应用原则

(1) 推拿手法要求达到"深透",即要做到准确、持久、有力、均匀、柔和。准确是指手法规范、作用力的方向和位置准确;持久是指手法能按照要求持续一定时间,使治疗部位能接受足够的作用力;有力是指手法要具有一定的力量,这种力量应该根据患者体质、病情、部位不同而灵活掌握;均匀是指手法动作要有节奏性,速度均匀,压力恒定;柔和是指手法要轻且不浮、重且不滞。

(2) 推拿方法的选择要遵循个体化原则。根据患者体质、疾病部位、疾病性质、病情及合并症等情况,选择不同的推拿方法,制订出个体化康复护理计划。

六、拔罐康复

拔罐康复俗称拔火罐,是以罐为工具,利用燃烧、抽气、挤压等方法排出罐内空气,造成负压,使罐吸附于体表特定部位(患处、穴位),产生广泛刺激,形成局部充血或淤血现象,以达到防病治病,强壮身体为目的的一种治疗方法。拔火罐常与针灸,放血疗法配合使用。

1. 治疗作用　拔罐可以疏通经络,调整气血。拔罐产生的真空负压对皮肤、毛孔、经络、穴位有一种较强的吸拔之力,可将毛孔吸开并使皮肤充血,可以引导营卫之气始行输布,鼓动经脉气血,濡养脏腑组织器官,温煦皮毛,同时使虚衰的脏腑功能得以振奋,畅通经络,调整机体的阴阳平衡,使气血得以调整,并可使体内的病理产物从皮肤毛孔中吸出体外,从而达到健身祛病疗疾的目的。

2. 应用范围　拔罐法适应范围广,能治疗内、外、妇、儿等各科的多种病证。如风湿痹证、各种神经麻痹、口眼歪斜、急慢性疼痛、关节疼痛、腰背痛、腹痛、泄泻、哮喘、腰肌劳损等;感寒、咳嗽、气喘、腹胀满、消化不良等;溃疡将溃或已溃脓毒不泄的外科疾患、扭伤、痈肿疮毒,以及毒虫、蛇咬伤等急救排毒。凡急性传染病、癌症及有出血倾向者或孕妇,均不宜使用。

3. 应用原则　拔罐对于舒缓肌肉的僵硬疼痛,效果快速良好,临床常用于疲劳所致的膏肓紧绷疼痛。配合刺血拔罐,更是民俗疗法常见的手法,但对于虚弱所致的疲劳酸痛,当以调理气血为主,不宜频繁使用。

第二节　传统运动康复

在中国古代社会,没有"中医"和"运动"的概念,对疾病防治和保健康复的知识与方法,皆属于"养生"或"修养"的范畴。所谓"流水不腐,户枢不蠹,动也。形气亦

笔记

然,形不动则精不流,精不流则气郁"指出了运动的重要性。东汉华佗《五禽戏》、春秋战国时代《管子》、《荀子》、秦朝吕不韦《吕氏春秋》、刘安《淮南子》、晋代葛洪《八段锦》、明朝张伯瑞《易筋经》、清朝颜元《习斋之学》等为代表的运动养生主张,通过导引、气功、太极拳和易筋经等,强调"正气"的作用,以生命在于"动养"为宗旨,自调节、自平衡、自恢复、自健身,主动适应自然变化规律,依靠人体自身的能力,把握自身阴阳运作、畅达经络、疏通气血、调和脏腑,诱导和开发人体内在潜力,通过姿势的调节、呼吸的锻炼,意念的运用,以达到内力充沛、精充神旺、身壮体健、延缓衰老、防病治病的功效。

一、太极拳

太极拳是我国传统的健身拳术之一,是中国传统的辨证思想与武术、气功、导引术的完美结合。太极拳,是以"太极"哲理为依据,以太极图形组编动作的一种拳法。其拳理来源于《易经》、《黄帝内经》、《黄庭经》等中国传统哲学、医学、武术等经典著作,并在其长期的发展过程中吸收了道、儒、释等文化的精髓。由于其动作舒展轻柔,动中有静,圆活连贯,形气和随,外可活动筋骨,内可流通气血,协调脏腑,因此被广泛地用于健身防病,是一种行之有效的传统养生康复方法。

(一) 养生康复机理

1. 重意念以内敛神气　注重意念神气内敛则"内无思想之患"而精神得养、身心欢快;精神宁静、乐观,则百脉通畅,机体自然健旺。正如《素问·上古天真论》云:"恬淡虚无,真气从之。精神内守,病安从来"。

2. 调气机以养周身　注重呼吸与动作相结合,气沉丹田,以激发内气营运于身。肺主气司呼吸;肾主纳气,为元气之根。肺、肾协同,则呼吸细、匀、长、缓。不仅可增强和改善肺的通气功能,而且可益肾而固护元气。丹田气充,则鼓荡内气周流全身,脏腑、皮肉皆得其养。

3. 动形体以行气血　注重以意领气,以气运身,内气发于丹田,通过旋腰转脊的动作带动全身,即所谓"以腰为轴"、"一动无有不动"。气经任、督、带、冲诸经脉上行于肩、臂、肘、腕,下行于胯、膝、踝,以至于手足四末,周流全身之后,气复归于丹田,故周身肌肉、筋骨、关节、四肢百骸均得到锻炼。具有活动筋骨,疏通脉络,行气活血的功效。

(二) 适用范围

太极拳不仅锻炼了包括骨骼、肌肉及关节在内的肌体活动功能,而且还能有效地锻炼神经系统、心脏血管系统、呼吸系统及消化系统的功能,适用于各种慢性病及亚健康人群。尤其对高血压、神经衰弱、消化性溃疡、支气管炎、肾病等有很好的疗效;也适于病情较轻的冠心病、肺结核、肝炎恢复期、风湿性关节炎、慢性腰痛等患者康复锻炼。

(三) 练习要领

1. 神静、意导　要始终保持神静,排除杂念,全神贯注,用意识指导动作。神静才能以意导气,气血才能周流。

2. 含胸拔背、气沉丹田　含胸,即胸略内涵而不挺直;拔背,即指脊背的伸展。含胸则自能拔背,使气沉于丹田。

3. 沉肩坠肘、体松　身体放松,不宜紧张。沉肩坠肘,松胯松腰。肩松下体松则经脉畅达,气血周流。

笔记

4. 全身协调、浑然一体 太极拳要求根在于脚,发于腿,主宰于腰,形于手指,只有手、足、腰协调一致,浑然一体,方可上下相随,流畅自然。外动于形,内动于气,神为主帅,身为驱使,内外相合,则能达到意到、形到、气到的效果。

5. 以腰为轴 太极拳中,腰是各种动作的中轴,宜始终保持中正直立,虚实变化皆由腰转动,故腰宜松、宜正直,腰松则两腿有力,正直则重心稳固。

6. 连绵自如 动作要轻柔自然,连绵不断,不得用僵硬之拙劲、宜用意不用力。动作连绵,则气流通畅;轻柔自然,则意气相合,百脉周流。

7. 呼吸均匀 太极拳要求意、气、形的统一和谐调,呼吸深长均匀十分重要,呼吸深长则动作轻柔。一般说来,吸气时,动作为合;呼气时,动作为开。呼吸均匀,气沉丹田,则必无血脉偾胀之弊。

(四) 注意事项

1. 练拳前,必须做好准备工作,换穿宽松衣服、练功鞋或软底布鞋;先做暖身运动,停止剧烈的脑力、体力活动。

2. 练拳中注意手与眼合、眼与心合、肩与腰合、身与步合、肘与膝合、步与手合。默记其方位;严守法度,快慢自然;保持镇静。脚步不可过高,务必贴地而进。

3. 练拳后注意保暖,不可当风,仍应保持和练拳中一样,精神不可散乱,缓慢散步数分钟,始可恢复正常活动。

二、易筋经

易筋经是一种通过活动肌肉、筋骨,使全身经络、气血通畅,从而增进健康、祛病延年的传统健身法。"易"指移动、活动,有改变的意思;"筋",泛指筋脉、肌肉、筋骨;"经",指常道、规范。据传起于北魏太和十九年(公元 527 年),相传为印度达摩所创,达摩北渡到了河南嵩山少林寺,向弟子们传授了易筋经。易筋经属动功十二势,留于少林,流传至今。

古代相传的易筋经姿式及锻炼法有 12 势,即韦驮献杵(含 3 势)、摘星换斗、倒拽九牛尾、出爪亮翅、九鬼拔马刀、三盘落地、青龙探爪、卧虎扑食、打躬式、掉尾式等。(图 6-1~ 图 6-12)

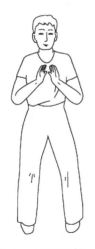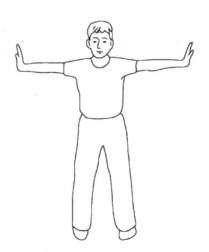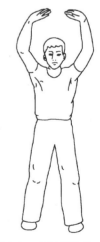

图 6-1 韦驮献杵第一式　　图 6-2 韦驮献杵第二式　　图 6-3 韦驮献杵第三式

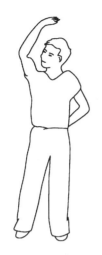
图 6-4　摘星换斗

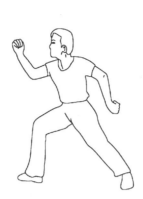
图 6-5　倒拽九牛尾

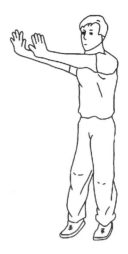
图 6-6　出爪亮翅

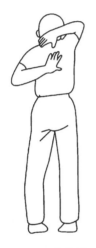
图 6-7　九鬼拔马刀

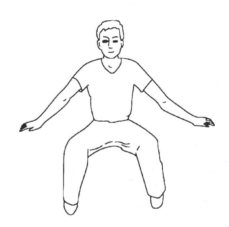
图 6-8　三盘落地

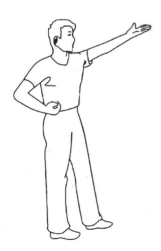
图 6-9　青龙探爪

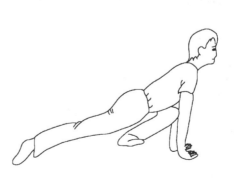
图 6-10　卧虎扑食

笔记

157

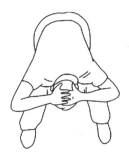 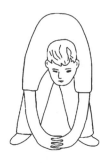

图 6-11 打躬式 　　　　图 6-12 掉尾式

(一) 养生康复机理

易筋经是一种意念、呼吸、动作紧密结合的功法,尤其重视意念的锻炼。正如易筋经原文指出:"将欲行持,先须闭目冥心,握固神思,屏去纷扰,澄心调息,至神气凝定,然后依次如式行之"。活动中要求排除杂念,通过意识的专注,力求达到"动随意行,意随气行",以用意念调节肌肉、筋骨的紧张力。其独特的"伸筋拔骨"运动形式,可使肌肉、筋骨在动势柔、缓、轻、慢的活动中,得到有意识的形、拉、收、伸。长期练功,使肌肉、韧带富有弹性,收缩和舒张能力增强,从而使其营养得到改善。同时,可使全身经络、气血通畅,五脏六腑调和,精神充沛,生命力旺盛。

(二) 适用范围

适用于各年龄层的健康人、亚健康人及慢性病患者,通过上肢运动而运气壮力、活血舒筋,影响全身。

(三) 练习要领

1. 精神清静,意守丹田。

2. 舌抵上腭,呼吸匀缓,腹式呼吸。

3. 松静结合,柔刚相济,身体自然放松,动随意行,意随气行,不要紧张僵硬。

4. 用力时应使肌肉逐渐收缩,达到紧张状态,然后缓缓放松。

5. 易筋经全套功法练习过程中要求形意相合,伸筋拔骨。练习中要做到眼随手走,神贯意注,心力兼到,才能达到事半功倍的练习效果。若在练习中神散意驰,心君妄动,形意不合,就会徒具其行而不能获实效了。

(四) 注意事项

1. 体质虚弱者慎用内功练法,特别是其中的"卧虎扑食势",运动量及难度都较大,心脏病及哮喘发作期忌用。上述患者采用外功练法时,亦宜减少每式操作次数,量力而行,循序渐进。

2. 本功法注重动静结合,在练功方式上强调动功与静功的密切结合。一方面在练动功时要"动中求静",即保持精神宁静的状态,全神贯注,呼吸自然;另一方面练静功时要"静中求动",即在形体外表安静的姿势状态下,保持气息运动的和谐。

3. 收功应缓慢进行,收功后对身体进行一些适当的按摩,不宜立即干重活。

三、五禽戏

五禽戏又称"五禽操"、"五禽气功"等,是由五种模仿动物的动作组成。五禽戏属导引范畴,后世依据宋·范晔《后汉书·华佗传》所载而作。该传引华佗的话:"吾有一术,名五禽之戏。一曰虎,二曰鹿,三曰熊,四曰猿,五曰鸟。亦以除疾,并利蹄足"。五禽戏是中国民间广为流传的,也是流传时间最长的健身方法之一,其健身效果被历代养生家称赞,据传华佗的徒弟吴普因长年习练此法而达到百岁高龄。

《五禽戏》中鸟、熊、猿与马王堆《导引图》有相似图文,可知二者有一定的历史渊源。马王堆《导引图》所反映在导引上的内容说明中国是世界上较早应用导引体操的国家。欧洲学者马亭伦承认,西方从远东抄袭了中国的医疗体操。英国科学家李约瑟博士也认为,西方现代的医疗体操实际上是从中国早期的体操传入欧洲演变而成的。所以,西方学者称呼中国是"医疗体操的祖国"。

(一)养生康复机理

五禽戏(图 6-13~ 图 6-17)属古代导引术之一,它要求意守、调息和动形协调配合。意守可以使精神宁静,神静则可以培育真气;调息可以行气,通调经脉;动形可以强筋骨,利关节。由于是模仿五种禽兽的动作,所以,意守的部位有所不同,动作不同,所起的作用也有所区别。

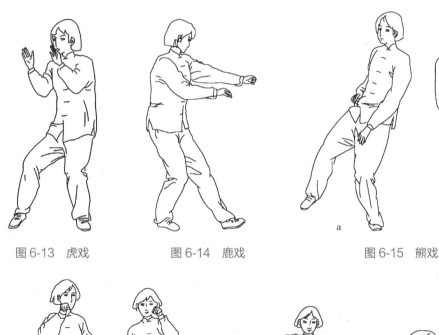

图 6-13　虎戏　　　　图 6-14　鹿戏　　　　图 6-15　熊戏

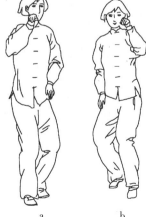

图 6-16　猿戏

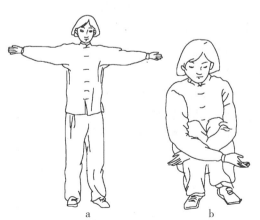

图 6-17　鸟戏

笔记

虎戏即模仿虎的形象,取其神气、善用爪力和摇首摆尾、鼓荡周身的动作。要求意守命门,命门乃元阳之所居,精血之海,元气之根,水火之宅,意守此处,有益肾强腰,壮骨生髓的作用,可以通督脉、去风邪。

鹿戏即模仿鹿的形象,取其长寿而性灵,善运尾间,尾间是任、督二脉通会之处,鹿戏意守尾间,可以引气周营于身,通经络、行血脉、舒展筋骨。

熊戏即模仿熊的形象,熊体笨力大,外静而内动。要求意守中宫(脐内),以调和气血。练熊戏时,着重于内动而外静。这样,可以使头脑虚静,意气相合,真气贯通,且有健脾益胃之功效。

猿戏即模仿猿的形象,猿机警灵活,好动无定。练此戏就是要外练肢体的灵活性,内练抑制思想活动,达到思想清静,体轻身健的目的。要求意守脐中,以求形动而神静。

鸟戏又称鹤戏,即模仿鹤的形象,动作轻翔舒展。练此戏要意守气海,气海乃任脉之要穴,为生气之海;鹤戏可以调达气血,疏通经络,活动筋骨关节。

五禽戏的五种功法各有侧重,但又是一个整体,一套有系统的功法,如果经常练习而不间断,则具有养精神、调气血、益脏腑、通经络、活筋骨、利关节的作用。神静而气足,气足而生精,精足而化气动形,达到三元(精、气、神)合一,则可以收到祛病健身的效果。恰如华佗所说:"亦以除疾,兼利蹄足"。

(二) 适用范围

适合大多数人的锻炼。五禽戏对于肺气肿、哮喘、高血压、冠心病、神经衰弱、消化不良等,具有很好的预防及防止复发的功效。尤其是对于中风后遗症,时常选择五禽戏锻炼,能够改善患者的异常步态和行走姿势,防止肌肉萎缩,提高平衡能力。

(三) 练习要领

1. 全身放松　练功时,首先要全身放松,保持情绪轻松乐观,这样可使气血通畅,精神振奋。全身放松可使动作不致过分僵硬、紧张。

2. 呼吸均匀　呼吸要平静自然,采取腹式呼吸,均匀和缓。吸气时,口要合闭,舌尖轻抵上腭。吸气用鼻,呼气用嘴。

3. 专注意守　要排除杂念,精神专注,根据各戏意守要求,将意志集中于意守部位,以保证意、气相随。

4. 动作自然　五禽戏动作各有不同,如虎之刚健,鹿之温驯、熊之沉缓、猿之轻灵、鹤之活泼等。练功时,应据其动作特点而进行,动作宜自然舒展,不要拘紧。

(四) 注意事项

1. 五禽戏运动量较大,应量力而行,切不可勉强。患急性疾病及严重器质性疾病者不宜应用本法。

2. 闭气法和猿戏中的倒悬式应在医务人员指导下进行。年老体弱及患有高血压、青光眼、脑动脉硬化者不宜练习。年轻力壮者练习倒悬式须有保护措施,以免受伤。

3. 本功法可整套或分节进行锻炼,方便灵活,练习者可自行掌握,训练量以体热微汗为宜。

四、六字诀

六字诀是我国古代流传下来的一种养生方法,为吐纳法。其最大特点是通过呼吸导引,充分诱发和调动脏腑的潜在能力来抵抗疾病的侵袭。最早为南北朝时梁代陶弘景所记述之六字诀吐纳法,"纳气为一,吐气为六"。明代以后,配合肢体动作,将吐纳与导引结合起来。2003年,国家体育总局组织国内专家进行整理和研究,编创《健康气功·六字诀》。

历代文献对此有不少论述,秦汉《吕氏春秋》中就有关于用导引呼吸治病的论述。《庄子·刻意》篇中说:"吹呴呼吸,吐故纳新,熊径鸟伸,为寿而已矣"。西汉《王褒传》中也有"呵嘘呼吸如矫松"的记载。南北朝时期陶弘景发明长息法,著《养性延命录》曰:"凡行气,以鼻纳气,以口吐气,微而引之,名曰长息。纳气有一吐气,有六纳气。一者谓吸也。吐气有六者,吹、呼、嘻、呵、嘘、呬,皆出气也。凡人之息,一呼一吸,元有此数。欲为长息吐气之法,时寒可吹,时温可呼,委曲治病,吹以去风,呼以去热,嘻以去烦,呵以下气,嘘以散滞,呬以解极"。至唐代名医孙思邈,其按五行相生顺序,配合四时季节,编写卫生歌:"春嘘明目夏呵心,秋呬冬吹肺肾宁。四季常呼脾化食,三焦嘻出热难停……"奠定了六字诀治病之基础。

(一) 养生康复机理

六字诀是古人根据中医学天人合一、五行(金、木、水、火、土)生克制化的理论,按春、夏、秋、冬四时节序,配合五脏(肝、心、脾、肺、肾)属性,与角、徵、宫、商、羽五音的发音口型,从长期实践中总结出"嘘、呵、呼、呬、吹、嘻"六个字的口型,分别影响肝、心、脾、肺、肾和三焦。配以呼吸、意念和肢体导引,引地阴上升,吸天阳下降,吐出脏腑之浊气,吸入天地之清气,结合后天之营卫,推动真元,使气血畅行于五脏六腑之中,以达通淤导滞,散毒解结,调整虚实,修残补缺,身心康健,益寿延年之实效。

(二) 功法特点及适用范围

六字诀是一种吐纳法。它是通过嘘、呵、呼、呬、吹、嘻六个字的不同发音口型,唇齿喉舌的用力不同,以牵动脏腑经络气血的运行。治病时按五行相克顺序呵—呬—嘘—呼—吹—嘻,养生则按嘘—呵—呼—呬—吹—嘻顺序。

1. 预备式　两足开立,与肩同宽,头正颈直,含胸拔背,松腰松胯,双膝微屈,全身放松,呼吸自然。

2. 呼吸法　顺腹式呼吸,先呼后吸,呼气时读字,同时提肛、收腹、敛臀,二阴微提,体重移至足跟。

3. 调息　每个字读六遍后,调息一次,以稍事休息,恢复自然。

(1) 嘘,读(xū)。口型为两唇微合,有横绷之力,舌尖向前并向内微缩,上下齿有微缝。

呼气念嘘字,足大趾轻轻点地,两手自小腹前缓缓抬起,手背相对,经胁肋至与肩平,两臂如鸟张翼向上、向左右分开,手心斜向上。两眼反观内照,随呼气之势尽力瞪圆。呼气尽吸气时,屈臂两手经面前、胸腹前缓缓下落,垂于体侧。再做第二次吐字。如此动作六次为一遍,做一次调息。

适用范围:嘘字功平肝气。适用于目疾、肝肿大、胸胁胀闷、食欲不振、两目干涩、头目眩晕等症。

(2) 呵,读(hē)。口型为半张,舌顶下齿,舌面下压。

呼气念呵字,足大趾轻轻点地;两手掌心向里由小腹前抬起,经体前到至胸部两乳中间位置向外翻掌,上托至眼部。呼气尽吸气时,翻转手心向面,经面前、胸腹缓缓下落,垂于体侧,再行第二次吐字。如此动作六次为一遍,做一次调息。

适用范围:呵字功补心气。适用于心悸、心绞痛、失眠、健忘、盗汗、口舌糜烂、舌强语塞等心经病证。

(3) 呼,读(hū)。口型为撮口如管状,舌向上微卷,用力前伸。

呼字时,足大趾轻轻点地,两手自小腹前抬起,手心朝上,至脐部,左手外旋上托至头顶,同时右手内旋下按至小腹前。呼气尽吸气时,左臂内旋变为掌心向里,从面前下落,同时右臂回旋掌心向里上穿,两手在胸前交叉,左手在外,右手在里,两手内旋下按至腹前,自然垂于体侧。再以同样要领,右手上托,左手下按,作第二次吐字。如此交替共做六次为一遍,做一次调息。

适用范围:呼字功培脾气。适用于腹胀、腹泻、四肢疲乏,食欲不振、肌肉萎缩、皮肤水肿等脾经病证。

(4) 呬,读(sī)。口型为开唇叩齿,舌微顶下齿后。

呼气念呬字,两手从小腹前抬起,逐渐转掌心向上,至两乳平,两臂外旋,翻转手心向外成立掌,指尖对喉,然后左右展臂宽胸推掌如鸟张翼。呼气尽,随吸气之势两臂自然下落垂于体侧,重复六次后,做一次调息。

适用范围:呬字功补肺气适用于外感伤风、发热咳嗽、痰涎上涌、呼吸急促而气短、背痛怕冷、尿频而量少等肺经病证。

(5) 吹,读(chuī)。口型为撮口,唇出音。

呼气读吹字,足五趾抓地,足心空起,两臂自体侧提起,绕长强、肾俞向前划弧并经体前抬至锁骨平,两臂撑圆如抱球,两手指尖相对。身体下蹲,两臂随之下落,呼气尽时两手落于腰部(肾区)。下蹲时要做到身体正直。呼气尽,随吸气之势慢慢站起,两臂自然下落垂于身体两侧。重复六次后,做一次调息。

适用范围:吹字功补肾气。适用于腰膝酸软,盗汗遗精、阳痿、早泄、子宫虚寒等肾经病证。

(6) 嘻,读(xī)。口型为两唇微启,舌稍后缩,舌尖向下。有喜笑自得之貌。

呼气念嘻字,足四、五趾点地。两手自体侧抬起如捧物状,过腹至两乳平,两臂外旋翻转手心向外,并向头部托举,两手心转向上,指尖相对。吸气时五指分开,由头部循身体两侧缓缓落下并以意引气至足四趾端。重复六次后,做一次调息。

适用范围:嘻字功理三焦。适用于由三焦不畅而引起的眩晕、耳鸣、喉痛、胸腹胀闷、小便不利等证。

(三) 练习要领

1. 音要准　牢记六字诀的六个字,掌握其正确的发音方法。练功的人要按照要求去做,纯任自然,由简到繁,对读字、口型、呼吸、动作、意念,逐步地进行操练,循序渐进。发音时先把声母的语音发出来,然后带出韵母的语音,并注意在发音吐气的过程中仔细体会口型的变化和定位、气息的流动和所经过的路径,在发音吐气的实践中正确掌握发音吐气方法。开始练发音时一定要出声,在熟练掌握发音吐气方法后可逐步过渡到吐气轻声或无声的状态。

2. 身要正　身正是练功的基础,身正才能气顺,气顺身体才能轻盈、稳定、舒畅、愉悦。身正的要求是收膝、突臀、松胯、颈部大椎向后靠,自然出现头正、颈直、身正的姿态,以利于任督二脉和周身气血的畅通。

3. 体要松　练功时全身从头到脚节节放松,气随肢体放松下沉。下肢下蹲时,要求松腰、松胯、臀部后坐,膝收住不超过脚尖,起到强壮膝腿关节筋骨的作用。上肢抬举时做到舒展大方,以肩带肘、带手、上深吸气。下落时松肩、松肘、松腕、松指、深呼气。

4. 心要静　在练功时逐步把思想集中到功法动作上来,全神贯注练功,避免杂念,在此基础上把动作做到位。

5. 动作要协调　保持动作的舒缓圆活、动静相兼、协调配合。在整套功法练习中,做到意、气、行相随相融,一气呵成。

(四) 注意事项

1. 吐字发声是六字诀独特的练功方法,因此应特别注意口型的变化和气息的流动。熟练后应达到吐气轻声,渐至匀细悠长最后吐气无声的状态。六字诀全套练习每个字做六次呼吸,坚持早晚各练三遍。可以单独运用,如嘘字诀、呵字诀等;也可以配合其他静功。

2. 姿势可采用平坐或自然站立。在操作过程中出现虚汗、心悸、头晕时,应立即停止。《医学入门》指出:"至于六字气,虽能发散外邪,而中虚有汗者忌"。故虚证忌用。

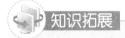 **知识拓展**

六字诀呼吸操

六字诀呼吸操是一种以呼吸吐纳为主要手段的传统气功健身方法,它是根据中医的阴阳五行、生克制化理论,按春生、夏长、秋收、冬藏四时之节序,配合五脏(肝、心、脾、肺、肾)之属性,与角、徵、宫、商、羽五音之发音口型,肢体屈伸开合之形式进行锻炼,历史久远,流传广泛。现存最早的六字诀记载见于南北时期梁代著名医家陶弘景所著的《养性延命录》,国家体育总局健身气功管理中心于 2003 年起在全国范围内推广练习六字诀。陈锦秀等首次将六字诀引入 COPD 患者的肺康复锻炼中,以提高患者的生活质量,改善呼吸困难和提高运动耐力;与全身呼吸操相比,六字诀在延缓患者肺功能下降趋势,提高患者的生活质量方面更具优势。六字诀以松、柔、舒、缓为训练特点,对患者的体能要求不高,不受场地的限制,尤其适合 COPD 患者练习,且不增加患者的经济负担,可广泛应用于社区和家庭康复训练。

五、八段锦

八段锦是由八种不同动作组成的健身术,故名"八段",因为这种健身功法可以强身益寿,祛病除疾,其效果甚佳,而且体势动作古朴高雅,有如展示给人们一幅绚丽多彩的锦缎,故称为"锦"。

(一) 养生康复机理

八段锦属于古代导引法的一种,是形体活动与呼吸运动相结合的健身法。活动肢体可以舒展筋骨,疏通经络;与呼吸相合,则可行气活血、周流营卫、调理气机,经常练习八段锦可起到保健、防病治病的作用。正如《老老恒言》云:"导引之法甚多,如八段锦……之类,不过宣畅气血、展舒筋骸,有益无损"。

八段锦对人体的养生康复作用,从其歌诀中即可看出。例如"双手托天理三焦",即说明双手托天的动作,对调理三焦功能是有益的。两手托天,全身伸展,又伴随深呼吸,一则有助于三焦气机运化,二则对内脏亦有按摩、调节作用,起到通经脉、调气血、养脏腑的效果。同时,对腰背、骨骼也有良好作用。其他诸如"调理脾胃须单举"、"摇头摆尾去心火"等,均是通过宣畅气血、舒展筋骸而达到养生的目的。八段锦的每一段都有锻炼的重点,而综合起来,则是对五官、头颈、躯干、四肢、腰、腹等全身各部位进行锻炼,对相应的脏腑以及气血、经络起到了保健、调理作用,是机体全面调养的健身功法。

(二) 适用范围

本功法适用于各种慢性病患者,凡体质不很虚弱,活动无明显障碍者,都可采用。对神经衰弱、冠心病、慢性气管炎、内脏下垂、慢性腰背痛、高血压、胃脘痛、颈椎病、脊柱后凸、慢性腰背疼痛、肩周炎等病症尤为适用。

(三) 练习要领

呼吸均匀、自然、平稳、腹式呼吸。意念自然,要"似守非守,绵绵若存",过于用意会造成气滞血瘀、精神紧张。因此,神态要安宁祥和,精神内守,将注意力集中于脐。全身放松,用力轻缓,切不可用蛮力、僵力。松静自然是八段锦练习的基本要领,也是最根本的法则。

1. 站势八段锦 双手托天理三焦,左右开弓似射雕,调理脾胃须单举,五劳七伤往后瞧,摇头摆尾去心火,两手攀足固肾腰,攒拳怒目增气力,背后七颠百病消(图 6-18~ 图 6-25)。

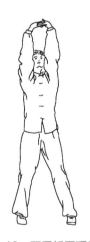
图 6-18 双手托天理三焦

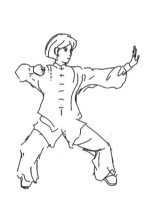
图 6-19 左右开弓似射雕

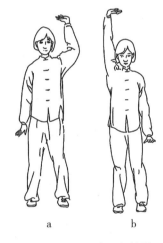
a　　　　b
图 6-20 调理脾胃须单举

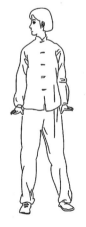
图 6-21 五劳七伤往后瞧

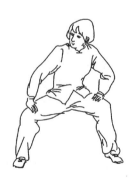
图 6-22 摇头摆尾去心火

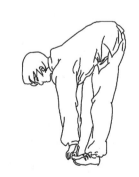
图 6-23 两手攀足固肾腰

笔记

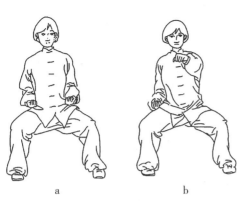

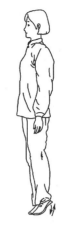

图 6-24　攒拳怒目增力气　　　　　　图 6-25　背后七颠百病消

2. 坐式八段锦　叩齿三十六,两手抱昆仑。左右鸣天鼓,二十四度闻。微摆撼天柱,赤龙搅水津。闭气搓手热,背摩后精门。左右辘轳转,两脚放舒伸。叉手双虚托,低头攀足频。河车搬运讫,发火遍烧身。

（四）注意事项

1. 练习时间 15~20 分钟左右,运动量达到"微微有汗出"为最佳的效果。

2. 练此功宜柔、宜缓,呼吸保持柔细匀长。练功的遍数及用力强度依体质强弱适当调节。一般宜渐次增多,不可骤然作超负荷锻炼。对于高血压、心脏病、肝硬化等病及重病恢复期患者,尤应注意。

3. 眩晕症发作期间,不宜采用"往后瞧"及"摇头摆尾"等式。

4. 心力衰竭者,不宜做"攒拳"一式,或改"怒目奋力"为缓缓伸拳。

5. 直立性低血压者,慎用"托天"、"单举"、"背后七颠"等式。

第三节　传统音乐康复

传统音乐康复疗法是指运用音乐及相关手段,针对康复功能障碍者进行身心调节,促进其功能恢复,回归家庭和社会,提高生存质量的一种疗法,是身心康复的具体体现。中医传统音乐康复疗法源于阴阳五行学说,结合中医五行音乐治疗的模式,通过辨证施乐,从而使人体达到一个整体和谐的状态。传统音乐康复疗法认为,五音与人体的五脏有着密切的对应关系,如《黄帝内经》说:"天有五音,人有五脏;天有六律,人有六腑。""肝属木,在音为角,在志为怒;心属火,在音为徵,在志为喜;脾属土,在音为宫,在志为思;肺属金,在音为商,在志为忧;肾属水,在音为羽,在志为恐。"

一、传统五行音乐

中医五行音乐包括角、徵、宫、商、羽五个音阶,对应人体五脏为肝、心、脾、肺、肾,对应五行为木、火、土、金、水,对应五志为怒、喜、思、忧、恐,对应现代乐律为 Mi、So、Do、Re、La。中医五行音乐疗法是中国传统音乐治疗的基础,是指五音、五志与五脏相对应,直接或间接影响脏腑功能的一种治疗方法。《吕氏春秋·古乐篇》载有"民气郁阏而滞著,筋骨瑟缩不达,故作为舞以宣导之",指出有针对性的选听乐曲,配以舞蹈,能使精神舒畅,机体健康和防止疾病复发。《史记》记载:"故音乐者所以动荡血脉,通流精神而和正心也。"认为五行音乐能影响人体气机运化,阴平阳秘,达到调理气机,使体内气机动态平衡,从而改善人体的健康状况。

中医五行音乐构成中不同调式有不同的作用,对人的生理、心理、情志会产生不同的影响。合理的应用不同音乐可以起到通调脏腑、调节气机的功能。应用时要全面分析患者病情,病症发生的脏腑、经络,结合阴阳五行之间的相生相克关系,有针对性地选择相应的音乐进行治疗,即辨证施乐。五种调式的音乐因选用的主音不同,旋律不同和配用乐器不同,所发出的声波和声波形成的场质也不一样,所以对脏腑及情志的作用也各不相同。

二、传统音乐的康复功能

(一) 角调

角调为春之音,以角音(Mi)为主音,属"木",主"生",通"肝",能够使体内的气机上升、宣发和展放。

1. 特点　角调以描绘大地回春,万物萌生,生机蓬勃的旋律构成,调式亲切、清新、生气蓬勃、条畅平和,具有"木"之特性,可入"肝"。主要用于调节神经系统,对内分泌系统、消化系统也有一定的调节作用。

2. 功能　角调具有疏肝解郁、养阳保肝、补心益脾、泻肾火的作用。适用于防治肝气郁结、胸胁满闷作胀、食欲不振、郁郁寡欢、月经不调、性欲低下、精神萎靡、烦躁易怒等证。

3. 选曲　肝气郁结等肝胆疾病可选择角调式曲目,如《庄周梦蝶》、《春之声圆舞曲》、《江南丝竹乐》、《春风得意》、《草木青青》、《绿叶迎风》、《江南好》等。

(二) 徵调

徵调为夏之音,以徵音(So)为主音,属"火",主"长",通"心",能够使全身气机上炎。

1. 特点　徵调旋律热烈、欢快、轻松、活泼,有如太阳般温暖明亮,构成了层次分明、情绪欢畅的感染气氛,具有"火"之特性,可入"心"。主要用于调节循环系统,对神经系统、精神疾病也有一定的调节作用。

2. 功能　徵调具有通调血脉、养阳助心、补脾益肺、泻肝火的作用。适用于防治心脾两虚、神疲气衰、胸闷气短、神思恍惚、情绪低落、形寒肢冷等病证。

3. 选曲　心气不足者可选择徵调式曲目,如《步步高》、《狂欢》、《山居吟》、《文王操》、《渔歌》、《喜相逢》、《百鸟朝凤》等。

(三) 宫调

宫调为长夏之音,以宫音(Do)为主音,属"土",主"化",通"脾",能够促进人体全身气机稳定,调节脾胃之气的升降。

1. 特点　宫调风格悠扬沉静、庄重敦厚,宽厚结实,具有"土"之特性,可入"脾"。主要用于调节消化系统功能,对神经系统和精神也有一定的调节作用。

2. 功能　宫调具有养脾健胃、补肺益肾、泻心火、强肌肉的作用。适用于防治脾胃虚弱、升降失和、恶心呕吐、消化不良、消瘦乏力、失眠多梦、肺虚气短等病证。

3. 选曲　脾气虚,脾胃不和者可选用宫调式曲目,如《春江花月夜》、《月光奏鸣曲》、《梅花三弄》、《高山》、《流水》、《阳春》、《秋湖月夜》等。

（四）商调

商调为秋之音,以商音(Re)为主音,属"金",主"收",通"肺",能够促进人体全身气机内收,调节肺气的宣发和肃降。

1. 特点　商调风格高亢、悲壮、铿锵、雄伟,具有"金"之特性,可入"肺";主要用于调节呼吸系统功能,对神经系统、内分泌系统也有一定的调节作用。

2. 功能　商调具有收敛、调理气血、养阴保肺、补肾益肝、泻脾胃虚火的作用。适用于防治肺气虚、自汗盗汗、咳嗽气喘、气血耗散、头晕目眩、心烦易怒等病证。

3. 选曲　肺气虚,肺失宣降者可选用商调式曲目,如《阳关三叠》《黄河大合唱》、《慨古吟》、《长清》、《白雪》、《嘎达梅林》、《悲怆》等。

（五）羽调

羽调为冬之音,以羽音(La)为主音,属"水",主"藏",通"肾",能够促进人体全身气机的潜降。

1. 特点　羽调风格清纯、柔润、凄切、哀怨、苍凉,如行云流水,具有"水"之特性,可入"肾"。主要用于调节泌尿与生殖系统,振奋其阳气,从而达到阴阳平衡。

2. 功能　羽调具有滋养肾阴、引阳入阴、补肝益心、泻肺火的作用。适用于防治虚火上炎、头痛心烦、失眠多梦、腰酸腿软、性欲低下、阳痿早泄、小便不利等病证。

3. 选曲　肾气虚,肾不纳气者可选用羽调式曲目,如《昭君怨》、《塞上曲》、《二泉映月》、《汉宫秋月》、《乌夜啼》、《稚朝飞》、《梁祝》等。

学习小结

1. 学习内容

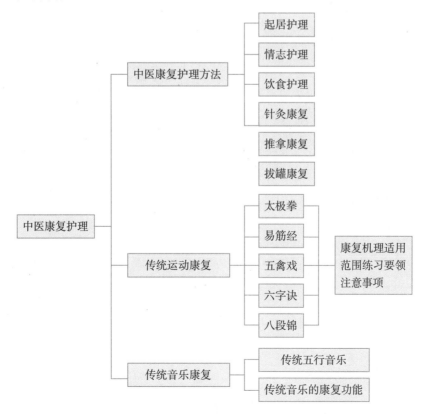

2. 学习方法

通过复习中医护理学基础知识,进一步学习中医康复护理方法;同时可结合自身锻炼,掌握太极拳、易筋经、五禽戏、六字诀、八段锦的练习方法及要领;通过自身的体验,掌握传统音乐的康复功能。

(石国凤)

复习思考题

1. 中医康复护理的优势有哪些?
2. 中医运动康复如何在临床、社区推广应用?

第七章

常见疾病的康复护理

学习目的

通过学习临床常见疾病的康复护理,为康复护理在临床实践中的应用奠定基础。

学习要点

脑卒中、脊髓损伤、脑性瘫痪、骨折、颈椎病、类风湿关节炎、膝关节骨性关节炎、腰椎间盘突出症、糖尿病、冠心病的康复护理措施及健康教育。

第一节 脑 卒 中

案例导入

患者,男,66岁。因出现头晕,右眼视物模糊伴言语欠利2个月收入院。查体:神清,精神可,对答切题,言语欠利,饮水呛咳。四肢肌张力正常,右下肢肌力5级,双侧生理反射(++),病理征(−)。右侧指鼻试验(+),右侧跟膝胫试验(+),右侧轮替试验(+),右侧共济试验(−)。双侧针刺觉正常。头颅CT示:腔隙性脑梗死。

请分析:

1. 如何对该患者进行评估?

2. 结合该病例的功能障碍提出相应的康复护理措施。

脑卒中又称脑血管意外(cerebral vascular accident,CVA),是由于急性脑血管循环障碍而引起的以局灶性或弥漫性神经功能缺损为特点的临床综合征。脑卒中是神经系统的常见病,具有发病率高、死亡率高和致残率高的特点。我国1986—1990年大规模人群调查显示,脑卒中年发病率为(109.7~217)/10万,患病率为(719~745.6)/10万,死亡率为(116~141.8)/10万。脑卒中死亡率约占所有疾病的10%。存活率及致残率高达70%以上,复发率约为41%,给家庭和社会带来沉重的负担。因此,脑卒中的预防、治疗和康复已成为医学界所面临的重要课题之一。

一、康复护理评估

(一) 一般状况

包括性别、年龄、体重、职业、家族史、既往史、主要脏器功能状态等。

(二) 主要功能障碍及评定

1. 运动障碍　是脑卒中发生率最高、最常见的症状。其本质是一种上运动神经元受损,导致相应的运动系统失去其高位中枢神经的控制,而使原始的被高位中枢神经抑制的、皮质以下中枢的运动反射释放而引起运动模式异常。临床常表现为一侧肢体瘫痪,出现肌张力异常、肌群间协调紊乱、异常反射活动。由于脑卒中运动障碍主要是以异常的运动模式为主,因此评定时不能以肌力和关节活动为标准。目前有关偏瘫运动功能的评价方法很多,常用的有 Bobath 法、Brunnstrom 法、Fugl-Meyer 法、MAS 法、上田敏法等。本文以 Brunnstrom 法为例。

Brunnstrom 6 阶段评估法是根据患者卒中后的各期(软瘫期、痉挛期、恢复期和后遗症期)肢体运动障碍的状况进行评估的,具体见表 7-1。

表 7-1　Brunnstrom 6 阶段评估法

阶段	特点	上肢	手	下肢
I	无随意运动引出	无任何运动	无任何运动	无任何运动
II	联合反应、共同运动	仅出现协同运动模式	仅有极细微的屈曲	仅有极少的随意运动
III	随意出现的共同运动	可随意发起协同运动	可有勾状抓握,但不能伸指	在坐和站立位上,有髋、膝、踝的协同性屈曲
IV	共同运动模式打破,开始出现分离运动	出现脱离协同运动的活动:肩 0°、肘屈 90° 的条件下,前臂可旋前、旋后;肘伸直的情况下,肩可前屈 90°;手臂可触及腰骶部	能侧捏及松开拇指,手指有半随意的小范围伸展	在坐位上,可屈膝 90° 以上,足可向后滑动。在足跟不离地的情况下踝能背屈
V	肌张力逐渐恢复,有分离精细运动	出现相对独立于协同运动的活动:肘伸直时肩可外展 90°;肘伸直,肩前屈 30°~90° 时,前臂可旋前旋后;肘伸直,前臂中立位,上肢可举过头	可作球状和圆柱状抓握,手指同时伸展,但不能单独伸展	健腿站,病腿可先屈膝,后伸髋;伸膝下,踝可背屈
VI	运动接近正常水平	运动协调近于正常,手指指鼻无明显辨距不良,但速度比健侧慢(≤5 秒)	所有抓握均能完成,但速度和准确性比健侧差	在站立位可使髋外展到抬起该侧骨盆所能达到的范围;坐位下伸直膝可内外旋下肢,合并足内外翻

笔记

2. 感觉障碍　大约 65% 的脑卒中患者存在痛、温、触、本体觉等感觉功能不同程度地减退或丧失。

3. 言语障碍　脑卒中言语障碍的发生率达 40%~50%,常表现为失语症、构音障碍,其中失语症的发病率较高。

4. 吞咽障碍　脑卒中吞咽功能障碍常表现为液体或固体食物进入口腔、吞下过程中存在障碍或吞下时出现呛咳、哽咽。

5. 认知障碍　评估患者的意识障碍及对事物的注意、识别、记忆、理解和思维有无出现障碍。

6. 日常生活活动能力下降　由于脑卒中患者存在运动功能、感觉功能、认知功能等多种功能障碍,导致日常生活活动能力不同程度地降低或丧失。

7. 其他　平衡协调、心理、社会活动参与、二便障碍等也需进行评定。

(以上功能障碍的具体评定方法参考相关章节)

二、康复护理措施

(一) 运动功能障碍的康复护理

1. 软瘫期的康复护理　软瘫期是指发病 1~3 周内(脑出血 2~3 周,脑梗死 1 周左右),患者意识清楚或有轻度意识障碍,生命体征平稳,但患肢肌力、肌张力、腱反射均低下。这是由于锥体束突然中断,使肌肉牵张反射被抑制而出现软瘫,即锥体束休克。此期康复护理的目标以不影响临床抢救,不造成病情恶化为前提,重点在于预防压疮、肺部感染、患肢关节挛缩、肌肉萎缩及泌尿系感染,为下一期的康复功能训练做准备。

(1) 床上正确的体位摆放:偏瘫患者通过早期采取床上抗痉挛体位,有助于预防痉挛姿势的出现、减轻痉挛症状。临床常取健侧卧位、患侧卧位、仰卧位。其中健侧卧位有利于患侧肢体的血液循环,减轻患肢的痉挛和水肿;患侧卧位可增加对患侧的知觉刺激,拉长整个患侧,减轻痉挛;仰卧位易增加压疮的危险性,特别是对年老体弱及消瘦的患者,应尽量少用。

(2) 体位变换(翻身):定时给患者翻身,不仅可预防压疮和肺部感染,而且还可以强化肌群,如健侧卧位强化患侧屈肌优势,患侧卧位强化患侧伸肌优势,仰卧位强化患侧伸肌优势。因此应指导、鼓励患者尽早学会独立变换体位,使肢体伸屈肌张力达到平衡,以免因长期固定于一种姿势,而出现各种并发症。一般 60~120 分钟变换一次体位。

(3) 被动运动　早期被动运动,可维持关节正常的活动度,有效预防关节僵硬和肿胀,防止肌肉失用性萎缩,促进患侧肢体主动运动的恢复。可在病后 3~4 天,病情较稳定时开始进行,对患肢所有的关节做全范围的关节被动运动,运动顺序为从近端关节到远端关节,动作宜轻柔缓慢,以患者能耐受为宜。重点进行肩关节外旋、外展和屈曲,肘关节伸展,腕和手指伸展,髋关节外展和伸展,膝关节伸展,足背屈和外翻。一般每天 2~3 次,每次 5 分钟以上。同时,可嘱患者注视患侧,通过视觉反馈和康复护理人员的言语刺激,增加患者主动参与的意识,促进主动运动的恢复。

(4) 对于软瘫期长期卧床的患者,加强仰卧屈髋屈膝挺腹运动,可有效防止站立位时因髋关节不能充分伸展而出现的臀部后突,对避免偏瘫步态的出现意义重大。

1) 双侧桥式运动:取仰卧位,患者头下垫一枕头,双上肢放于身体两侧,康复护理

171

人员协助患者双腿屈曲,双足平踏于床面上,令患者伸髋将臀部抬离床面,同时保持双下肢稳定,持续5~10秒后慢慢放回床面(图7-1)。

2) 单侧桥式运动:当患者能够完成双桥式运动后,可令患者悬空伸展健腿,仅依靠患腿支撑完成屈膝、伸髋、抬臀的动作(图7-2)。

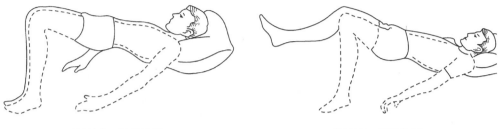

图7-1　双桥运动　　　　　　　　　　　图7-2　单桥运动

3) 动态桥式运动:患者仰卧屈膝,双足踏于床面,双膝平行并拢,健腿保持不动,患腿做交替幅度较小的内收与外展动作,并学会控制动作的幅度与速度。

(5) 按摩:对患肢进行按摩可促进血液、淋巴回流,有效防止和减轻患肢的水肿,有益于运动功能的恢复。按摩时应轻柔、缓慢、有节律,不可使用强刺激性手法。对肌张力高的肌群用安抚性质的推摩,对肌张力低的肌群则予以擦摩和揉捏。

2. 痉挛期的康复护理　一般在软瘫期2~3周开始,患侧肢体开始出现痉挛并逐渐加重。一般持续3个月左右。此期的康复护理目标是抑制痉挛、控制异常的运动模式,促进分离运动的出现。

(1) 抗痉挛训练

1) 卧位抗痉挛训练:采用Bobath式握手上举上肢,使患侧肩胛骨向前,患肘伸直。仰卧位时双腿屈曲,Bobath式握手抱住双膝,将头抬起,前后摆动使下肢更加屈曲。此外,还可以进行桥式运动,也有利于抑制下肢伸肌痉挛。

2) 被动活动肩关节和肩胛带:患者仰卧,以Bobath式握手用健手带动患手上举,伸直和加压患臂,可帮助上肢运动功能的恢复,亦可预防肩痛和肩关节挛缩(图7-3)。

3) 下肢控制能力训练:卧床期间进行下肢训练可以改善下肢控制能力,为以后行走训练做准备。

(2) 坐位训练:在病情允许的情况下,应尽早让患者,尤其是年老体虚者进行坐位训练,可有效防止肺部感染、深静脉血栓的形成及压疮等并发症。

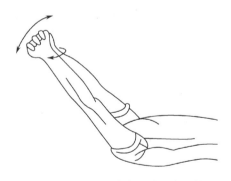

图7-3　被动活动肩关节和肩胛带

3. 恢复期的康复护理　恢复期是康复治疗和各种功能恢复最重要的时期。此期康复目标是进一步提高运动功能及日常生活活动能力,最大限度的回归家庭、回归社会。

(1) 床上训练:恢复期仍需反复练习翻身、床上移动、床边坐起、桥式运动、抗痉挛等训练。

(2) 坐位平衡训练:早期患侧肢体和躯干肌力尚弱,还没有足够的平衡能力,因此坐起后常不能保持良好的平衡状态,故应先进行平衡训练。

1) 坐位静态平衡训练:是患者应最先进行的相对容易完成的平衡训练。训练时让患者无支撑下坐于椅子上或床边,双足平放于地上,双手放于膝部,保持稳定。开始训练时患者持续数秒后多易向患侧倾倒,康复护理人员可从旁稍加帮助,协助患者调整至原体位。此外,进行坐位平衡训练时,患者前面可放一面镜子,以弥补位置觉障碍的影响,使患者能通过视觉不断调整自己的体位。

2) 坐位动态平衡训练:静态平衡完成好后,即可让患者去够不同方向、高度的目标物或转移物品,由近渐远增加困难程度。

3) 坐位他动动态平衡训练:即在坐位平衡下从前后左右各个不同方向给患者施加推力,而患者仍能尽快调整达到平衡状态。在给予推力的同时康复护理人员应注意保护患者以防止摔倒。

(3) 站位平衡训练

1) Ⅰ级平衡训练:让患者用下肢支撑体重保持站立位,必要时治疗师可用双膝控制患者下肢,或使用支架帮助固定膝关节。开始时两足间距可较大,以扩大支撑面提高稳定性;在能够独立站立后逐步缩小两足间距,以减小支撑面,增加难度。

2) Ⅱ级平衡训练:开始时由治疗师双手固定患者髋部,协助完成重心转移和躯体活动,逐步过渡到由患者独立完成在平行杠内保持站立姿势和双下肢的重心转移训练。

3) Ⅲ级平衡训练:让患者在站立位下进行转体抛接球、踢球训练或突然向不同的方向施加推力,训练其动态平衡能力,训练中要注意安全保护。

(4) 坐位 - 站位的转移训练:应结合患者功能状况,采取独立或辅助坐位到站位,站位到坐位的训练。具体方法参照第五章。

(5) 步行训练:一般在患者达到自动态站立平衡后,患腿负重达体重的 2/3 以上,患肢分离动作充分后,可进行步行训练。按照由易到难,由简单到复杂的原则,将步行训练分为 6 个基本步骤:

1) 单腿负重:负重是指肢体能够承受身体的重量而受力的状态,当患者的下肢关节、骨骼及肌肉足以承受身体的重量时,即可进行负重训练。此阶段的训练目的是提高下肢的支撑能力。一般单腿站立可从持续 1 分钟开始,逐渐延长时间。开始时康复护理人员可从旁给予一定的扶持。

负重程度分为:①零负重:即患肢不承受任何身体的重量,呈完全不受力状态。②部分负重:即患肢仅承受身体部分的重量,呈部分受力状态。通常遵医嘱,确定体重的百分比加诸于患肢。③全负重:是指肢体承受身体全部的重量,此为行走训练必备的功能状态。

2) 靠墙伸髋 - 离墙站立:其目的是提高伸髋肌力,促进髋部和躯干的控制能力,避免下肢步行时的连带运动,建立随意控制的步行模式。

方法:令患者背靠墙站立,脚跟离开墙面 20cm 以上,然后向前挺髋,使背及臀部离开墙,仅以头肩撑墙,保持 10 秒,最后头肩用力向前,使身体全部离开墙而站稳。一般重复 10 次。

3) 患腿上下台阶:其目的是强化下肢肌力,促进下肢拮抗肌协调收缩,利于摆动相顺利完成屈髋、屈膝、迈步。

方法:健侧足踏在台阶下,偏瘫侧足踏在台阶上,将健腿上一台阶,使健足与偏瘫侧足在同一台阶上,站稳后再将健侧腿下一台阶回到起始位。练习患腿上下台阶,最好在靠墙伸髋的条件下。一般10~20次/组,重复3~5组。

4)患腿支撑伸髋站立,健腿跨越障碍:其目的是强化髋部和膝部控制,提高下肢支撑能力,抑制痉挛,打破协同运动模式,促进正确步行模式的建立。

方法:背靠墙站立,脚跟离墙20cm,使髋向前挺出,同时健腿跨越障碍。一般10~20次/组,重复3~5组。注意健腿跨越障碍时,患髋必须保持充分伸展状态,不可后缩。

5)靠墙伸髋踏步:其目的是在强化髋部控制的基础上,强化双下肢的协调运动,促进下肢精细运动的分离,提高步行能力。

方法:背靠墙站立,脚跟离墙20cm,向前挺髋,同时做交替踏步的动作。

6)侧方迈步、原地迈步:目的是使患者学会正确的重心转换,建立正常的步行模式,为独立步行做好准备。

方法:选择靠墙进行训练,其一端放置一面矫正镜,使患者能够看到自己的姿势、步态,以便及时矫正。先以左侧步行训练为例,令患者背靠墙,先将身体重心移至右腿,左脚提起向左侧方迈一步,再将身体重心移至左腿,右脚跟上放置于左脚内侧,如此往复,左右侧交替进行转移重心和迈步训练。当患者能够顺利完成左右重心转移后,即可进行前后原地迈步训练。

(6)上下楼梯训练:偏瘫患者应遵循健足先上,患足先下的原则。训练前应给予充分的说明和示范,以消除患者的恐惧感。步态逐渐稳定后,指导患者用双手扶楼梯栏杆独自上下楼梯(图7-4)。

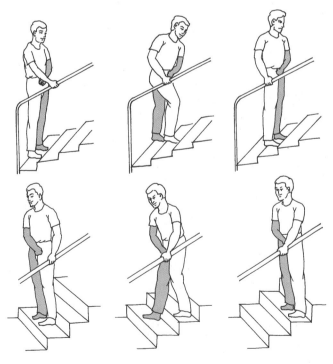

图7-4　上下楼梯训练

（7）上肢控制能力训练：包括臂、肘、腕、手的训练。

1）前臂的旋前、旋后训练：指导患者坐于桌前，用患手翻动桌上的扑克牌，亦可以在任何体位让患者转动手中的一件小物件。

2）肘的控制训练：重点在于伸展动作上。患者仰卧，患臂上举，尽量伸直肘关节，然后缓慢屈肘，用手触摸自己的口唇，对侧耳和肩。

3）腕指伸展训练：双手交叉，手掌朝前，手背朝胸，然后伸肘，举手过头，掌面向上，返回胸前，再向左、右各方向伸肘。

（8）手功能训练：指导患者反复进行放开、抓握和取物品训练，纠正错误的运动模式。

1）作业性手功能训练：通过编织、绘画、陶瓷工艺、橡皮泥塑等训练患者双手协同操作能力。

2）手的精细动作训练：通过打字、搭积木、拧螺丝、拾小钢珠等动作以及进行与日常生活活动有关的训练，加强和提高患者手的综合能力。

4. 后遗症期的康复护理　此期开始的时间目前尚无一致看法。有学者认为，偏瘫后功能恢复一般在 1 年后停止；但也有学者提出，即使发病 1 年后，如过去未经正规康复治疗，仍可通过康复训练获得功能改善。此期患者不同程度的留下各种后遗症，如肌力减退、痉挛、挛缩畸形、共济失调、姿势异常等。此期康复目标是继续训练，防止功能退化，充分发挥患侧残存功能、健侧的潜能，尽可能改善患者周围环境以适应残疾，争取最大限度的回归家庭、回归社会。

（1）继续进行维持康复的各项训练。

（2）加强健侧的代偿能力。

（3）指导患者正确使用辅助器具。

（4）改造家庭环境，如去除门槛，台阶改成坡道或加栏杆，蹲式便器改成坐式便器，厕所及浴室加扶手等。

知识拓展

康复机器人

康复机器人是目前国际上研究的大热点。目的旨在运用机器人的原理，辅助或者替代患者的功能运动，或者进行远程康复训练。这是康复工程与康复医疗结合最紧密的部分之一。可穿戴式机器人的研制和模拟生物反馈环境在脑卒中患者康复中的应用，已进入临床使用。美国麻省理工大学的 Krebs HI 教授报道了对 100 例住院患者进行的对照研究，结果显示机器人组比常规康复组的功能恢复显著提高。可穿戴式机器人分为上肢外置装置和下肢外置装置。

1. 上肢外置助力运动装置　该装置有四个活动自由度：肩前屈、肘伸展、前臂旋前、腕屈伸，用于辅助上运动神经元综合征患者的上肢功能训练和日常生活的伸肘及握持活动，以保持患者上肢的感觉输入，辅助和促进脑功能重塑。装置的肩、肘、腕部装有关节位置感应器和压力传感器，根据患者肢体运动时的应力，由计算机控制，调节 RUPERT 施加给患者的助力，从而最有效地辅助患者的上肢运动。

2. 下肢外置助力运动装置　该装置有三个自由度：髋、膝、踝均可完成屈伸运动。

该项研究获得美国国立卫生院基金资助，同时获得 2005 年亚利桑纳州长创新科技奖。目前该装置已经完成第四代设计，并正在正常志愿者和脑卒中患者中进行临床实验。

(二)认知功能障碍的康复护理

1. 注意力的康复训练　其训练目标是最大程度减少患者注意力分散的程度。

(1)猜测游戏:取一个玻璃球和两个透明玻璃杯,在患者的注视下将一杯扣在玻璃球上,让患者指出有球的杯子,反复进行无误后,改用不透明的杯子重复上述过程。

(2)删除游戏:在纸上写一行大写的英文字母,让患者指出其中的一个,成功删除之后改变字母的顺序再删除规定的字母,患者顺利完成后将字母写得小些或增加字母的行数及字数再进行删除。

(3)时间感训练:要求患者按命令启动秒表,并于10秒钟时主动停止秒表,然后将时间逐步延长到1分钟,当误差小于1~2秒时,让患者不看表,用心算计算时间,以后逐渐延长时间,并一边与患者交谈一边让患者进行训练,要求患者尽量控制自己不因交谈而分散注意力。

2. 记忆力训练　记忆障碍是脑卒中患者最常见的主诉症状之一。有研究表明,记忆障碍除了器质性病变的原因外,也与抑郁、焦虑不安、情绪紧张等异常情绪有关。因此,在对患者采取相应的记忆康复训练时,也应注重患者的情绪表达,特别是对异常情绪的出现,应给予相应的重视和疏导。常见的训练方法有:

(1)PQRST法:P:先预习(preview)要记住的内容;Q:向自己提问(question)与内容有关的问题;R:为了回答问题而仔细阅读(read)资料;S:反复陈述(state)阅读过的资料;T:用回答问题的方式来检验(test)自己的记忆。

(2)编故事法:把要记住的内容按患者的习惯和爱好编成一个小故事。训练过程中,应帮助患者建立固定的每日活动时间,让患者不间断地重复和练习;训练从简单到复杂,从部分到全部;每次训练时间要短,回答正确要及时给予鼓励。

3. 知觉训练　脑卒中知觉障碍主要表现为失认症和失用症。

(1)失认症

1)视觉扫描训练:移动左右两个不固定的光源刺激,让患者注视和追视光源。此外,还可将数字按顺序粘贴在木钉盘的每一个小孔的边上,让其按数字的顺序将木钉插入进行训练。

2)感觉觉醒训练:用手刺激患者患肢的手背,让患者指出被刺激部位。

(2)失用症

1)意念性失用:训练时可将日常生活中的动作分步分解,在上一个动作即将完成时,提醒下一个动作,启发患者有意识地活动。如泡完茶后,通过做喝茶动作给予提醒下一个动作。

2)意念运动性失用:训练时可用简单的指令指导患者模仿各种躯体姿势和肢体运动,并将活动分成若干小动作,每个动作反复练习,掌握后再将各个动作组合起来,以完成某一项活动。如将刷牙等动作细化分解为,拿牙刷、开牙膏盖、挤牙膏、关牙膏盖等动作,让其一一训练,熟练后再整合训练。

3)肢体失用:训练肢体失用的患者时不宜将活动分解,而是应尽量使活动在无意识的水平上整体地出现。如训练患者站起时,只给"站起来"的口令。而不必将起立动作分解。动作分解训练只会让患者感到更加困惑。

4)结构失用:是在日常生活中不容易被发现的一种症状,只有在特定的作业情况下,如绘画、建筑、手语、组装模型等才能成为问题。训练时可让患者进行图表对拼,完成图形的组合等。

5) 穿衣失用:是指日常的自主性穿衣动作能力的丧失。训练时可将穿衣的过程写一个步骤说明图,即首先将套衫展开放在床上,确认袖子、领子、上下、左右、前后等,然后按先患侧后健侧的顺序穿衣。使患者逐渐养成自己穿衣的习惯。

6) 口颜面失用:训练时可让患者通过镜子有目的地进行面部动作的模仿练习。

（三）其他功能障碍的康复护理

如言语障碍、吞咽障碍、感觉障碍等康复护理可参照其他章节。

（四）并发症的康复护理

1. 肩关节半脱位　早期应注意矫正患者肩胛骨的姿势,采取良好的体位摆放,同时鼓励患者经常用健手帮助患臂做充分的上举运动,在活动中禁忌牵拉患肩等,都可有效预防肩关节半脱位。如肩关节及周围结构出现疼痛,需立即改变治疗方法或手法强度。

2. 肩-手综合征　多见于脑卒中发病后 1~2 个月内,主要表现为突发的手部肿痛,下垂时更明显,肤温增高,掌指关节、腕关节活动受限等。肩-手综合征应以预防为主,早期即应保持正确的坐卧姿势,避免长时间手下垂;加强患臂被动和主动运动,以免发生手的挛缩和功能丧失;同时避免患侧手的静脉输液。

3. 废用综合征　由于在急性期时担心早期活动有危险而限制主动性活动,导致患者出现肌肉萎缩、骨质疏松、神经肌肉的反应性降低、心肺功能减退等症,加之各种并发症的存在和反复,致使患者的主动性活动几乎完全停止。时间一久,即形成严重的"废用状态"。因此应早期鼓励患者利用健侧肢体带动患肢进行自我的康复训练,促进患肢的功能恢复,预防或减缓健侧失用性肌萎缩的发生。

4. 误用综合征　是一种不正确的训练和护理所造成的医源性症候群。相当多的患者虽然认识到早期主动性训练的重要性,但由于缺乏正确的康复知识,一味地进行上肢拉力、握力和下肢的直腿抬高训练,过早下地行走,结果不仅加重了抗重力肌的痉挛,严重影响其主动性运动向随意运动的发展,而且使联合反应、共同运动、痉挛的运动模式强化和固定下来,最终形成了"误用状态"。因此应早期进行正确体位摆放及抗痉挛训练,循序渐进,促进分离运动的恢复。一旦发现错误运动模式时应及时纠正,从而预防误用综合征的发生。

三、健康教育

1. 耐心向患者及家属讲解脑卒中相关知识,介绍治疗本病的新药物、新疗法。指导正确服药和进行功能训练等。

2. 逐渐教会患者及其家属早期给予体位摆放及肢体训练方法,积极进行自我康复训练,最大限度的发挥潜能。

3. 指导有规律的生活,合理饮食,睡眠充足,适当运动,劳逸结合,保持大便通畅,鼓励患者日常生活活动自理。

4. 指导患者修身养性,培养兴趣爱好,如下棋、写字、绘画、打太极等,保持情绪稳定,避免不良情绪的刺激。

知识拓展

卒中单元

卒中单元,作为管理脑卒中患者的一种新模式,是指由神经科、康复科专科医生和专职的物理治疗师、作业治疗师、语言康复师、心理医生、社会工作者、专业护理人员等组成的卒中小组,对患者实施全方位的药物治疗、康复训练和健康教育,目前已在临床实践中取得了一定的认可。

卒中单元最早起源于欧洲。1950年北爱尔兰的Adams率先报告了有组织的卒中服务模式,即在老年病房建立卒中康复组。真正意义的卒中单元最早建立于20世纪60年代末和70年代初,其中某些卒中单元模仿心脏集中监护单元的模式。1985年出现移动卒中单元。2000年开始出现延伸卒中单元的概念,即把卒中单元中的病人管理延续到出院之后的家庭医疗和社区医疗,形成了卒中病人管理的社会系统工程。我国卒中单元的形成出现则较晚,近年来越来越多的学者也开始关注卒中单元,并且接受了卒中早期康复的概念。

第二节　脊　髓　损　伤

 案例导入

王某,女,50岁。1天前与家人发生口角后不慎从高处坠落,致四肢感觉及运动功能障碍来院就诊。查体:神清,精神差,T 37.5℃,P 86次/分,R 22次/分,BP 128/70mmHg。C_6、C_7棘突压痛(+),颈椎活动受限,双侧乳头平面以下感觉消失,双侧肱二头肌肌力4级,伸肘、伸腕、屈腕、屈指肌肌力0级,Hoffmann征(−),双侧腹壁反射消失,双下肢自主运动、肌力、反射均消失。X线片:右侧肋骨骨折,C_6骨折并前脱位。

请分析:

1. 该患者的入院诊断是什么?
2. 结合该病例的功能障碍提出相应的康复护理措施。

脊髓损伤(spinal cord injury,SCI)是因各种不同致病因素引起的脊髓结构与功能的损害,造成损害平面以下运动、感觉、括约肌及自主神经功能的障碍。根据病因,脊髓损伤分为外伤性脊髓损伤和非外伤性脊髓损伤。根据临床表现可分为高颈髓损伤、下颈髓损伤、胸髓损伤、腰髓损伤、马尾损伤。其中颈脊髓损伤造成四肢瘫痪时,称为四肢瘫;胸段以下脊髓损伤造成躯干及下肢瘫痪而未累及上肢时,称为截瘫。由于脊髓损伤所致的瘫痪是一种严重的残疾,严重影响了患者的生活、学习和工作,给家庭、社会带来了负担,因此脊髓损伤的康复具有重要的意义。

一、康复护理评估

(一) 一般状况

包括性别、年龄、体重、家族史、既往史、职业、工作环境、家庭情况、社会支持度等。

（二）主要功能障碍及评定

1. 运动、感觉功能障碍　完全性脊髓损伤的表现为损伤平面以下的感觉运动功能完全丧失。包括四肢瘫和截瘫。

不完全性脊髓损伤表现为损伤平面以下的感觉运动功能部分丧失。不完全性损伤的临床综合征：①中央束综合征：常见于颈脊髓血管损伤。表现为上肢部分或完全麻痹，但患者有可能可以步行。②脊髓半切综合征：常见于刀伤或枪伤。特点是脊髓只损伤半侧，表现为损伤同侧肢体本体感觉和运动丧失，对侧温痛觉丧失。③圆锥综合征：主要是脊髓骶段圆锥损伤，引起下肢、膀胱和肠道反射性消失，偶尔可保留骶段反射。④马尾综合征：是由于椎管内腰骶神经根损伤而引起的下肢、膀胱和肠道反射性消失，表现为迟缓性瘫痪。⑤脊髓振荡：表现为暂时性和可逆性脊髓或马尾神经生理功能丧失，而脊髓没有机械性压迫和解剖损害。常见于只有单纯性压缩性骨折，甚至放射性检查阴性的患者。另一种假设认为脊髓功能的丧失是短时间压力波所致的患者反射亢进但没有肌肉痉挛。

（1）神经损伤平面的评定：神经平面是指身体具有双侧正常感觉、运动功能的最低脊髓节段。脊髓损伤后感觉和运动平面可以不一致，左右两侧也可能不同（表 7-2）。神经损伤平面评定时应注意：①神经平面的判断以运动平面为依据，但在 $T_2\sim L_1$ 因无法测定运动平面，就要依靠感觉平面来确定神经平面。②C_4 损伤是用膈肌作为运动平面的参考依据。③脊髓损伤平面与功能的预后直接有关。对于完全性脊髓损伤患者来说，损伤平面一旦确定，功能预后就已确定。对于不完全性脊髓损伤患者，应积极采取康复措施，以达到最佳康复水平。

表 7-2　脊髓不同节段的运动、感觉平面

损伤平面	代表肌肉	运动功能	感觉平面
$C_{1\sim3}$	胸锁乳突肌	颈屈曲、旋转	颈部
C_4	膈肌	呼吸	肩锁关节
	斜方肌	耸肩	
C_5	三角肌	外展上臂	肘窝桡侧
	肱二头肌	屈肘	
C_6	胸大肌	肩内收前屈	拇指
	桡侧腕伸肌	腕背伸	
C_7	肱三头肌	伸肘	中指
	桡侧腕屈肌	腕掌屈	
$C_8\sim T_1$	指深屈肌	握拳	小指
	小指外展肌	手指活动	
T_2	肋间肌		胸骨角
$T_{4\sim5}$	肋间肌		乳头水平
T_6	肋间肌	上体稳定	剑突水平
$T_{7\sim8}$	肋间肌、腹肌		上腹

续表

损伤平面	代表肌肉	运动功能	感觉平面
T_{10}	肋间肌、腹肌		脐水平
T_{11}	肋间肌、腹肌		下腹部
T_{12}	肋间肌、腹肌、胸部背肌	操纵骨盆	腹股沟
L_1	腹肌		腹股沟
L_2	髂腰肌	屈髋	大腿前方中点
L_3	股四头肌	伸膝	股骨内髁
L_4	胫前肌	踝背伸	内踝
L_5	趾长伸肌	伸趾	足背第三跖趾关节
S_1	腓肠肌	踝跖屈	足跟外侧
S_2	趾总屈肌、趾屈肌		腘窝中点
S_3	膀胱与直肠下段		坐骨结节
$S_{4\sim5}$	膀胱与直肠下段		肛周区

　　神经平面采用关键肌和关键点的方式,使运动和感觉平面的评定标准化,同时采用积分方式使不同平面及损伤分类的患者严重程度可以横向比较。

　　1) 感觉损伤平面的评定:指脊髓损伤后保持痛、温、触、压及本体感觉的最低脊髓节段(皮节)。皮节分布应参照脊神经皮肤感觉节段分布。关键点是确定感觉神经平面的皮肤标志性部位。感觉检查包括身体两侧28对皮区关键点(图7-5)。每个关键点要检查针刺觉和轻触觉,并按三个等级分别评定打分:0= 缺失;1= 障碍(部分障碍或感觉改变,包括感觉过敏和迟钝);2= 正常;NT= 无法检查。正常两侧感觉总计分为112分。

　　2) 运动损伤平面的评定:指脊髓损伤后,保持运动功能(肌力3级以上)的最低脊髓神经节段(肌节)。运动水平的确定有赖于人体标志性肌肉即关键肌,左、右表现可不同。运动积分是将肌力(0~5级)作为分值,把各关键肌的分值相加。正常者两侧运动功能总积分为100分。

　　(2) 损伤程度的评定:按照美国脊髓损伤学会(ASIA)标准来判定(表7-3),损伤是否完全性的评定以最低骶节($S_{4\sim5}$)有无残留功能为准。骶部有触觉、痛觉、肛门指诊时有感觉或肛门外括约肌的收缩1/4者为骶部残留。有骶部残留者为不完全性损伤,无骶部残留为完全损伤。

表7-3　ASIA损伤程度分级

	级别	指标
A	完全性损害	骶段无任何运动、感觉功能保留
B	不完全损伤	神经平面以下包括骶段($S_{4\sim5}$),有感觉的功能,但无运动功能
C	不完全损伤	神经平面以下有运动功能,大部分关键肌的肌力在3级以下
D	不完全损伤	神经损伤平面以下有运动功能,大部分关键肌的肌力≥3级
E	正常	运动、感觉功能正常

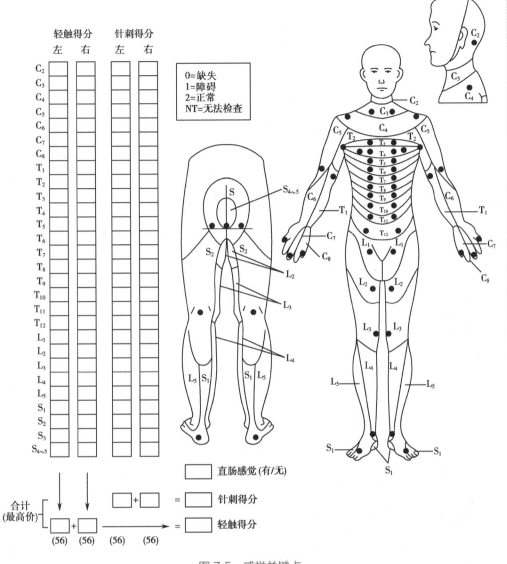

图 7-5 感觉关键点

(3) 脊髓损伤功能预后的评估:完全性脊髓损伤的预后与损伤水平有关,不完全性脊髓损伤的预后相对较好,见表 7-4。

表 7-4 完全性脊髓损伤的损伤水平与预后

损伤水平	移动能力	生活自理能力
C_{1-4}	声控进行活动,下腭操纵电动轮椅	完全依赖
C_5	用手操纵轮进行轮椅驱动	大部依赖
C_5	用手驱动轮椅,用支具可写字	中度依赖
C_{7-8}	床 - 轮椅的转移	大部自理
T_{1-7}	用连腰带的支架扶拐步行	大部自理
T_{12}	带长腿支架步行,长距离需要轮椅	基本自理
L_2	带短腿支架扶手仗,不需要轮椅	基本自理

笔记

2. 呼吸系统功能障碍　脊髓损伤患者长期卧床,疾病抵抗力较低,容易发生肺炎或肺不张。有时痰液量多时,不易咳出,甚至发生窒息。根据临床表现、实验室检查及 X 线检查可做出判断。

3. 循环系统功能障碍　T_6 以上的脊髓损伤失去了对交感神经元兴奋和抑制的控制,直接影响心血管系统的调节机制,产生一系列并发症,如心动过缓、直立性低血压、水肿、深静脉血栓形成或栓塞。

4. 其他　对于脊髓损伤患者,还需进行膀胱和直肠功能、心肺功能、疼痛、性功能、心理功能、生活活动能力、就业能力的评定。

知识拓展

神经的损伤与再生

脊髓损伤是一种严重的致残性损伤,伤后早期(伤后 6~12 小时)的改变仅限于中央灰质的出血,而白质中的神经轴突无明显的改变。伤后的 6 小时是脊髓恢复的最佳时期。神经断裂后,其神经纤维将发生 Waller 变性。伤后 1 周,近端轴索长出许多再生的支芽,并向远端生长,直至终末器官,恢复其功能,其余的支芽则萎缩消失。脑脊髓内的神经细胞破坏后不能再生,由神经胶质细胞及其纤维修补,形成胶质瘢痕。外周神经受损后,如果与其相连的神经细胞仍然存活,则可完全再生。神经修复,需要通过变性、再生、穿越吻合瘢痕及终末器官生长成熟等过程。

二、康复护理措施

脊髓损伤患者的康复护理应围绕全面康复目标,与康复医师、PT 师、OT 师、社会工作者、心理咨询师、家庭成员密切配合,最大限度调动患者的残存功能,代偿已丧失的部分功能,减轻残疾,提高患者的生存质量。

(一)脊髓损伤的早期康复护理

脊髓损伤早期指的是受伤当日开始至伤后 1 个月内。早期康复阶段包括卧床期和初期(即轮椅活动期)。

1. 现场急救　在现场抢救过程中,应充分认识脊髓损伤潜在的危险性,不要随意搬动患者,采用正确的方法持续固定脊柱,保持脊椎的稳定性后再行搬运,严禁任何伸屈及扭转脊髓的动作,尤其是对颈椎损伤者,应固定头颈部两侧,防止摆动。同时应注意保持呼吸道通畅,开放静脉通路,严密观察患者的神志、生命体征的变化。

2. 一般护理

(1)病情观察:严密观察患者的生命体征,争取在 6 小时内开始治疗,如脊髓减压、局部冷冻、高压氧等应用,以减少继发性损害。手术后按照脊柱、脊髓术后护理常规,早期药物治疗常采用大剂量激素和甘露醇,需密切观察生命体征变化,有无消化道出血,并应用动态检测血清电解质的变化。

(2)体位指导:脊髓损伤患者正确的床上体位和体位变化对预防压疮、关节挛缩和畸形,保持关节活动度,预防脊髓损伤的继发性损伤具有重要意义。

1)正确的体位摆放:颈椎损伤的患者颈部需固定,可用颈托、围领或颈部两侧放置砂袋,呈中立位,防止颈部左右摆动或过仰加重脊髓神经的损伤。四肢瘫的患者,取肩关节外展位,肘关节伸直,前臂外旋、腕背伸、拇指外展背伸,手指微屈。具体摆放的方法参照第五章。

2）体位变换：颈椎术后的患者，除有手术内固定和颈部围领固定外，翻身时注意轴向翻身，以免加重病情。根据病情一般每2小时按顺序变换体位一次。每次变换体位时，应仔细检查患者全身皮肤情况，肢体血液循环的情况，并按摩受压部位。由于脊髓损伤平面不同，其翻身的方法也不同，具体参照第五章。

3）定时减压：坐位时每15分钟进行减压动作，以缓解对尾骨和坐骨的压力。常用的方法有：①在轮椅上用双手撑起30~60秒；②在轮椅上侧靠30~60秒；③在轮椅上向前靠30~60秒；④如果轮椅有倾斜或躺下功能，可使用该功能60~120秒，但是保持此姿势超过30分钟可能损害皮肤；⑤尽可能变换体位。在轮椅上，让患者使用有辅助柄的镜子检查自己的姿势，如检查踝、膝和髋是否碰到轮椅；躯干姿势是否端正；双膝是否同高等。

4）控制危险源：脊髓损伤患者特别是四肢瘫者，由于神经末梢循环差，应远离火炉、热水器和暖水管等，以防烫伤，同时保持室内恒温。在转移或活动时，注意周围障碍物，避免不必要的受伤。未经训练的患者，尽量不要在轮椅上随意活动，特别是在轮椅转身时，应穿鞋保护足部以防受伤。注意个人卫生，二便后及时更换污秽衣物及被褥，使用中性肥皂协助患者梳洗。每日做好患者的会阴护理，避免压疮的发生。

（3）饮食护理：脊髓损伤早期应静脉补充营养，待2~3周后患者肠蠕动恢复后，可摄入高蛋白、高热量，富含纤维素的食物，有利于保持大便通畅。

（4）心理护理：脊髓损伤患者因有不同程度的功能障碍，会产生严重的心理负担及社会压力，对疾病康复造成直接的影响。一般会经历震惊—否定—抑郁—对抗—承认—独立—适应的过程。同样，有些患者家属也会产生不同程度的心理障碍。护理人员应根据患者不同时期的心理状态采取不同的护理措施，持之以恒地帮助患者进行康复训练，最大限度恢复患者的残存功能，提高生存质量。同时对家属做好相应的心理协助，做患者坚强的心理卫士。

3. 呼吸系统的训练　脊髓损伤患者长期卧床会造成全身肌力减退，呼吸肌力也会随之下降，特别是高位颈髓损伤的患者，由于其损伤平面以下所支配的呼吸肌麻痹，导致胸廓扩张和咳嗽能力下降，容易引发坠积性肺炎和肺不张。康复护理人员应指导患者进行呼吸功能训练，每日2~3次，每次5~10下；鼓励患者自主咳嗽或辅助其咳嗽可有效清除气道分泌物，预防肺炎；适当饮水，以稀释气道分泌物，有利痰液的排出；经常变换体位或采取体位引流，叩击患者胸背部，同时可指导家属单手或双手推压患者下胸部协助排痰；对高位脊髓损伤的患者禁止吸烟，防止上呼吸道感染；对气管切开辅助呼吸的患者，每天湿化气道，以稀释痰液，并配合体位引流，以助痰液的排出。

4. 排泄功能的训练　脊髓损伤后患者主要是出现便秘和排尿功能障碍，所以进行神经源性肠道训练和神经源性膀胱训练就显得尤为重要，具体训练方法参照第五章。

5. 循环系统的护理　主要是预防深静脉血栓形成。可指导患者尽早使用弹力袜和弹力绷带，注意是否有水肿，早期多做肢体训练，有利肢体血管、神经舒缩功能的恢复。

6. 关节活动度的训练　ROM训练有利于保持关节活动度，防止关节畸形，促进

笔记

肢体的血液循环,防止关节挛缩和肌肉萎缩。同时可预防因挛缩引起的关节疼痛、异常体位、压疮和生活自理困难等。进行 ROM 训练时应注意:对影响脊柱稳定的肩、髋关节应适当限制活动;对颈椎不稳定者,肩关节外展不应超过 90°;对胸椎不稳定者,髋关节屈曲不超过 90°;同时由于患者无感觉,应避免过度过猛的关节活动,以防关节软组织过度牵张而损伤。对于 T_6~T_7 损伤的患者,特别注意在腕关节背伸时应保持手指屈曲,在手指伸直时必须同时屈腕,从而保持抓握功能,并防止手内在肌的过度牵张。

7. 早期功能锻炼　早期锻炼内容主要是卧位、坐位训练。截瘫的患者通过康复锻炼可恢复站立及不同程度的行走功能;四肢瘫的患者,除不完全瘫之外,很难恢复站立和行走功能,主要是卧床训练及坐位功能锻炼,达到提高日常生活活动能力的目的。

（二）脊髓损伤中、后期的康复护理

脊髓损伤中后期是指受伤后 2~6 个月内。这个时期病情稳定、脊柱骨折已愈合,是脊髓损伤全面康复训练的重要阶段,为回归家庭和社会做好准备。

1. 运动功能康复护理

（1）肌力训练:目的是增强残存肌力,通过训练增强背部、肩部、上肢肌肉、腹肌的肌力,使肌肉恢复实用肌肉功能,肌力达到 3 级以上。若肌力 1 级时,采用功能性电刺激的方式进行训练;肌力 2 级时,采用滑板运动或助力运动;肌力 2~3 级时,采用渐进抗阻训练。

（2）肌肉与关节牵张:目的是降低肌肉的张力,对痉挛有一定的治疗作用,是康复训练必须始终进行的项目。内容包括腘绳肌牵张、内收肌牵张和跟腱牵张训练。腘绳肌牵张训练是为了实现独立坐。内收肌牵张训练是为了方便清洁会阴部。跟腱训练是为了进行步行。

（3）坐位及平衡训练:正确独立的坐姿是进行转移、轮椅和步行训练的前提。坐位训练包括静态平衡训练和躯干向前后左右及旋转活动时的动态平衡训练。病情重者可在床上进行长坐位和端坐位训练,久坐时应防止躯干两侧肌肉力量不平衡而导致脊柱侧突。

（4）转移训练:训练内容包括从卧位到坐位、床上或垫上的横向、纵向转移、床与轮椅之间的转移等,是脊髓损伤患者必须掌握的技能。具体方法参照第五章。

（5）站立训练:患者在经过早期坐位训练后,如无直立性低血压等不良反应发生即可进行站立训练。训练可在倾斜床上进行,从倾斜 20° 逐渐增加到 90°,也可协助患者在佩戴腰围保持脊柱稳定的情况下训练站立。

（6）步行训练:脊髓损伤患者步行的基本条件是上肢有足够的支撑力和控制力。步行训练的基础是坐位、站位平衡训练,重心转移训练和髋、膝、踝关节控制能力训练。根据患者不同的情况,选择合适的支具固定膝关节、踝关节,利用双杠或双拐、助行器练习站立和行走。

（7）轮椅训练:根据患者损伤的程度选用合适的轮椅,在轮椅上训练坐位平衡、减压动作、轮椅转乘和操作轮椅的基本动作。

2. 日常生活活动能力训练　全面检查与评估患者脊髓损伤水平、损伤性质和程度、残存功能以及 ADL 能力。根据脊髓损伤平面及残存功能程度的不同,制定相应的康复目标。

3. 性功能障碍及康复 神经平面与性功能障碍关系密切。男性脊髓损伤患者多具备勃起功能,部分患者还具有生育能力。女性脊髓损伤患者,除生殖器感觉丧失外,生殖功能尚存,仍可生育。

4. 康复器具的使用和护理 脊髓损伤患者在中后期,将在 PT、OT 师指导下使用辅助器具完成特定动作。护士在做好保护、监督的同时,要及时发现患者完成动作中出现的问题,及时反馈,以便及时修正康复方案。

(三)脊髓损伤并发症的预防和护理

1. 呼吸系统 指导患者进行腹式呼吸的锻炼,定时翻身、拍背、有效咳嗽、体位引流,促使呼吸道分泌物排出。痰液黏稠者,可用超声雾化吸入或化痰剂,以利痰液的排出。加强患者的口腔护理,保持口腔黏膜的湿润,提高黏膜抗菌能力。对于气管切开的患者,必须严格无菌操作,可适当应用抗生素,预防肺部感染。

2. 泌尿系统

(1)在留置导尿期间,鼓励患者多饮水以稀释尿液,每天进行导尿管的护理,导尿管每两周更换一次,及时倾倒尿液,防止逆行感染。

(2)每周评估留置导尿的必要性,尽早拔除导尿管,改成间歇性导尿。

(3)采用主动腹压或手法刺激以减少残余尿,预防泌尿系感染。

(4)定期进行尿常规和尿培养检查,注意观察体温和尿液的变化,做好护理记录,发现异常,及时汇报医师,予以处理。

3. 消化系统 脊髓损伤后导致躯体神经功能发生障碍,自主神经功能失去平衡,患者常出现腹胀,便秘等消化道紊乱的表现。护人员应给予适当的饮食指导,早期控制患者的饮食,以防腹胀。便秘者需养成定时排便的习惯,可协助患者按结肠走行方向按摩腹部,帮助患者定时扩张肛门,以利排便。必要时给予胃肠减压、肛门排气、灌肠、使用缓泻剂等方法。对应用激素等药物的患者应观察治疗及用药效果,严防消化道出血。

4. 直立性低血压

(1)脊髓损伤患者早期使用弹力绷带从肢体远端向近心端包扎至大腿上部,松紧以小腿和大腿肌肉有一定的紧张感,不影响患者舒适和睡眠为宜。弹力绷带持续使用,直至站立训练时不发生直立性血压,能自主活动时可撤去。

(2)可让患者腹部佩戴腰围增加腹压。

(3)逐步抬高床头,延长坐位时间,帮助患者适应体位的变换,循序渐进地进行斜床站立等训练。

(4)坐轮椅时,腰要前倾有助于缓解直立性低血压发生。

5. 自主神经反射障碍 脊髓损伤特别是高位颈髓或上胸段(T_6 以上)损伤的患者,易出现自主神经反射亢进,主要表现为血压升高、面色潮红、大汗、头痛、烦躁不安等,甚至出现失明或脑血管意外。护理上要注意观察以上症状的出现并积极寻找诱因,如检查膀胱是否过度充盈,导尿管是否通畅,直肠内有无嵌顿的粪块,有无嵌甲、压疮、痉挛,局部有无感染等,再检查衣着、鞋袜、矫形器有无压迫或不适,采取相应的措施予以解决。

6. 下肢深静脉血栓

(1)指导患者进行双下肢被动和主动活动,尽早应用弹力袜或弹力绷带,定时加压,促进肢体血液循环,同时抬高下肢,预防重力性水肿的发生。

（2）尽量避免在瘫痪的下肢进行静脉穿刺。

（3）每天比较测量双侧下肢的周径及观察有无红、肿、热现象，并及时处理下肢的其他损伤和病变。

（4）对疑有深静脉血栓的患者，在确诊前减少肢体活动以待确诊。一旦确诊，患者必须卧床抬高患肢，2周内减少患肢活动，以防血栓脱落。按医嘱使用溶栓和抗凝剂时，应加强用药后的巡视和护理，发现异常及时通知医生，防止突发肺栓塞。

（5）鼓励患者适当增加饮水量，防止脱水或其他原因引起的血液浓缩。

7. 体温调节障碍　脊髓损伤患者易出现体温调节障碍，即体温随环境温度而变化。应注意调节室温，维持室温在20℃左右，使用冰袋或热水袋调节温度方法一定要正确，防止冻伤或烫伤。高位脊髓损伤患者测量体温时应以口温为准，以免耽误病情的观察和治疗。

8. 其他　还应注意预防压疮、痉挛、疼痛、骨质疏松、异位骨化等并发症的发生。

三、健康教育

1. 教育患者及家属学习有关脊髓损伤的基本知识，掌握脊髓损伤康复的基本知识和训练技能，重点指导患者进行自我护理，预防各种并发症的发生，防止二次致残。

2. 帮助患者保持良好的心理状态，让患者正确对待疾病的伤残，最大限度发挥潜在能力，提高功能训练水平，改善其生活质量。

3. 指导患者摄入丰富的蛋白质、维生素、纤维素等，增强体能、提高免疫力。

4. 养成良好的卫生习惯，使患者能自己处理大小便。高位截瘫患者指导其家属学会协助患者处理大小便。

5. 配合社会康复部门和职业康复部门，协助患者做好回归家庭和社会的准备，培养患者顽强的意志及适应社会生存的能力。

6. 共同制订长远的康复训练计划，教会患者及家属正确使用康复器具，并能因地制宜地坚持康复训练，防止二次致残。

7. 给予正确的性健康教育，指导患者及家属使用药物和性工具。脊髓损伤患者的性康复是维系家庭完整性的重要手段，只有获得家属的支持，才能使患者勇敢面对未来。

第三节　脑　性　瘫　痪

 案例导入

　　患儿，男，2岁。32周出生，生后2天出现黄疸，持续20天。现运动发育落后，竖颈（-），翻身（-），角弓反张，胸廓不对称；原始反射残存ATNR（+），侧弯反射（+）；肌张力增高，流涎，吞咽及咀嚼困难，发音障碍，睡眠不佳，便秘。家长主诉患儿1岁7个月时开始出现癫痫发作，脑电图检查示：双侧对称同步尖慢波。

　　请分析：

　　1. 该患者的入院诊断应是什么？属于哪型？

　　2. 如何进行睡眠及各种姿势的康复护理？

　　脑性瘫痪(cerebral palsy,CP)是指自受孕开始至婴儿期非进行性脑损伤和发育缺陷所导致的综合征,主要表现为运动障碍及姿势异常,可伴有不同程度的感觉、认知、交流、感知、行为等方面障碍,以及癫痫和继发性骨骼肌发育问题。脑瘫最重要的致病因素是脑缺氧或脑部血液灌注量不足。在我国,引起脑瘫的主要危险因素有:胎儿发育迟缓、早产儿、低出生体重儿、胎儿宫内窘迫、出生窒息和高胆红素血症。

　　脑瘫按临床表现分为6型:痉挛型、不随意运动型、强直型、共济失调型、肌张力低下型、混合型。按瘫痪部位分为:单瘫、双瘫、三肢瘫、偏瘫及四肢瘫。根据病情严重程度分为:轻、中、重度。脑瘫患者康复的基本目标就是应用一切康复技术,进行全面、多样的康复治疗和护理,帮助他们获得最大的运动、智力、语言和社会适应能力,改善生存质量,以适应家庭和社会生活。

知识链接

甲 基 汞

　　近来人们非常关注甲基汞致神经损伤作用而引起脑瘫。甲基汞是一种神经毒素,高剂量可导致智力障碍。甲基汞通过食物链进行生物富集,虽然长期低剂量接触含甲基汞的食用鱼和海产品导致神经发育损伤的证据尚不充分,但日本和伊朗对于水俣病的研究发现,高剂量接触甲基汞能迅速致胎儿脑损伤。因此,应当重视以鱼和海产品为主要食物来源的人群甲基汞中毒的可能。

一、康复护理评估

(一) 一般状况

　　评估患者营养状态、头围、身长、体重以及心肺、腹部的检查等。

(二) 主要功能障碍及评定

　　1. 小儿发育水平障碍　正常小儿发育水平有一定的时间和顺序:如2~3个月时卧位能抬头,4~5个月能主动伸手触物,两手各握一玩具,6~7个月能单手或两手支撑坐起,8~10个月能爬,1岁能独自站立,1~1.5岁半能独走,2岁会跑,3岁会骑三轮车,4岁能爬梯子。而脑性瘫痪患儿在以上年龄阶段,一般达不到正常小儿发育水平或表现为主动活动减少。

　　2. 运动功能障碍

　　(1) 肌张力

　　1) 姿势观察:观察小儿的体位和姿势。肌张力低下的患儿,仰卧位时上下肢常屈曲外展;而肌张力高的患儿,仰卧位时出现不对称的异常姿势,张力越高,姿势越异常。

　　2) 触诊:触摸上下肢主要肌肉(肱二头肌、肱三头肌、腓肠肌、股四头肌等),手感柔软、松弛为肌张力低下;手感紧张、僵硬为肌张力增高。

　　3) 被动运动:目前常用改良Ashworth分级法进行量化。

　　4) 抱:治疗师抱患儿时感到下滑、沉重则表示肌张力低下;感到强直、抵抗则表示肌张力增高。

　　5) 检查肢体活动范围可判断肌张力的大小。

　　(2) 肌力:对不同年龄阶段的患儿,肌力评定的要求不尽相同。发育前期,患儿主动运动较少,对其进行肌力评定,诊断意义不大。但当患儿会坐爬,甚至会站、走路,对其进行肌力评定有重要的实用价值。

（3）关节活动度：不同年龄小儿关节活动度范围见表7-5

表7-5 不同年龄小儿各关节活动范围（单位：°）

	1~3个月	4~6个月	7~9个月	10~12个月
内收肌角	40~80	70~110	100~140	130~150
腘窝角	80~100	90~120	110~160	150~170
足跟碰耳	80~100	90~130	120~150	140~170
足背屈角	60~70	60~70	60~70	60~70

（4）运动能力障碍：运动发育是随着神经系统发育而发育的，小儿运动发育能准确地反映神经系统的发育情况，是客观评价中枢神经系统发育的依据。

1）头部控制能力：主要测试患儿头部空间位置抬起、保持直立、稳定性的能力。

2）翻身能力：主要测试患儿独自完成翻身动作和获得体位变化的能力。

3）坐位保持能力：主要测试患儿保持坐位能力及坐姿情况。

4）坐位平衡能力：主要测试患儿保持坐位后，在受到一定外力作用时的坐位维持情况。

5）爬行能力：主要测试患儿独自获得爬行能力及姿势的情况。

6）站立：主要观察患儿对抗重力和躯体的伸展能力。

7）行走：通过和正常小儿的行走发育规律对比，了解患儿的发育水平。

8）手功能：通过对小儿双手的粗大抓握、精细动作、转移物品、双手协调及手眼协调等能力的评定，了解患儿手的屈伸、捏取及手眼的配合情况。

（5）反射：小儿反射的发育水平，反映了中枢神经系统发育的成熟程度，是脑损伤判断的一个客观依据。正常小儿原始反射、姿势性反射和自动反应见表7-6。

表7-6 正常小儿原始反射、姿势性反射和自动反应

分类	反射名称	时间
原始反射	拥抱反射	出生~6个月
姿势性反射	躯干侧弯反射	出生~2个月
	交叉性伸肌反射	出生~2个月
	抓握反射	出生~6个月
	紧张性迷路反射	出生~6个月
	非对称性紧张性颈反射	出生后2~4个月
	对称性紧张性颈反射	出生后4~10个月
自动反应	放置反应	出生~2个月
	平衡反应——倾斜反应	出生后6个月~终生
	——坐位平衡反应	出生后6个月~终生
	——立位平衡反应	出生后12个月~终生
	——Landau反射	出生后6~30个月
	——降落伞反应	出生后6个月~终生
	——自动步行反应	出生~3个月

3. 知觉、感觉障碍　由于患儿年龄小,常伴有智力障碍,且检查困难,准确度差,所以一般只做智力评定,不做详细的感知觉评定。正常新生儿有视觉感应功能,存在对光反射,但敏锐度差。其视觉只有在 15~20cm 处最清晰。大约到 6 岁时视深度充分发育,视力达到 1.0。脑瘫患儿常见的视觉障碍有斜视、眼睑下垂、眼肌麻痹等。听觉由于出生时中耳鼓室未充盈空气且有部分羊水潴留,妨碍声音传导,故不太灵敏。生后 3~7 天有明显改善,约 4 岁时基本完善。

4. 言语障碍　脑瘫患儿的言语功能障碍有发音障碍、共鸣障碍、语言发育迟缓。

5. 日常生活活动能力障碍　主要测试患儿生活自理的程度。

6. 智力障碍　脑瘫患儿智力障碍一般称为智力低下、智力落后、智力发育迟缓、智力缺陷、弱智等。

7. 体格发育障碍　通过对患儿体格发育的评估可知患儿比同龄小儿发育差别的程度和发育滞后的时间,明确是否有畸形、挛缩等情况。

8. 其他

(1) 社会活动参与能力:脑瘫患儿因发育障碍,缺乏与同龄小儿的接触、游戏,很多事情依靠家人,所以绝大多数患儿存在人际关系不良、自理生活和社会活动参与能力差等问题。

(2) 心理:脑瘫患儿因身体缺陷和周围环境的影响而有一定的心理功能障碍,常表现为少语、自闭、自信心差等。

二、康复护理措施

(一) 运动功能障碍的康复护理

1. 仰卧位的姿势控制训练

(1) 头部控制训练

1) 仰卧位头部的旋转:患儿取仰卧位,用颜色鲜艳且能发出声音的玩具在距患儿眼睛 30cm 处的水平位置做缓慢的左右及上下移动,训练患儿眼球的追视能力。

2) 肘支撑头部上抬:训练时应在患儿后侧,使患儿髋、膝关节取伸展位,然后双膝分别跪在患儿两侧,利用自身重力,阻止患儿臀部上抬,并用两手扶助患儿肩、肘关节,完成肘或手的支撑动作。另外,为成功诱导患儿的头部上抬及旋转,可在距患儿头部 30cm 处放置患儿感兴趣的玩具和食物。

3) 仰卧位头部上抬:用双腿夹住患儿的骨盆及双下肢,双手握住患儿双肩,诱导患儿头部上抬。

(2) 身体的旋转动作训练:目的是提高患儿翻身坐起的能力。患儿处于仰卧位,双下肢屈曲,治疗者用自己双腿夹住患儿的双下肢以固定,并用自己的双上肢交叉握住患儿的双手。如让患儿向右侧旋转,则使患儿的右侧上肢轻度内旋并保持住,用左手抓握住患儿的左手或左臂向右侧诱导,同时,头部也向右侧旋转。训练之初,治疗者应适当地给予辅助和诱导,随后尽可能让患儿自己完成此动作。

(3) 骨盆的控制训练:是决定今后爬行、坐位、立位与行走能力的基础。有骨盆上抬训练,即患儿双下肢屈曲立位,上抬骨盆。治疗者根据患儿的情况,对患儿进行辅助或施加阻力,或进行单侧骨盆上抬训练。

(4) 髋关节内收、外展的控制训练:有的患儿由于肌张力较高造成肌肉挛缩,双下

189

肢会出现内收、内旋的"剪刀"样姿势。对于此类脑瘫患儿要尽早进行被动关节活动，以维持其正常的关节活动范围，对髋关节的内收、内旋肌进行牵拉以扩大受限的关节活动范围。有的患儿由于肌张力低，出现外展、外旋的姿势，膝关节几乎不能保持屈曲立位，此时的姿势称为"青蛙"样姿势。对于此类患儿主要的训练方法是引导训练髋关节的内收、内旋动作。

2. 俯卧位的姿势控制训练

(1) 头部控制训练：俯卧位头部上抬的训练，主要目的是提高脑瘫患儿头部的控制能力和头、颈部的抗重力伸展能力。通过对伸肌进行刺激训练可以提高其在各种姿势中的作用，进而相对性降低屈肌的紧张度。但是对于异常伸肌紧张性姿势的脑瘫患儿要避免采用这一训练方法。

(2) 楔板上的支撑训练：指导患儿运用楔板进行肘部支撑、双手支撑、手膝跪立位控制等训练，为爬行动作做准备。

(3) 爬行动作的训练：首先是进行一侧上肢上抬，其余三个肢体支持体重训练，继而双上肢交替进行，如此反复使身体重心随双上肢的交替动作左右转移；接着进行一侧下肢向后方抬起，其余三个肢体支持体重，双下肢交替进行，使身体重心随两下肢的交替动作左右转移。正常的爬行动作是在对角线上的上下肢同时向前迈出，但在爬行动作训练的初期，首先进行单侧肢体按一定顺序的向前迈出训练，即：右手—左膝—左手—右膝。利用这四个动作的前后顺序与不断循环，使身体向前爬行，逐渐过渡到正常的爬行动作与爬行速度。

(4) 髋关节后伸训练及膝关节屈曲控制训练：

1) 髋关节后伸训练：让患儿在俯卧位将下肢伸直，腿上抬，训练时注意不要让患儿的臀部向上翘起。

2) 膝关节屈曲控制训练：让患儿在俯卧位上抬小腿到最大范围，并且让患儿将小腿抬高到与地面成 90° 时保持这一姿势。反复进行小腿上抬训练，是一个抗重力屈伸活动的过程，注意活动的速度尽可能地缓慢和均匀。

3. 翻身训练　仰卧位是引起伸肌痉挛最强的体位，原有 TLR 姿势反射的患儿，仰卧位可加重下肢伸肌痉挛，因此不能使患儿经常仰卧，应协助其尽早学会翻身。用双手分别握住患儿的踝关节，首先使欲翻向侧的下肢伸展，另一侧下肢屈曲内收、内旋转到对侧，带动上身翻转至对侧，反复练习。

4. 坐位训练

(1) 肌张力低下型：治疗者用一只手扶着患儿胸部，另一只手扶其腰部，帮助患儿坐稳。亦可将患儿置于自己的大腿上进行上述操作，这一体位有利于患儿将双腿分开，手放在中线位活动。

(2) 痉挛型：为了缓解痉挛，使患儿背部充分伸展，治疗者从患儿身后将自己的双手从患儿腋下穿过，用双臂夹住患儿双肩(防止肩胛骨内收)，同时用双手将患儿大腿外展、外旋分开，再用双手分别按压患儿的双膝，使下肢伸直。

(3) 不随意运动型：不随意运动型患儿在无支撑坐位时，上肢及下肢会有不自主的运动，身体可能向后倾倒，无法用双手支撑自己或向前伸手抓握东西。具体治疗方法是将患儿双腿并拢后屈曲，然后用双手握住患儿的双肩，做肩关节内收、内旋动作，这样可使患儿双手支撑在身体两侧保持坐位。

5. 站立训练

(1) 从跪位到站立:四点跪训练—双膝跪训练—蹲起训练。

(2) 辅助站立训练:从坐位站起—从跪位站起—从椅子上站起—单腿站立。

(3) 蹲起站立的训练:让患儿坐在木凳上,治疗师在患儿前面用两手扶持患儿两膝并向后按压,同时令患儿站起,开始时可扶持治疗师,慢慢使患儿独立站起,坐下再站起,反复训练,要注意足跟着地,防止动摇,矫正足内翻及尖足等。

6. 步行训练　步行要求有一定的动态平衡能力,即重心转移能力,同时要有较好的上、下肢协调能力,而脑瘫患儿常常有这些方面的功能障碍。因此可指导患儿,借助助行器或在双杠内进行平地行走训练、上下楼梯及步态矫正训练。

7. 上肢运动功能训练

(1) 上肢关节的牵拉、支撑训练:痉挛型的患儿极易出现关节挛缩、变形等问题,所以需要进行肩、肘、手指各关节的牵拉及支撑训练。

(2) 手功能的训练:对患儿的手进行拿放东西、指腹指尖捏物品、投掷与打击动作、双手协调性及各种综合性手部动作的训练。手部训练以功能较好的手为中心进行,不能勉强患儿一定使用右手,以免增加训练难度。

(二) 言语功能障碍康复护理

1. 语言理解能力训练　可先嘱患儿按照治疗者所说的话做出相应的反应,通过反复的交谈,使患儿理解发音的意义。

2. 语音训练　一般利用各种感官刺激如视觉刺激、听觉刺激和感觉刺激等来帮助患儿纠正发音。

3. 发音矫正训练　可用下颌控制法来协调唇、口、舌等动作。

4. 语句练习　即练习说词、句子等。

5. 交谈式练习　先用简短的句子,再逐渐增加句中的词语和延长句子。

(三) 日常生活活动能力训练

1. 穿着训练　穿衣时,患儿坐于椅上,右手抓住衣领,纽扣面对自己,先将左手交叉穿进衣袖里,右手抓衣领将衣服转向身后并拉向右侧,右手往后伸进另一衣袖里,然后整理衣服,扣好纽扣。

2. 进食训练　首先应让患儿保持良好的姿势,控制患儿的下颌帮助进食。

3. 梳洗训练　首先让患儿知道身体各部位的名称、位置及方位;熟悉常用的梳洗用具并知道如何使用;再训练患儿上肢运动和控制能力,尤其是手的精细动作和控制能力。

4. 如厕训练　一般先训练小便,再训练大便;先训练使用痰盂,后训练坐厕;最后训练穿脱裤、清洁等技巧。

5. 洗澡训练　根据患儿不同的年龄、功能障碍而选择不同的体位进行洗澡训练,以舒适、稳定、安全的体位为宜。

(四) 用药护理

由于脑瘫患儿病程长,需长时间静脉用药,所以选择与保护好静脉至关重要。穿刺四肢静脉时应从远心端开始,头部静脉应以近头顶端开始,前额正中静脉周围组织疏松易渗透、肿胀,应采用逆行穿刺。拔针时不能用力按压,不能揉压,以免静脉受到破坏。

（五）心理护理

脑性瘫痪并不等于弱智,事实上有些脑瘫患儿的智力是正常的。因此,对脑瘫患儿及其家属的心理护理是非常重要的。面对患儿时应怀着理解和同情之心,用亲切、柔和的语言给患儿以温暖和关怀,减少其胆怯畏惧心理,激发患儿的主动性。对患儿在治疗过程中取得的点滴进步,应及时给予肯定和鼓励,以增强患儿的自信心。对脑瘫患儿家属应积极采取心理干预,教给他们基本的康复知识,指导他们选择适当的方式调节情绪,并在患儿稍有进步时进行表扬,最终实现患儿日常生活自理能力及生活质量的提高。

三、健康教育

脑瘫的康复治疗持续时间长,所需费用高,给家庭、社会带来很大负担。因此,应加强脑瘫相关知识的宣教,以预防为主,但同时也应尽可能地做到早发现、早确诊、早治疗、早康复。

（一）预防措施

1. 优生优育,保证胎儿健康发育;积极开展早期产前检查,做好围生期保健,保证孕妇良好营养,预防早产;发现妊娠高血压、毒血症时及时治疗,避免难产;怀孕期间(尤其前三个月)做好风疹预防工作;鼓励母乳喂养,增强婴儿抵抗能力。

2. 婴儿出生后定期做检查,定期进行预防接种,防止脑膜炎及其他传染病发生;指导家长了解脑瘫的一般知识,包括病因、临床表现等。教会家长识别脑膜炎的早期症状以及发热的正确处理,有病及时到医院诊治。

（二）早发现、早确诊、早治疗

早期发现可疑脑瘫患儿是实施脑瘫康复的关键,主要通过运动、语言和进食三方面来观察。如有异常,应及时就诊、明确诊断、进行针对性治疗。

（三）家庭康复

对于脑瘫患儿,家庭康复非常重要。

1. 向患儿家属介绍基本知识 在康复治疗过程中,对脑瘫患儿的家属进行家庭康复训练的教育,提供一些家庭训练的指导方法,使脑瘫患儿在日常生活中得到正确的指导和训练,从而提高患儿的独立能力。

2. 告知家属脑瘫患儿的正确卧睡姿势 侧卧位适合各种脑瘫患者,在患者卧床两边悬挂一些带声响或色彩鲜艳的玩具,吸引患者伸手抓玩,让患者经常受到声音和颜色的刺激,以利康复。

3. 教会家属正确抱脑瘫患儿 每次抱患儿的时间不宜过长,使其头、躯干尽量处于接近正常的位置,双侧手臂不受压;避免患儿面部靠近抱者胸前侧,防止丧失观察周围环境的机会。

4. 树立战胜疾病的信心 家属在患儿的成长过程中要帮助患儿树立自信心,学会生活的基本技能,能更好地照料自己,并学会适应环境,步入社会。

第四节　骨　折

案例导入

　　患者,女,60岁。行走时跌倒,左手手掌撑地后手腕部剧烈疼痛,不敢活动,来院就诊。查体:左手腕部明显肿胀和畸形,双上肢肌张力正常。X线检查示桡骨远端向背侧和桡侧移位。诊断为桡骨下端伸直型骨折,给予左手腕部骨折复位及石膏绷带外固定。专科情况:左腕肿胀,枪刺型畸形,左腕压痛,可扪及左尺桡骨远端骨折摩擦感。左腕关节活动受限。左手各指可小幅度屈伸活动,左桡动脉搏动微弱。

　　请分析:

　　1. 患者有哪些主要功能障碍?

　　2. 患者早期一般康复护理措施如何实施?

　　骨折(facture)是骨的完整性或连续性被中断或破坏所引起的疾病。造成骨折的因素有许多,创伤性骨折较为多见,往往伴有肌肉、肌腱、神经、韧带的损伤,少数是因骨骼病变而致骨结构破坏。

　　骨折在治疗中常需固定伤肢,而长时间的制动可引起肌力低下、肌肉萎缩、关节内粘连或韧带退变失去弹性,导致有的骨折虽然已愈合,但肢体仍不能恢复正常功能,甚至造成残疾。因此在骨折治疗过程中,应加强医护人员康复的理念,综合协调地应用各种措施,最大限度地恢复患者身体、心理、社会各方面的功能。

一、康复护理评估

(一) 一般状况

　　包括患者的一般资料、现病史和既往史,有无并发症、检查和治疗情况。

(二) 主要功能障碍及评定

　　1. 局部关节疼痛、肿胀疼痛　常因组织出血、体液渗出增加,交感性动脉痉挛等原因引起的。疼痛反射易造成肌肉痉挛,这是外伤性炎症反应所致的症状,妥善固定后可减轻或逐渐消失。疼痛可利用视觉模拟评分法、口述描绘评分法等来进行疼痛强度的判断。

　　另外,长期卧床、肢体制动,会导致肌肉对血管、淋巴管的挤压作用消失,血流减慢、血液黏滞性增加,引起肢体血液回流障碍,出现肢体肿胀、疼痛,严重者可形成下肢深静脉血栓,进一步影响肢体的功能活动,形成恶性循环。可通过肢体的周径测量进行肿胀情况的判断。

　　2. 关节粘连僵硬　长时间不恰当的固定、制动使关节囊和韧带组织缺乏被动牵伸,逐渐缩短,引起关节粘连甚至僵硬。同时损伤后关节内和周围的血肿、浆液纤维渗出物、纤维蛋白的沉积和吸收不完全等因素,均易造成关节内或关节周围组织的粘连,加重关节活动受限。

　　关节粘连僵硬情况可通过关节活动度检查来进行评定,注意健侧与患侧对比,并了解非固定关节有无活动受限。

3. 肌肉萎缩　肢体被固定后肌肉主动收缩停止,反射性肌收缩减少,神经冲动减少,均可影响肌肉代谢而引起肌萎缩。制动初期,肌肉内的一些酶蛋白由于其转换率高于收缩蛋白,其含量下降很快,酶的活性迅速降低致使肌萎缩高速进展,但当酶的活性回升并达到稳定时,肌萎缩就开始减慢。因此预防肌萎缩应尽早开始,若长期严重的肌萎缩不予纠正,肌肉发生变形、坏死,最终出现肌肉丧失收缩能力。

肌肉萎缩程度可通过相关检查来进行评定,如徒手肌力检查,可判断非固定关节的肌力和健侧肌力情况、肢体长度、周径的测量,可判定伤肢体有无水肿、肌肉萎缩。

4. 肢体负重能力下降　下肢制动影响下肢正常的负重功能、骨骼应力负荷减少,同时骨组织血液循环减少,血流减慢,改变了组织液的酸碱度,妨碍了骨无机盐的代谢,引起骨无机盐的流失,造成骨质疏松。尤其在骨折内固定部位、骨松质区、肌腱、韧带附着区的骨质代谢活跃,骨质疏松更为明显,易致再次骨折。骨质疏松情况可通过相关检查来判断,如骨密度检查。

5. 生活活动能力下降　对上肢骨折患者重点评估生活自理能力;下肢骨折患者重点评估姿势、步态和平衡能力。

二、康复护理措施

骨折愈合不同阶段,其康复训练不同。本节重点介绍功能康复,这也是与临床护理的区别。

(一) 一般康复护理措施

根据骨折愈合过程,骨折康复可分早期、中期和后期三个阶段。

1. 早期康复　是指骨折后 1~2 周内。此期伤肢疼痛、肿胀明显,骨折断端不稳定,容易再移位。早期康复目的是缓解疼痛,消肿、稳定骨折、并保持软组织活动,预防其纤维化。

(1) 抬高患肢:注意保持肢体的远端高于近端,且近端高于心脏平面,以促进血液回流、减轻肿胀。

(2) 主动运动

1) 肢体非固定关节的主动训练,可以减轻肿胀,预防关节挛缩。上肢应注意肩关节外展、外旋与手掌指关节屈曲;下肢应注意踝关节背屈运动。此训练可从伤(术)后第 2 天开始,每日训练 3 次,每次 5~10 分钟,关节活动范围应逐渐加大。

2) 等长收缩训练:即在关节不动的前提下,肌肉做有节奏的静力收缩和放松,即康复训练原则是除了骨折处上下关节不运动外,身体的其他部位均应进行正常的活动。骨折固定部位进行该肌肉有节奏地等长收缩训练,可预防失用性肌萎缩,并可牵引骨折断端靠近,有利于骨折愈合。

一般在骨折紧急处理后 1~2 天,患者病情稳定时,即可在石膏固定下进行患肢肌肉的等长收缩训练,每日训练 3 次,每次 5~10 分钟,以不引起肌肉疲劳为宜。如前臂骨折时做握拳和手指屈伸活动;长腿石膏固定患者需做髋关节运动和足趾运动;当股骨骨折后膝关节被固定时,应进行股四头肌的等长收缩练习。

3) 不负重主动运动:累及关节面骨折常遗留严重的关节功能障碍,为减轻障碍程度,在固定 1~3 周后,如有可能应每日短时取下固定物,在保护下进行受损关节不负重的主动运动,并逐步增加关节活动范围,运动后继续维持固定。这样可促进关节软骨修复,使关节面有较好的塑形,同时可防止和减少关节内的粘连。

4) 健侧肢体及躯干运动训练:对健侧肢体及躯干进行正常的活动训练,使患者尽早下床。若需绝对卧床者,应指导每日做床上保健操,改善全身状况,预防压疮、呼吸和循环等并发症。

(3) 被动运动:可作为主动运动的补充或辅助,以防止关节挛缩、粘连。也可借助专用器械对关节进行早期持续被动运动,运动时应注意运动的速度、运动的角度,循序渐进地进行。

(4) 物理治疗:常见的方法有:温热疗法、超短波疗法、低频磁疗等。温热疗法(传导热疗、辐射热疗),可改善肢体血液循环、消炎、消肿,减轻疼痛、减少粘连、防止肌肉萎缩及促进骨折愈合,至少需在术后或伤后 48 小时后进行。超短波疗法或低频磁疗,可使成骨再生区代谢过程加强,纤维细胞和成骨细胞提早出现,促进骨折愈合。

2. 中期(骨痂形成期)康复　是指骨折后 2 周至骨折的临床愈合,此期伤肢肿胀逐渐消退,疼痛减轻,骨折断端有纤维连接,并逐渐形成骨痂,骨折处日趋稳定。中期康复目的是促进骨痂的形成,恢复活动范围,增加肌肉力量及提高肢体活动能力,在此基础上恢复日常生活活动能力与工作能力。

(1) 关节活动度训练:训练重点是维持及扩大关节活动范围,可在医护人员或健肢的帮助下,逐渐恢复骨折部位近端、远端未固定关节的活动,由被动活动转化为主动活动;并且由一个关节到多个关节,逐渐增加关节主动屈伸活动,避免关节僵硬,引起活动受限。训练量及训练时间较早期有所增加,每日 2 次,每次 20 分钟左右为宜,有必要时配合器械或支架做辅助训练。在病情允许下,应尽早下床,进行全身活动。

(2) 肌力训练:肌力的恢复,是运动功能恢复的必要条件,同时亦可恢复关节的稳定性,防止关节出现继发退行性变。因此,此期除继续做伤肢的肌肉收缩训练外,还应进行肌力训练。尤其是对于不伴有周围神经损伤或特别严重的肌肉损伤的骨折,患者伤区肌力常在 3 级以上者,则肌力训练应以抗阻力训练为主。

3. 后期康复　是指伤后 8~12 周,临床愈合期或已去除外固定后的康复。此期骨性骨痂已形成,X 线已显影,骨骼有一定的支撑力,但邻近关节的活动度下降,肌肉萎缩。康复训练的目的:在于防止瘢痕组织粘连,恢复受累关节活动度,最大限度恢复关节活动范围,增加肌肉力量,重新训练肌肉的协调性和灵巧性,使肢体功能恢复正常,并提高患者的日常生活活动能力。

(1) 主动运动:主动运动时应循序渐进,以不引起疼痛为原则,维持并扩大关节活动范围,受累关节进行各运动轴方向的运动,运动幅度逐渐增大,并轻柔地牵伸挛缩和粘连的组织,每个动作重复多遍,每日数次。

(2) 助力运动和被动运动:助力运动多用于刚拆去石膏、肢体僵硬难以进行主动运动的患者。动作应注意平稳、柔和,并随关节活动范围增加而逐步减少辅助力量。被动运动多用于组织粘连、挛缩严重的患者。训练时应注意手法、力量,尽量靠近受累关节,避免骨折线受力,造成再次骨折。动作应平稳、缓和、有节奏,以不引起明显疼痛及肌肉痉挛为宜。

(3) 关节松动术和功能牵引:多用于僵硬关节,可配合热疗进行手法松动,将受累关节的近端固定,远端按正常的关节活动方向加以适当力量进行牵引,使组成关的骨端能在关节囊和韧带等软组织的弹性范围内发生移动。对于中度或重度关节挛缩者,可在运动与牵伸的间歇期,配合使用夹板,以减少纤维组织的回缩,维持治疗效果。训练控制在每日 2~3 次,每次 15 分钟左右。牵引力量以患者感到可耐受的酸痛、但不产生肌肉痉挛为宜。

(4) 恢复肌力和负重练习:通过逐步增加肌肉的力量,引起肌肉的适度疲劳。当患肢肌力为 0~1 级时,训练以被动运动及辅助主动运动为主;当患肢肌力为 2~3 级时,内容以主动运动为主,可适当辅以辅助运动;当肌力达到 4 级或以上时,可进行渐进抗阻力运动训练。如合并关节内损伤时,肌力训练应以等长收缩为主,避免加重关节损伤。

负重练习主要用于下肢骨折。练习时先在平行杠或步行车中或在双腋杖支持下做部分负重的站立练习,逐步过渡到充分负重的站立练习。2 周后,增加双下肢交替负重的主动运动练习、缓慢的原地踏步练习,提起足跟练习、半蹲起立练习,以增加负重肌肌力,逐步增加患肢负重练习。对于股骨颈骨折的负重练习可延长,宜较长期持手杖步行,不宜因无症状而过早恢复患肢的充分负重,以减少后期发生股骨头无菌性坏死的危险,并且患肢在 1~2 年内仍不宜过多过长时间的负重。

(5) 物理治疗:局部紫外线照射,可促进钙质沉积与镇痛。红外线、湿热敷、蜡疗等可作为手法治疗前的辅助治疗,以促进血液循环、改善关节活动功能。

(6) 恢复日常生活活动能力及工作能力:可配合作业治疗和职业前训练,改善动作技能技巧,增强体能,从而恢复患者伤前日常生活活动能力及工作能力。

(7) 传统康复疗法:如局部按摩对促进血液循环、松解粘连,改善关节活动功能有较好作用。中药内服、外敷、熏洗、湿热敷、针灸、推拿等方法可最大程度上恢复原有机体正常生理功能,还可进行步态训练等,帮助患者恢复原有的生存质量。

(二) 常见骨折的康复护理要点

1. 上肢

(1) 肱骨外科颈骨折:多见于老年人,临床上将其分为外展型及内收型两类。

1) 外展型:多属稳定性,可用三角巾悬吊固定 4 周。早期做握拳及肘和腕关节屈伸练习,限制肩外展活动。

2) 内收型:治疗较困难,复位后以三角巾制动 4~6 周。以预防肺部并发症及早期功能活动为主,限制肩内收活动,预防肩周炎及肩关节僵硬发生。

(2) 肱骨干骨折:肱骨干中下 1/3 骨折易合并桡神经损伤。肱骨中段骨折不愈合率较高,若骨折断端出现分离现象,应及时矫正。

患者所处体位应为肘部屈曲 90°,前臂稍旋前,吊带悬挂于胸前。骨折固定后 2 周内,练习指、掌、腕关节活动,并做上臂肌肉的主动舒缩练习,如伸指、握拳、耸肩等,禁止做上臂旋转活动和直立位时进行肩外展。固定 2~3 周后练习肩、肘关节活动,如肩、肘关节伸屈训练,一般用健侧手握住患侧腕部使患肢向前伸展,再屈肘后伸上臂。去除外固定后,行肩、肘全面锻炼。注意任何练习都不应引起剧痛,以产生轻微疼痛,而停止活动后疼痛消失为宜。

(3) 肱骨髁上骨折:常发生于儿童,预后较好,但常易出现肘内翻畸形,合并血管神经损伤的症状。康复护理过程中应严密观察有无血运障碍,早期症状多表现为剧痛,桡动脉搏动消失、皮肤苍白、麻木及感觉异常,若处理不及时,可发生前臂肌肉缺血性坏死,造成严重残疾。

伸展型骨折复位后,常用石膏托固定患肢90°,肘屈曲功能位4~6周;屈曲型则固定于肘关节伸直位。外固定时只能练习指、掌、腕关节活动。外固定解除后,主动做肘关节屈伸练习。伸直型骨折主要练习屈肘位的肌肉等张收缩,屈曲型骨折主要练习伸肘位肌肉等张收缩。练习次数由少到多,频率由慢到快,循序渐进,具体视患者情况而定,切忌粗暴的被动活动,且屈曲性骨折不要做过多的屈曲活动,伸直型骨折不要做过多的伸展活动。

(4)尺桡骨干双骨折:复位固定后,即可开始功能锻炼。初期可练习上臂和前臂肌肉舒缩活动,用力握拳,充分屈伸手指的动作。2周后局部肿胀消退,开始进行练习肩、肘、腕诸关节活动,频率和范围逐渐增加,但禁忌做前臂旋转活动。4周后练习前臂旋转及用手推墙动作,使两骨折端之间产生纵轴挤压力。练习方法有利用器械做旋转活动练习使患者屈肘90°和手拿棒做前臂的旋前及旋后练习等。7~9周后,如X线显示骨折已临床愈合,即可拆除外固定,主动进行前臂旋转和腕关节屈伸练习。因训练较为复杂,应向患者解释清楚,取得患者理解和配合。

(5)桡骨远端骨折:复位固定后早期指导患者用力握拳,充分伸屈五指,以练习手指关节和掌指关节活动及前臂肌肉的主动舒缩;练习肩关节前屈、后伸、内收、外展、内旋、外旋及环转活动和肘关节屈伸活动。2周后可进行腕关节背伸和桡侧偏斜活动及前臂旋转活动的练习。循序渐进,切忌盲目活动,以免骨折再移位。3~4周后解除外固定,充分练习腕关节的屈伸、旋转活动和尺侧、桡侧偏斜活动。

腕关节的功能是手的各种精细活动的基础,应特别重视。简便而有效的练习方法就是利用健手帮助患侧腕部练习,如以两手掌相对练习腕背伸,两手背相对练习掌屈或利用墙壁或桌面练习腕关节背伸和掌屈等。

2. 下肢

(1)股骨颈骨折:应避免长期卧床引起的并发症,早期进行床上活动,练习肌力和骨折远端各关节活动,逐渐过渡到借助支具下床活动、负重行走。

行加压螺纹钉内固定手术者,原则上术后第1天做患肢各肌群的等长收缩练习;第2~3天即可起床活动,并且允许患肢负重;1周以后主要以等张收缩的方式做髋关节周围肌群的肌力练习,并开始髋与膝的有助力的屈伸运动。练习时动作需轻柔,幅度逐步增大,避免引起明显疼痛,随后逐步改做主动屈伸运动,增大主动运动幅度;手术2周后即可开始第三阶段康复;3~4周以后可完全恢复原有的社会生活。

对于有轻度移位的股骨颈骨折,为减少股骨头坏死的可能性,应给予患侧股骨头8~12周的不负重休息。患肢不能着地行走,不负荷身体重量。其训练程序为:术后第1天做等长练习;第2天开始做等张练习的关节主动活动;第3天可扶双腋杖下床,患肢不负重。8~12周后过渡到第三阶段康复。

对于有骨牵引者,早期做患肢肌群的等长收缩及趾、踝、膝关节的运动,后期再进行抬臀练习、抬腿练习,直至解除骨牵引固定。

(2)股骨干骨折:由于肌肉附着后的牵拉作用,股骨干骨折后易向前外侧成角,因此治疗上多使用内固定手术或整复后行骨牵引术。应在保持有效固定或牵引的基础上进行功能训练。

对内固定手术者,术后当天或第1天即可开始肌肉等长练习,以及踝及足部运动练习,并尽早理疗,以帮助消肿、减少肌肉的纤维化和粘连。术后第3天,疼痛反应消退,可开始在床上活动膝、髋关节,做髌骨上下、左右被动活动,可在膝关节下方加用枕垫,在增加膝屈曲度的姿势体位下做主动伸膝练习,同时及时取出枕垫,防止垫枕时间过长引起髋关节屈曲挛缩。锻炼时可做髋、膝关节屈曲90°。肌肉练习以等张收缩为主,辅以等长收缩。肌力练习中股四头肌的等长和等张收缩是极为重要。根据患者情况,术后5~6天可开始扶双杖或支架行走,术后2~3周逐渐增加负重量,2个月左右使用单手杖负重行走。

对骨牵引者,早期做趾、踝关节的活动及股四头肌、腓长肌肌力练习及髌骨的被动活动,而后进行膝关节、髋关节的运动。

(3)胫腓骨骨折:骨折固定后开始踝关节屈伸练习和股四头肌练习。膝关节保持中立位,防止旋转。避免平卧位练习直腿抬高或屈膝位练习主动伸膝,否则会引起骨折端剪力、成角、扭转应力,影响骨折愈合。根据骨折愈合程度,可扶双拐逐渐分级负重练习。

(4)踝部骨折:经整复固定后,适当活动足趾并进行背伸活动,禁止做旋转及踝内外翻运动。根据骨折愈合程度,可扶双拐或单拐逐渐分级负重练习。骨折临床愈合后应进行患肢负重下的各种功能活动。

3. 脊柱骨折

(1)单纯性脊柱骨折并脱位:初期应平卧硬板床休息,避免引起脊髓损伤。如单纯性胸腰椎压缩性骨折,3~5天后开始仰卧位腰背肌练习,练习中避免脊柱前屈及旋转。当急性症状缓解后约2周,可让患者仰卧下作腰部过伸和翻身练习,翻身时注意保持脊柱水平的一致。6周后可逐渐起床活动,进行脊柱后伸、侧弯和旋转练习,骨折愈合后可增加脊柱活动范围和腰背肌的练习强度。

(2)伴有脊髓损伤的脊柱骨折脱位:首先应以有利于脊髓功能的恢复与重建作为基本点进行康复,各损伤平面患者可以选用相应的辅助器械和自助具,如轮椅、适应性日常生活用具等进行康复。

三、健康教育

1. 恢复肢体生理功能 上肢应围绕增强手的握力进行活动,下肢应围绕恢复负重行走能力进行训练。但是功能训练不能干扰骨折的固定,影响骨折的愈合,如外展型肱骨外科颈骨折不能进行上肢的外展运动,内收型肱骨外科颈骨折不能做内收运动,尺桡骨干骨折不能做前臂的旋转,胫腓骨骨干骨折不能做下肢的内外旋运动等。

2. 活动量 功能训练应在医护人员的指导下循序渐进地进行,运动范围由小到大,次数从少到多,时间由短到长,强度由弱到强,活动度以不感到疲劳,骨折部位未出现疼痛为度。

3. 饮食调理 骨折愈合按三期划分,饮食也要根据病情的发展,配以不同的食物,以促进血肿吸收或骨痂生成。早期以清淡饮食为主,如蔬菜、蛋类、豆制品、水果、鱼汤、瘦肉汁等,忌食酸辣、燥热、油腻,不可过早给以肥腻滋补之品,否则易使骨痂生成迟缓,影响关节功能的恢复;骨折恢复中期应适当加强营养,以满足骨痂生长的需要,如牛奶、骨头汤、鱼、动物肝脏、甲壳类食品、海产品、胡萝卜等;骨折后期骨痂形成,饮食上可给予高热量、高蛋白、高钙、富含维生素D和矿物质饮食,如动物内脏、鸡蛋、豆类、绿叶蔬菜等含铁较多,麦片、芥菜、蛋黄等含锰较多。

4. 心理调适　由于骨折愈合时间长、常需制动,给患者生活带来不便,致使患者易出现不良情绪,如孤独、担心、失落等,久之易出现精神障碍。康复护理人员应多鼓励患者,以积极的心态参与康复训练,早日重返社会。

第五节　颈　椎　病

 案例导入

患者,女,35 岁,教师。患者因长期伏案工作,颈肩酸痛、头晕头胀伴左手麻木 1 年余。放射至左脸部,记忆减退,思维不集中。颈椎 X 线片:$C_{4\sim7}$ 轻度退行性改变。CT:$C_{5\sim6}$ 椎间盘向后均匀膨出,硬膜囊前脂肪间隙消失。经多方保守治疗无效。检查:颈棘突旁肌痉挛,压痛明显,左侧神经牵拉试验(+),压头试验(±)。双上肢肌张力正常,左上肢肌力 5 级,右上肢肌力 5^-,诊断:颈椎病。

请分析:

1. 目前患者有哪些功能障碍?
2. 应该采取哪些康复护理措施?

颈椎病(cervical spondylosis)又称颈椎综合征,是因颈椎椎间盘、椎体、椎间关节退行性改变,刺激或压迫邻近的神经根、脊髓、椎动脉及颈部交感神经等组织,所引起相应的症状和体征。其发病常由慢性劳损、头颈部外伤、血管因素、咽喉部炎症、颈椎结构发育不良等因素引起。以中老年人群居多,是临床常见病、多发病,近年来,其发病有年轻化趋势,青少年颈椎病患者逐年增多。从事伏案工作者发病率较高。

按照临床表现的不同,通常将颈椎病分为以下几种类型:

1. 神经根型　因椎间孔狭窄、神经根受累所引起的。表现为颈部活动受限,颈、肩部疼痛,可向前臂或手指放射,手麻,手或臂无力感。

2. 脊髓型　是由于颈椎间盘突出物刺激或压迫交感神经纤维,反射性地引起脊髓血管痉挛、缺血而产生脊髓损害的症状。表现为颈肩痛伴有四肢麻木、肌力减弱或步态异常,严重者发展至四肢瘫痪、小便潴留、卧床不起。

3. 椎动脉型　是由于椎间隙变窄、钩突变尖刺激或压迫椎动脉,引起椎-基底动脉供血不足而产生的临床表现。出现头痛、头晕,甚至猝倒,有时可有恶心、耳鸣、耳聋和视物不清。

4. 交感型　是由于交感神经末梢受刺激和压迫所出现的交感神经功能紊乱而产生临床表现。表现为头晕、头痛、头沉重感、偏头痛、视物模糊、耳鸣、耳聋、心律失常;肢体或面部区域性麻木、出汗异常等表现。

5. 混合型　兼有上述两种以上类型的症状和体征。

6. 颈型　是临床上极为常见,是最早期的颈椎病,也是其他各型颈椎病共同的早期表现。以颈部症状为主,故又称局部型。由于症状较轻,仅有颈部酸痛不适、疼痛、板滞甚至僵硬等症状,往往重视不够,以致反复发作而使病情加重,不少反复"落枕"

的患者多属此型。

一、康复护理评估

(一) 一般状况

包括患者的一般资料、现病史和既往史、影像学检查X线正位、侧位、双斜位相是否有颈椎退行性变,如颈椎生理弯曲异常、椎间隙变窄、椎体缘骨质增生、钩突变尖等。

(二) 主要功能障碍及评定

1. 颈椎活动受限　针对颈椎活动范围,如颈椎屈曲、伸展、侧弯,以及旋转进行测量,与正常对比,了解颈椎有无活动受限。

2. 肌力下降　肌力对于颈椎的稳定有着重要的作用。临床常用徒手肌力评定法对易受累及的肌肉进行肌力评定,或使用握力计对患侧肢体的屈指肌肌力进行测定,并与健侧对照。

3. 四肢功能障碍依据颈椎病的分型。

(1) 神经根型:主要功能障碍为上肢(手)的麻木、无力等功能障碍,严重者可影响日常生活活动能力。

(2) 脊髓型:依严重程度,可表现为四肢麻木、无力、步态异常、影响上下肢功能,严重者可截瘫。

(3) 椎动脉型:一般不影响四肢功能,轻度影响生活和工作,但头晕严重者亦可影响日常生活活动能力。

(4) 交感型及颈型:不影响四肢功能。

目前临床上常用综合性量表进行功能障碍评定,因各类型不同,使用量表亦不同。日本骨科学会(JOA)对脊髓型颈椎病的17分评定法(表7-7)应用较为普遍,而日本学者田中靖久等人的20分评价方法(表7-8)对神经根型颈椎病较为全面而实用。表中分数越低表示功能越差,以此评价康复治疗效果。

表7-7　脊髓型颈椎病17分评价表

项目	评分	项目	评分
Ⅰ. 上肢运动功能		Ⅲ. 感觉	
不能自己进食	0	A. 上肢;严重障碍	0
不能用筷子但会用勺子进食	1	轻度障碍	1
手不灵活但能用筷子进食	2	正常	2
用筷子进食及做家务有少许困难	3	B. 下肢:(0~2 同上肢)	
无障碍但有病理反射	4	C. 躯干:(0~2 同上肢)	
Ⅱ. 下肢运动功能		Ⅳ. 膀胱功能	
不能行走(卧床不起)	0	尿闭	0
用拐可平地行走少许	1	尿潴留,但大劲排尿	1
可上下楼,但要扶扶梯	2	排尿异常(尿频,排不尽)	2
行走不稳,也不能快走	3	正常	3
无障碍但有病理反射	4		

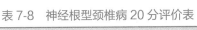

表 7-8　神经根型颈椎病 20 分评价表

项目		评分	项目		评分
症状与主诉	A. 颈肩部的疼痛与不适		A. 椎间孔挤压试验		
	a. 没有	3	a. 阴性		3
	b. 时有	2	b. 颈肩痛（+）颈椎运动受限（−）		2
	c. 常有或有时严重	1	c. 颈肩手痛（+）颈椎运动受限（−）		1
	d. 常很严重	0	或颈肩痛（+）颈椎运动受限（+）		1
			d. 颈肩手痛（+）颈椎运动受限（+）		0
	B. 上肢疼痛与麻木		B. 感觉		
	a. 没有	3	a. 正常		2
	b. 时有	2	b. 轻度障碍		1
	c. 常有或有时严重	1	c. 明显障碍		0
	d. 常很严重	0			
	C. 手指疼痛与麻木		C. 肌力		
	a. 没有	3	a. 正常		2
	b. 时有	2	b. 轻度障碍		1
	c. 常有或有时严重	1	c. 明显障碍		0
	d. 常很严重	0	D. 腱反射		
			a. 正常		1
			b. 减弱或消失		0
工作和生活能力	A. 正常	3	A. 正常		0
	B. 不能持续	2	B. 仅有无力、不适而无功能障碍		−1
	C. 轻度障碍	1	C. 有功能障碍		−2
	D. 不能完成	0			

二、康复护理措施

目前颈椎病的康复主要以恢复其正常的生物力学关系为主，并重点改善相关颈椎的病理组织，防止颈椎病复发或加重。治疗方法有非手术或手术疗法，非手术方法强调综合疗法，常有围领及颈托固定、药物治疗、注射疗法、颈椎牵引、物理治疗、针灸治疗、推拿和手法治疗、运动疗法等；手术疗法又分颈前路和颈后路手术两种。为配合治疗，颈椎病的康复护理措施应注意以下几点。

（一）卧床休息

颈椎病急性发作期或初次发作的患者，要适当注意卧床，病情严重者宜卧床休息 2~3 周。待急性期症状基本缓解以后，患者可在颈围保护下逐渐离床活动。另外，要注意保护颈部，勿受凉。

（二）正确佩戴颈围

颈围（颈托）包括用纸板、皮革和石膏等临时制作的围领和各种特制的颈托，是颈椎病治疗和康复中常用的器具。

1. 作用　保护颈椎，限制颈椎活动，减轻脊髓、神经根及关节面的摩擦造成的创伤性反应,促进水肿的消退和炎症的吸收,并可纠正颈椎的畸形,防止错位、复发和植骨块的压缩和脱位。

2. 适应证 颈椎病急性发作、颈椎间盘突出症微创手术后、颈椎错位手法治疗后等颈椎需要制动、固定时使用。因长期应用颈托或颈围可引起颈背部肌肉萎缩、关节僵硬和形成对围领的依赖性,不利于颈椎病的康复,如果长期使用颈围,突然解除后可使症状加重。

3. 佩戴方法及注意事项

(1) 颈围和颈托的高度必须合适,一般固定颈椎于中立位,若有颈部损伤则可应用前面宽、后面窄的颈托,使颈部处于轻度后伸位,以利颈部损伤组织的修复;有颈曲反张者,围领的后方不宜过高。

(2) 戴颈围时应松紧适度,以不引起明显不适为佳,并可随时调整,白天使用,夜里取下或放松固定(图7-6)。

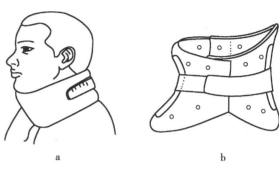

图 7-6 围领

知识链接

围 领

1. 普通围领的制作 普通围领是指在颈椎病、颈椎间盘突出和颈椎小关节紊乱中用纸板等制作的临时性围具,其方法简便、经济、舒适,重量轻,吸汗性强,并可随时根据病情和颈部的粗细、长短制作成不同的形状,因而适应性强,效果好。可选用硬纸板或其他适当的物品按照具体患者的颈部特点以及治疗的需要,剪成适当的形状,先剪得宽大一些,试用不合适的还可以继续修剪。剪好后试用合适,在其外面套以针织套或纱布围绕,使其柔软不摩擦和压迫皮肤,结口处可用按扣、结带或用纱布围绕固定。

2. 软海绵围领(soft foam cervical collar) 这种围领相当柔软,本身并没有限制颈椎运动的作用,但由于软围领与颈部皮肤的接触形成一种运动感觉的提示。当颈椎出现运动时,颈部皮肤会有感觉,而促使患者自觉地限制颈椎的运动。这种围领限制运动的功能有限,但是戴用舒适,有温暖感。

3. 费城围领(Philadel-phia collar) 这是一种用聚乙烯泡沫塑料板与附加的硬塑料板增强条制成,分前后两片的预制品。主要生物力学作用是可以与颈部全面接触,能提供轻度的限制颈椎运动的作用,并可随意调节。

(三) 运动疗法

主要是进行增强颈肩背肌的肌力训练,使颈椎稳定,减少神经刺激,改善颈椎间各关节功能,增加颈椎活动范围,减轻肌肉痉挛。

1. 左右屈颈 头颈部向左右侧屈8次,要求耳部尽量靠近肩部。

2. 前屈后伸 颈部前屈后伸8次,前屈时下颌尽量贴于胸部,后伸时枕部尽力靠向后背。或者利用两张办公桌,两手撑于桌面,两足腾空,头往后仰,坚持5秒钟,重复3~5次。慢慢地做4次重复运动,再回到中立位置的时候停止。然后快速做8次重复运动,呼气时摺起颈部,吸气时弓起颈部。

3. 颈部旋转　有目的地让头颈部向左右转动数次,转动时应轻柔、缓慢,以达到该方向最大运动范围为准。

4. 抬肩运动　行夹肩运动,两肩慢慢紧缩3~5秒钟,然后双肩向上坚持3~5秒钟,重复6~8次。

 知识链接

颈椎的保健操

1. 仙鹤点头(类似于麦氏的颈项牵拉)　先做预备姿势,立正姿势,两脚稍分开,两手撑腰。练习时:低头看地,以下颌能触及胸骨柄为佳;还原至预备姿势;动作宜缓慢进行,以呼吸一次做一个动作为宜。

2. 犀牛望月(类似于麦氏抬头拉颈)　预备姿势同上,练习时:缓慢抬头,双目仰望天空;还原至预备姿势;呼吸一次做一个动作。

3. 金龟摆头(类似于麦氏侧弯颈椎)　预备姿势同上,练习时:头颈向左侧弯,左耳尽力靠向左肩,还原至预备姿势;头颈向右侧弯,右耳尽力靠向右肩,还原至预备姿势。动作要配合呼吸,缓慢进行。

4. 金龙回首　预备姿势同上,练习时:头左右旋转,先用头部旋转,再以颏部尽力接触肩峰,还原至预备姿势。

以上四个动作按节律反复进行,主要是练习颈部的伸屈与侧弯功能。每个动作可做两个八拍(按做操口令)。每日可进行1~2次。

(四) 颈椎牵引

通过对颈椎牵伸的生物力学效应,缓解颈部肌肉痉挛,使椎间隙或椎间孔相对增大以缓解对神经根、椎动脉、交感神经的刺激、压迫,牵开被嵌顿的组织,减少椎间盘内压,缓冲椎间盘向周缘外突的压力,有利外突组织的复位,减轻症状。

1. 牵引角度　应根据颈椎病变部位而定(表7-9)。

表7-9　病变颈椎节段与牵引角度关系

病变颈椎节段	$C_{1~4}$	$C_{5~6}$	$C_{6~7}$	$C_7~T_1$
牵引角度	0°	15°	20°	25°

2. 牵引时间　以15~30分钟为宜,每日一次。

3. 牵引重量　一般从4~6kg开始,根据患者体质及颈部肌肉改善情况逐步增加牵引重量,也可按患者体重1/8~1/12计算。

(五) 枕头与睡眠姿势

维持颈椎的生理曲度,可使颈部和肩胛部的肌肉放松,解除肌痉挛。因此,指导患者选取合适的枕头,采取正确的睡眠姿势,应以保持颈椎生理曲度为原则。

1. 枕头的选取　通常枕头不宜过高,也不宜过低。因高枕无论是左侧卧还是右侧卧,都会使颈椎处于非生理弯曲状态(图7-7a),使颈部肌肉、颈椎骨和韧带等处于紧张状态,得不到真正放松和休息,甚至使一些神经和血管受压,导致睡后症状反而加重。同样如果采用低枕或不用枕睡觉,也会使颈椎处于非生理弯曲状态(图 7-7b),发生高枕一样的弊病。故枕高应结合个体体型,一般以仰卧时头枕于枕上,枕中央在受压状态下高度 8~15cm 为宜,而在枕的两端,应比中央高出 10cm 左右,因为侧卧时,肩部在下垫起,会使颈椎弯曲,增加枕两端高度则可消除这一不良影响,保证颈椎的生理弯曲(图 7-7c)。

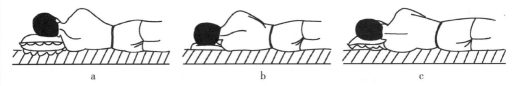

图 7-7　枕头的选取
a. 高枕致颈椎侧弯;b. 低枕致颈椎侧弯;c. 枕高合适

合理的枕头必须具备科学的高度和舒适的硬度。有利颈椎康复的枕头还应具有以下特点:曲线造型符合颈椎生理弯曲;枕芯可以承托颈椎全段,使颈肌得到充分的松弛和休息;枕芯透气性良好,避免因潮湿而加重颈部不适。过高、过硬、过短、过窄、充填物不合适的枕头都是不合适的。

2. 睡眠姿势的指导良好的睡姿对颈椎的康复十分重要。睡眠应以仰卧为主,头应放于枕头中央,侧卧为辅,左右交替,侧卧时左右膝关节微屈对置。俯卧、半俯卧、半仰卧或上、下段身体扭转而睡,都属不良睡姿,应及时纠正。

（六）保持正确的姿势

颈椎病的康复与头部长期所处位置有密切关系,有统计表明,本病发病与职业有高度相关性,通常伏案、或低头位工作者多见。由于颈肩部软组织慢性劳损,是发生颈椎病的病理基础,故纠正生活、工作中的不良姿势,防止加重慢性损伤,对颈椎病的康复尤为重要。

1. 定期改变头颈部体位　对于长期伏案工作者,应定时改变头部体位,每小时有目的地让头颈部进行活动,或者定期远视,待眼睛疲劳消除后再继续工作,有利于缓解颈椎的慢性劳损。

2. 调整颈椎姿势,保持正常的体位　合理调整头与工作面或电脑的高度与倾斜度,可保持颈椎正常的体位。长期低头看书或工作、长期仰头工作,均可破坏颈椎的生理平衡,造成颈椎周围软组织劳损或肌肉韧带和关节囊的松弛而影响颈椎的稳定。因此,工作中要注意端正头、颈、肩、背的姿势,不要偏头耸肩;谈话、看书时要正面注视,不要过度扭屈颈部,保持脊柱的正常生理曲度,防止因姿势不良而诱发或加重颈椎病。

（七）心理康复

首先,要让患者了解颈椎病的相关知识及自身病情,指出大部分颈椎病经过治疗症状可以缓解甚至消失,同时指导患者正确的防护颈椎,解除患者的紧张情绪;其次,要消除患者的急躁情绪,增强治疗疾病的信心。因颈椎病发病缓慢,病程长,恢复时间较长,必须有耐心,坚持不懈,配合医护人员的工作。

三、健康教育

颈椎病是一种慢性病,短期内难以根除,且极容易复发,因此应特别注意预防及保健。

1. 严防急性头、颈、肩外伤　设法避免各种生活意外及运动损伤,如头颈部跌扑伤、碰击伤及挥鞭伤,均易发生颈椎及其周围软组织损伤,直接或间接引起颈椎病,应积极预防。有些日常动作易忽视,如乘车睡眠,急刹车时头部突然后仰,极易造成颈椎挥鞭性损伤;运动、走路或劳动中防止闪、挫伤。在头颈部发生外伤后,应及时去医院诊断治疗。

2. 避免诱发因素　颈椎病的致病因素较为复杂,除外伤外,常见的还有落枕、受凉、过度疲劳、强迫体位、姿势不良及其他疾病(如咽喉部炎症、高血压、内分泌紊乱等)。

3. 提高机体抗病能力　加强身体锻炼,加强自身营养,多食新鲜蔬菜、水果等富含维生素 C 的食物,可增强人体免疫力。中医认为胡桃、山萸肉、生地、黑芝麻等具有补肾髓之功,合理地少量服用可起到强壮筋骨、推迟关节退变的作用。身体锻炼可从全面的身体锻炼(如慢跑、散步、游泳等)和颈肩部的局部锻炼着手(如放风筝、颈椎操、工间操等),从而提高机体抵抗力。

4. 经常使用健身锤保健　使用健身锤反复弹打颈椎两侧、颈肩部及督脉一条线,重点弹打大椎、风池、风府、曲池及外关等穴及上肢压痛点,可通经活络、强身壮体。弹打用中度或重度手法,以颈肩部有胀、热感为好。对兼有眩晕头痛者,可加打头部;兼有恶心呕吐、多汗、心悸者,可加打内关、神门;兼体倦乏力、四肢发冷者可加足三里、三阴交、合谷、内关等穴位。

第六节　类风湿关节炎

 案例导入

患者,女,57 岁。于 5 年前无诱因开始两手指关节疼痛,晨起时感觉疼痛的关节僵硬,时过不久两腕关节也开始疼痛,时轻时重。近 1 年来,指腕关节开始变形。周身不适,有时发热、食欲不振。患者及家属对所患疾病的有关知识了解较少。身体评估:体温 37.5℃;脉搏 90 次 / 分;血压 112/82mmHg,发育正常,自动体位,两腕关节明显肿胀畸形,指甲稍苍白。脊柱与下肢正常。实验室检查:类风湿因子(+),X 线显示指腕关节骨质疏松,关节间隙变窄。医疗诊断为类风湿关节炎。

请分析:

1. 该患者的主要功能障碍有哪些?

2. 术后如何进行康复护理?

类风湿关节炎(rheumatoid arthritis,RA)又称类风湿,是一种病因未明的慢性全身性炎症性疾病,以慢性、对称性、多滑膜关节炎和关节外病变为主要临床表现,属于自身免疫性疾病。主要累及手、足等小关节,也可累及任何有滑膜的关节、肌腱、韧带、骨骼、心、肺及血管。早期有关节红肿热痛和功能障碍,晚期关节可出现不同程度的僵硬畸形,并伴有骨破坏和骨骼肌的萎缩,极易致残。

RA 是一种发病率高、致残率高、死亡率低的疾病,其中高致残性可使患者丧失劳动能力,生活不能自理,精神压抑、悲观失望,以致终身残疾,严重影响患者生活质量。因此在该病的康复护理工作中,应从生理 - 心理 - 社会多方位全面考虑。

一、康复护理评估

(一) 一般状况

包括一般资料、现病史和既往史、职业能力及经济状况、心理状况、X 线检查早期有无关节周围软组织肿胀、骨质疏松,后期有无关节软骨破坏、侵蚀、关节间隙狭窄、强直和畸形。

(二) 主要功能障碍及评定

1. 与 RA 有关的慢性疼痛　为游走性疼痛,多呈对称性发作,也可在多个关节同时发生,伴有局部发红、肿胀,持续时间较短,一般为 12~72 小时,最长也不超过 3 周,且多以大关节为主,如膝、肘、肩等关节。

疼痛程度的评定常用视觉类比法、数字量表、MeGil-Melzack 疼痛问卷等。亦可采用轻、中、重三级评定:轻度,仅在压力性活动时有疼痛;中度,在非压力性的主动活动时有疼痛;重度,在休息时也有疼痛。

2. 关节畸形和功能障碍　早期 RA 发作后不遗留关节强直或畸形,关节功能可恢复。但后期由于侵蚀性的关节损伤和周围组织的破坏反复发作,可使关节出现各种畸形和功能障碍。如关节梭状肿胀、掌指关节及手指的尺侧偏移、天鹅颈样畸形、纽扣样变形、残毁样变形、踇外翻、膝外翻或膝内翻、爪形手、关节挛缩固定等。

有关 RA 功能障碍的量表较多,其中应用较多的是类风湿关节炎功能指数(表 7-10)来评定功能障碍及其严重程度。

表 7-10　类风湿关节炎功能指数

Ⅰ级	日常活动不受任何限制,能完成一般活动(生活自理 *、职业活动 **、业余活动 ***)
Ⅱ级	能完成一般生活自理活动和职业活动,但业余活动受限制
Ⅲ级	能完成一般生活自理活动,但职业活动和业余活动受限制
Ⅳ级	一般生活自理活动、职业活动和业余活动均受限制

注:* 一般生活自理项目包括穿衣、进食、梳妆、修饰和如厕等;** 职业活动包括工作、学习、家务活动;*** 业余活动包括娱乐和闲暇活动;职业活动和业余活动与患者的愿望、年龄、性别有一定关系。

据临床报道,RA 的关节功能在Ⅰ级者占 15%,Ⅱ级者占 40%,Ⅲ级者占 30%,Ⅳ级者占 15%。医护人员的康复任务就是要使更多的类风湿关节炎患者长期保持Ⅰ、Ⅱ级功能,减少残疾的发生。

3. 关节活动度下降　由于韧带和关节囊的松弛以及肌肉和其他结缔组织的挛缩,常使关节活动性发生改变。因此,要对受累关节的活动度、关节稳定性、晨僵持续的时间等进行评定。RA 关节活动度评定临床常采用关节功能指数法判定手、上肢、下肢的功能情况。

4. 肌力下降　RA 患者常发生关节周围肌肉萎缩,可导致肌力减弱。肌力评定中徒手肌力检查法有一定意义,但因评定中抗阻运动可导致疼痛,而疼痛又会使患者做出一些保护性反应,影响检查结果。有学者建议肌力检查应在等长而不是等张的情况下进行,对 RA 患者来说,尤其要评定患者手的握力和手指的捏力。

5. ADL 和移动能力下降　RA 患者多有自理能力的缺损和身体移动障碍,这与炎症、疼痛、疲劳和晨僵等有关。及时评定患者的 ADL 和移动能力,有助于制订康复护理计划。在 ADL 的评定中,应注明是在有无疼痛或是否困难的情况下独立完成的,以全面、准确地了解患者的障碍情况,明确患者在生活中所需要的帮助,有针对性地提供生活辅助工具。

二、康复护理措施

RA 往往病程长、反复发作,需要长期耐心地进行康复治疗与护理。康复护理的目的是控制病情,减轻或消除疼痛,防止畸形,矫正不良姿势,维持或改善肌力、体力及关节活动范围,最大限度恢复患者正常的生活、工作、学习和社交能力。

（一）分期康复护理

1. 急性期康复护理　急性期患者病情较重,应完全卧床休息。关节疼痛和肿胀严重时行关节制动,以减轻疼痛、避免炎症加剧。此期患者全身功能紊乱,以减轻患者痛苦和保持舒适状态为宜。

（1）卧床休息:卧床时应保持良好姿势,枕头不宜过高,仰卧、侧卧交替,防止颈椎过度前屈。尽量使用硬板床,避免床中部下垂凹陷,以免臀部下沉,引起双髋关节屈曲畸形。膝下方不宜放置枕头,防止膝关节呈屈曲挛缩。双足支撑于床端的垫板上,防止足下垂畸形,可指导患者定期用双足前部蹬床端横档处。

（2）局部制动:对急性红肿疼痛较甚的关节制动时应将关节置于最佳功能位,且关节周围肌肉应定时进行等长收缩训练,以防止关节强直。

（3）药物治疗:关节炎早期、关节肿胀和疼痛明显时常使用消炎镇痛药(非甾体抗炎药)、激素、免疫抑制剂等,以减轻肿胀、疼痛和僵硬。应遵医嘱选择使用不同药物,并观察病情减轻情况及有无副作用出现。

（4）功能训练:过度的静止休息容易造成关节僵硬、肌肉萎缩及体能下降,因此制动要适度。卧床时可在床上进行适当全身活动,对制动的关节部位,可进行肌肉等长收缩训练,也可定期解除固定,适当进行关节的主动训练。

2. 亚急性期康复护理　此期关节情况逐渐稳定,但过度的关节活动会引起关节炎加重,因此此期的康复重点是维持健康状况,防止疾病加剧、纠正畸形。

（1）休息和活动:患者仍需卧床休息,但时间逐渐减少,并增加活动量。活动时应注意保持良好的姿势,避免引起肢体的挛缩,如站立时,头部应保持中立位,下颌微收,肩取自然位,不下垂、不耸肩,腹肌内收,髋、膝、踝均取自然位;坐位时采用硬垫直角靠椅,椅高为双足底平置地面,膝呈 90° 屈曲。除此以外还应进行主动训练,卧床时可进行肌肉的等长训练和主动加助力训练,坐位时继续锻炼并逐步增加活动时间,站立时应先进行平衡训练,而后进行步行训练,必要时可使用矫形器、助行器减轻关节畸形的发展。

（2）物理治疗与作业疗法:物理治疗对于恢复关节功能、减轻关节滑膜炎症、缓解疼痛有很好的作用。常用的物理治疗有冷疗、热疗、低中频电疗、超声波、高频电疗等。

作业疗法有助于恢复关节的实用功能及日常生活自理能力,应根据病情选择合适的训练,如实用性和非实用性活动的练习。

3. 慢性期康复护理 此期在落实手法治疗、物理治疗基础上,加强功能训练,并关注患者心理。康复护理的目的是尽可能增加关节活动范围、肌力、耐力和身体协调平衡能力,改善日常生活能力,恢复信心,提高生活质量。

(1) 物理治疗:坚持物理治疗,进一步纠正畸形,缓解肌肉痉挛和疼痛,改善关节及周围组织血液和淋巴循环,减轻组织的退行性改变。

(2) 手法治疗:常用的手法有按摩、牵伸。对关节及其周围软组织进行按摩,有助于改善血液循环,减轻炎症、肿胀,缓解疼痛,放松肌肉,解除组织粘连,防止局部肌肉萎缩,提高关节活动能力。施行按摩时,在病变关节及其软组织做轻揉、按压、摩擦等放松手法。对水肿的关节或肢体可从远端向近端推按、轻揉、摩擦,对病变时间较长的关节,应在关节周围寻找痛点(区)或硬结,有重点地进行揉按,但应避免直接在关节表面上大力按压或使两关节面间用力摩擦。有关节僵硬、周围软组织粘连、挛缩时,在按摩后可给予关节徒手牵伸,也可利用自身重量、滑轮或棍棒(体操棒)等进行牵伸。但对有大量积液、关节不稳定的关节应避免用力牵伸。

(3) 肌力训练:在关节能耐受的情况下,加强关节主动运动,适当进行抗阻力训练,以增强肌力。

(4) 关节操:关节操可有效地预防关节僵硬,改善关节活动能力,恢复关节活动范围。做操前先对受累关节进行轻柔按摩或热疗,以防止损伤,提高效果。做操时用力应缓、慢,切忌粗暴,尽量达到关节最大的活动范围,以不引起关节明显疼痛为度。如有条件可在温水中练习关节体操,因为浮力使作用于关节的应力减少,且一定的水温有助于关节周围肌肉等软组织松弛。具体各关节体操如下:

1) 手指关节体操:①用力握拳→张开手指。②各指分开→并拢。③各指尖轮流与拇指对指。

2) 腕关节体操:①手指伸直,腕关节上下摇动作屈伸练习。②手指平放,掌心向下,手向桡、尺侧往返摆动。③手作绕环活动。④双手胸前合掌。两腕轮流背屈。

3) 肘关节体操:①屈肘手触肩→复原。②两臂自然靠在身旁,轮流屈伸肘。

4) 前臂旋转体操:①准备姿势:肘屈90°,前臂旋后,使手掌向着面部。②双手拧毛巾练习。

5) 肩关节体操:①准备姿势:两臂靠在躯体向正前方平举→上举→放下。②准备姿势同①,两臂侧平举→上举→放下。③坐位或立位,两臂在背后伸直,躯干挺直。④直臂绕环或在屈肘的姿势下绕环。

6) 趾关节体操:足趾向上屈起→复原→向下卷曲→复原。

7) 踝关节体操:①坐位或仰卧位,足背屈起→向下屈。②坐位或仰卧位,足向内摆(内收)→向外摆(外展)。③足踝绕环运动。

8) 膝关节体操:①卧位,屈膝关节,使足跟尽量靠近臀部。②坐位(膝屈曲),伸展膝关节至最大范围,然后放平。

9) 髋关节体操:①仰卧,两腿轮流屈髋屈膝→伸直。②仰卧(腿伸直),髋关节内收→外展。③仰卧(膝伸直),髋关节内旋→外旋。④立位(膝保持伸直),直腿前踢(屈髋)→直腿后伸(伸髋)。

10) 脊柱体操:①颈屈伸运动:低头(下颌尽量向后)→复原。②转体运动:坐位(屈臂平举,双手互握于胸前),转体向左(目视左肘)→复原→转体向右(目视右肘)→复原。③躯体侧屈运动:站立位,举右臂,垂左臂,上体向左侧屈→复原。

(5) 矫形器或辅助器具的配制及应用:如果已造成四肢关节活动功能障碍,影响日常生活,可考虑使用矫形器或辅助器具。应向患者及家属说明清楚,并指导患者训练健肢操作或如何使用辅助器具,尽可能改善家居环境,以适应患者需要。

(二) 术后一般康复护理

当出现严重疼痛和功能障碍且保守治疗无效时可考虑手术。目前手术治疗有很多方式,如滑膜切除术、关节镜下微创手术、关节矫形术、关节融合术、关节置换术等,应根据不同病情,不同手术进行相应护理。一般术后康复护理应注意以下几点:

1. 患肢固定　抬高患肢,以利静脉、淋巴回流,防止或减轻术后肿胀;注意患肢体位的摆放,避免不良姿势,不同关节尽可能保持其良肢位,必要时使用支具。

2. 病情观察　术后密切观察生命体征变化、伤口出血、关节疼痛及血液循环情况,出现异常及时处理。并积极观察药物的副作用,如出现应激性溃疡、肾上腺皮质危象、感染、关节松动、假体磨损等,应及时报告医生。

3. 疼痛护理　由于 RA 是全身免疫性疾病,全身关节都会受累,手术只能缓解症状、改善功能障碍情况,但不能完全消除疼痛。因此应向患者解释清楚,避免期望值过高,转移注意力,并仔细观察手术关节部位及其他关节的疼痛情况,继续进行长期的药物治疗。

4. 功能训练　术后 2~3 天即可早期进行肌肉等长收缩训练及未固定关节的活动,病情稳定后可进行康复锻炼,如手的功能训练和下肢转移能力、负重能力、步态等训练;训练时注意保护关节部位,坚持个别对待、全面训练、循序渐进的康复原则。

(三) 合理饮食

RA 患者常因关节疼痛、活动减少、长期服药等因素影响食欲与消化功能,而且有些食物对疾病本身不利。因此营养问题是 RA 康复中的重要因素。

1. 选用高蛋白、高维生素、易消化的食物,经过合理的营养搭配及适当的烹调,尽可能提高患者食欲,使患者饮食中的营养及能量能满足机体的需要。

2. 不宜服用对病情不利的食物。少食糖类及脂肪类食物,因为治疗 RA 常选用糖皮质激素,过食可导致糖代谢障碍,血糖增高;脂类食物多黏腻,可使血脂胆固醇升高,造成心脏、大脑的血管硬化;食盐用量应少于正常人,因为盐摄入过多会造成钠盐潴留。另外,茶叶、咖啡、柑橘、奶制品等可能会加重 RA 患者病情,应禁用。

(四) 情感和心理支持

保持精神愉快是 RA 康复的另一重要方面,长期紧张、过度劳累、不良情绪等都会诱发 RA 并使其恶化。因此要鼓励患者控制不良情绪,努力学习,积极工作,保持心胸开阔,生活愉快,维持机体的正常免疫功能。同时因 RA 的康复治疗时间长,应向患者介绍疾病相关方面的知识,树立长期与疾病斗争的信心。

三、健康教育

(一) 保护受累关节

1. 姿势正确　休息时保持关节良姿位,工作时采用省力姿势及采取省力动作,并常更换姿势或动作,以免关节劳损。

2. 劳逸结合　合理安排工作与休息。需长时间持续工作时,应在中间穿插休息。工作过程中最好能让关节轮流休息。

3. 用力适度　不要勉强做难以胜任的重活,用力应以不引起关节明显疼痛为度。

4. 以强助弱　以健全的关节扶助有炎症的关节,减轻受损关节的负担。

5. 以物代劳　使用各种辅助器具协助完成日常生活活动,以弥补关节功能缺陷,减轻关节负担。

6. 简化工作　在工作之前先做好计划,并做好一切准备工作。把复杂工作分成多项简单工作来完成。充分利用省力设备或器材完成工作。

(二) 居住环境适宜

房间以向阳、通风干燥为好,室内温度以 18~22℃为宜,湿度以 50%~70% 为宜。

(三) 注意自身防护

注意关节保暖,尤其在季节交换和天气变化之时避免受凉、受寒、受潮;不穿湿衣服、湿鞋、湿袜等,冬天在受累关节外可穿戴防护、保暖用品。

(四) 适量锻炼,充足睡眠适量锻炼有助改善关节功能情况;充足睡眠可使受损关节得到修复,保护关节。

第七节　膝关节骨性关节炎

 案例导入

　　患者,男,28 岁。自诉 5 年前开始出现左膝关节反复疼痛,为持续性钝痛,无向他处放射,疼痛可因体位改变而诱发,劳累时加重,休息后可缓解,由于病情较轻未予特殊治疗。于 1 周前再发,并出现左下肢放射痛,伴左下肢乏力、活动受限,晨起出现左膝关节僵硬,时间少于 30 分钟。活动后改善,近一周出现静息痛,休息不能缓解,在当地医院就诊,效果欠佳,到医院就诊,X 线检查提示左膝骨性关节炎。左膝关节局部压痛,局部皮肤温度无明显升高,左膝关节活动疼痛,左膝关节研磨试验(+),浮髌试验(−),双侧大腿、小腿周径无异常。

　　请分析:

　　1. 该患者的主要功能障碍有哪些?

　　2. 如何评定?

　　膝关节骨性关节炎(osteoarthritis of knee joint)是指由于膝关节软骨变性、骨质增生而引起的一种慢性骨关节疾患,又称为膝关节增生性关节炎、退行性关节炎及骨性关节病等。本病无明确的全身或局部诱因,与遗传、肥胖、内分泌、代谢障碍及外伤、磨损等因素有一定的关系。临床表现为不同程度的膝关节疼痛、触痛、肿胀、摩擦声、变形,膝关节屈曲或伸直障碍、关节僵硬与不稳定等。

　　流行病学调查表明,55 岁以上老年人膝关节骨性关节炎的发生率为 44%~70%,致残率可高达 53%。此病若加以重视,提前预防,坚持康复锻炼,则可以减缓甚至阻挡其发展,减少痛苦。

一、康复护理评估

(一)一般状况

包括患者的一般资料、现病史和既往史、治疗情况、心理状况,以及膝关节 X 线变化、有无水肿、局部有无压痛及疼痛的部位、性质等。

(二)主要功能障碍及评定

1. 关节疼痛及压痛　初期为轻度或中度间断性隐痛,休息时好转,劳累、夜间、上下楼梯更明显,且疼痛常与天气变化有关。晚期疼痛及肌肉痉挛加重,呈持续性,休息后不能迅速缓解。关节局部有压痛,关节肿胀时尤为明显。

疼痛的评定,可以根据患者对其疼痛的部位、性质、程度、持续时间、缓解方式、服用止痛药类别、药量等来评估,也可以通过目测类比评分法(VAS)来评定。

2. 关节僵硬　发病初期,休息后或体位改变时出现髋、膝部僵硬及发紧感,活动后好转。关节僵硬在气压降低或空气湿度增加时加重,持续时间一般较短。晚期症状加重,间歇期变短,僵硬时间延长,随着病情发展最后可为持续性。

关节僵硬的评定,可通过关节活动范围(ROM)来进行,常用量角器来测量。

3. 感觉障碍　受累膝关节肿胀畸形,皮肤弹性下降,局部有冷感、麻木感。触觉评估时常用棉签轻触或软毛笔刺激患者的皮肤。

4. 运动障碍　受累膝关节活动受限,周围肌肉失用性萎缩,肌力下降,且膝关节容易出现内外翻畸形,影响正常步态。

临床常用徒手肌力检查法或等速肌力测试仪判断肌力减退的程度,步态分析来判断步行能力。

5. 日常生活活动能力下降　虽然肌力和关节 ROM 评定对推测关节功能有一定参考价值,但疼痛常影响到患者功能的发挥,因此需要直接测试患者日常生活活动能力。

二、康复护理措施

本病的特征为间歇性发作,对于有局部疼痛肿胀等症状及功能障碍者,在药物治疗和康复治疗的基础上给予适当的护理,可以减轻或消除疼痛,矫正畸形,延缓病情进展,改善或恢复关节功能,提高生活质量。

(一)发作期的康复护理

1. 休息与活动　休息和活动应合理安排,过多休息会引起关节僵硬,过多活动又会加重症状,所以一般无需卧床休息,一旦出现关节肿胀、疼痛加重,应适当卧床减少活动。休息时注意保持关节正确体位,必要时给予支具或夹板短期固定。休息之余适当运动,主要是进行肌力和膝关节活动度的训练。肌力训练是以股四头肌为主的肌力增强训练,但在膝关节屈曲障碍的早期不主张进行,当膝关节屈曲到较理想的角度后再进行。活动量以活动后有轻度疼痛为宜,如果活动后第二天疼痛仍未消失,则活动量过大,应予以调整。

2. 物理因子治疗　常用的有低(或中、高)频电疗、水疗、药物离子导入、磁疗等,均有促进血液循环、缓解疼痛,改善关节活动功能的作用。

(二)缓解期的康复护理

缓解期是指症状明显减轻,但遗留功能障碍的时期。此期康复护理重点是功

笔记

能训练。

1. 防止膝关节屈曲挛缩　膝关节疼痛与肿胀易导致膝关节活动范围受限和关节囊与腘绳肌的挛缩。若膝关节屈曲不矫正,会加剧关节机械应力的增加和关节功能障碍,出现畸形可严重影响患者的行走功能。

(1) 主动伸膝训练:患者仰卧位,尽可能伸患肢达最大角度,同时蹬足跟,勾脚尖,每个动作时间以感到疲劳为度。10 个 / 组,3 组 / 次,2~3 次 / 日。

(2) 手法治疗

1) 仰卧位:在放松大腿屈肌肌群的前提下,用持续牵伸的手法,使膝关节伸直。

2) 俯卧位:先放松大腿屈肌肌群,将患膝髌上缘置于床边,治疗者一手固定于大腿,一手作用于小腿,使膝伸直。

(3) 重物压直训练:患者仰卧伸膝位,膝关节上方加压沙袋,其重量根据患者的耐受力而定,以持续加压 30 分钟为度。一般前 10 分钟无明显疼痛,关节基本处于放松状态,中间 10 分钟轻度疼痛,后 10 分钟明显疼痛,但不勉强忍受。持续时间过短则为重量过大,持续时间过长而没有反应则重量过小。随着关节角度的改善,可垫高足跟,以获得更大效果。

2. 膝关节活动度训练　坚持主动训练,关节训练的幅度,以产生轻度疼痛为宜,不勉强做大幅度的屈、伸活动。

(1) 屈膝训练:利用手法,对患者进行卧位屈膝、坐位屈膝、髌骨滑动、内侧方向推动髌骨、胫骨滑动、膝关节凹滑法、股骨 - 胫骨间分离运动等训练。训练时间与力量根据病情及患者疼痛感而定。

(2) 伸膝训练:利用手法,进行下压膝部,使膝伸直或俯卧位时用力下压小腿远端后方,使膝伸直。另外,也可进行髌骨的近位滑动、胫骨的前方滑动、胫骨的外侧滑动等训练。

(3) 关节功能训练机训练:关节功能训练机训练可产生同步的连续性运动,模拟人体大腿肌肉带动骨骼的方式作用于膝关节,是临床常用的被动活动训练方法之一。训练时应根据患者具体情况设置训练的时间、角度、速度,以引起轻度关节疼痛为度。

(4) 关节牵引:屈曲或伸直障碍的关节,以上方法无效时可使用关节牵引。目前常运用智能关节康复系统进行关节牵引。

3. 肌力训练

(1) 等长收缩训练:主要是进行股四头肌与腘绳肌的非负重的等长收缩训练。

(2) 等张训练:可以强化肌力,增强膝关节稳定性。

(3) 抗阻训练:可有效提高关节终末力量,增强膝关节伸直位最大负荷量,还可避开产生关节疼痛的角度。患者坐位,膝放于治疗床边,在伸膝的不同角度,给予一定的阻力,使伸膝肌处于等长收缩状态。注意出现疼痛的角度不做抗阻训练,而在大于和小于疼痛角度的体位进行。

(4) 过伸训练:有助于改善股四头肌终末角度无力的情况。

4. 关节稳定性训练　可运用低频调制中频电刺激股内侧肌,起到增强膝关节稳定性的作用。也可指导患者足底垫不同质地的踩踏物进行训练、站立位重心移动训练或借助器具,在不同体位下练习关节的控制能力。

5. 矫形支具与辅助器的使用 用于减少受累关节的负重。

(1) 护膝：可改善膝关节的稳定性，减轻疼痛和改善步行能力。适用于膝关节骨性关节炎而膝关节不稳定的患者。

(2) 手杖：可减轻关节负荷。适用于膝关节骨性关节炎患者步行时下肢负重引起关节疼痛或肌肉无力负重者。

(3) 轮椅：用于膝关节功能障碍，不能行走者。

6. 注意保护膝关节

(1) 保持正确体位，避免同一姿势长时间负重。

(2) 保持膝关节伸直中立位，避免患膝下方垫枕。腘窝部位垫枕头会加重膝关节的屈曲挛缩，妨碍踝跖屈和静脉回流。若有膝外翻或内翻，可采用内侧或外侧楔形鞋垫，以减少畸形程度。

(3) 在急性疼痛时，关节不应有负荷或活动；缓解期时，工作或活动的强度不应加重或产生疼痛。负重时可使用合理的辅助具。

7. 手术后一般康复护理 非手术治疗无效，病情进行性加重，严重影响日常生活和工作时，可考虑手术治疗，如改变力线的胫骨高位截骨术、膝关节置换术等。术后康复护理目标是消除肿胀，减轻疼痛；恢复良好的屈曲活动；避免膝关节挛缩；能够步行。

(1) 抬高患肢，防止或减轻术后肿胀；注意患肢体位的摆放，保持功能位。

(2) 注意观察关节疼痛、血液循环情况，预防深静脉血栓形成，出现异常及时处理。

(3) 加强功能锻炼。术后当天即可进行肌肉的等长收缩及其他关节的活动，早期使用 CPM 机进行膝关节被动活动，注意活动时间及角度应循序渐进，之后逐渐由被动过渡到主动活动；情况允许时逐渐下床活动，在能忍受范围内负重；当股四头肌肌力逐渐恢复，膝关节有一定关节活动度时可进行步行训练，训练时注意左右迈步距离相等，站立时膝关节充分伸直；初始时用健手使用手杖，以减少膝关节所受压力，增加双侧迈步力量；当股四头肌肌力足够强，膝关节能伸直时，弃用手杖。注意训练时避免过度用力活动，双腿平均负重站立；切忌跑步；避免抬起或搬运重物等。

8. 心理护理 因疾病病程长，且影响日常生活、工作，患者常出现抑郁、焦虑等症状，应及时进行心理疏导，使患者能自我调整，增强战胜疾病的信心。

三、健康教育

1. 适当进行有氧运动如自行车、游泳、散步、太极拳等。

2. 减轻体重以减轻膝关节负荷。

3. 穿厚、软底有弹性的鞋，禁穿高跟鞋。

4. 合理饮食均衡营养，可多吃含蛋白质、钙质、胶原蛋白、生物类黄酮的食物，如牛奶、奶制品、黑木耳、鱼、牛蹄筋、柑橘、水果、草莓、有核的水果（如樱桃、李子）、绿茶等。合理及时补充钙剂，妇女可补充微量雌激素。

5. 能量节约技术的使用

(1) 使用合适的辅助装置，在最佳体位下进行工作或日常生活活动。

(2) 减少不合理运动，减少每日运动总量，使用减轻关节负荷的动作来完成日常生活活动,避免危险因素,保护膝关节。如尽量在平地上行走,少爬山或不爬山,需要上下楼梯时,用手扶栏杆;避免长时间下蹲、久站。

第八节 腰椎间盘突出症

案例导入

  李某,男,40岁,司机。诉腰部活动受限伴下肢放射痛2个月。身体评估:腰椎侧凸,L_{4-5}棘突压痛,叩击痛(+),无向下肢放射,蹬背伸肌力:左:4级,右:4级;踝背伸肌力:左:5级,右:5级;巴宾斯基征(−)。右下肢直腿抬高试验阳性,左:70°,右:70°。小腿前外侧足趾内侧感觉下降,影像学检查:L_{4-5}椎间隙变窄,椎体边缘增生。

  请分析:

  1. 此患者的医疗诊断是什么?

  2. 该患者的康复护理措施有哪些?

  腰椎间盘突出症是在椎间盘退变的基础上,受到相应的损伤和应力作用所致,造成纤维环破裂,髓核突出(或脱出、膨出)刺激或压迫神经根所表现的一种综合征。是引起腰腿痛最常见的原因之一。腰椎间盘突出症中以 L_{4-5}、$L_5\sim S_1$ 椎间盘发病率最高,可达 90% 以上。好发于青壮年,其中约 80% 在 20~50 岁之间。男性明显多于女性,男女之比约为 5 : 1。

  根据腰椎间盘突出的位置和程度不同通常分为:①中央型:椎间盘在中线突出,压迫马尾神经,症状较重;②后外侧型:突出的椎间盘位于中线的一侧,压迫同侧神经根;③外侧型:突出位于椎间小关节部位及其外侧,压迫硬膜囊和神经根。

一、康复护理评估

(一) 一般状况

包括姓名、性别、年龄、民族、婚姻状况、出生地、职业等。

(二) 主要功能障碍及评定

1. 症状表现

(1) 腰痛:是本病最先出现的症状,也是最常见的症状,发生率在 90% 以上。由于纤维环及后纵韧带受到突出髓核的刺激,而产生下腰部疼痛。特点是腰部疼痛,其程度轻重不一,多在平卧位减轻,站立位加重。

(2) 坐骨神经痛(下肢疼痛、麻木):发生率在 85% 以上。下肢痛沿坐骨神经分布区域放射,一般是从下腰部向臀部、大腿后方、小腿外侧直至足部放射,在咳嗽、打喷嚏或用力时疼痛加重。并与活动、体位有明显关系,活动时加重,休息时减轻,晨起时较轻,下午较重。疼痛多为一侧性,少数可有双侧坐骨神经痛。持续性痛较常见,也有表现为间歇性的。疼痛的性质一般呈刺痛或电击样剧痛,常伴有麻木。有的表现为某一部位(如一侧臀部或小腿外侧)酸痛和轻度麻木,也有的仅表现为某一部位的麻木。$L_5\sim S_1$ 椎间盘突出,放射痛经大腿后、小腿后至踝部及小趾;L_{4-5} 椎间盘突出,放射痛经大腿后外侧、小腿外侧至足背及脚趾;L_{3-4}椎间盘突出,放射痛经大腿前外侧,小腿前方至足背前内侧。若高位腰椎间盘突出,放射痛则分布在腹股沟区;若低位椎间盘突出,髓核压迫马尾神经,放射痛分布在鞍区,并伴有大、小便功能障碍。

(3)肢体冷感:有少数病例(约占 5%~10%)自觉下肢发冷、发凉,为椎管内的交感神经纤维受刺激所致。

(4)间歇性跛行:是由于髓核突出出现继发性腰椎椎管狭窄所致。

(5)马尾神经症状:见于中央型间盘突出,是由于髓核压迫马尾神经所致,放射痛及麻木分布在鞍区,并伴有大、小便功能障碍。严重者出现双下肢不全瘫痪及大小便失禁。

2. 体征

(1)腰椎侧弯:是为解除神经根刺激,减轻疼痛而形成的代偿体位,约90%的患者有不同程度的脊柱侧弯,多数弯向患侧。

(2)腰部活动受限:腰部向各方向活动都会不同程度地受到影响,尤以前屈受限最明显,因为前屈位时易加重神经根的受压程度。

(3)压痛点:位于椎旁 2cm 处,按压时可出现沿神经根走行的下肢放射痛。棘突间亦常有压痛或叩痛。

(4)坐骨神经牵扯征:患者仰卧,下肢伸直,被动抬高患肢,下肢抬高到 70° 以内,即出现坐骨神经痛,称为直腿抬高试验阳性,可能为牵拉硬膜或坐骨神经根所致。当直腿抬高试验阳性时,缓慢下落患肢,放射痛消失后,再被动背屈患侧踝关节,再次出现放射痛称为加强试验阳性。此为坐骨神经受到牵张所致。

(5)神经功能障碍

1)运动神经功能障碍:肌力下降。L_4 神经根受累时,足背屈力弱;S_1 神经根受累,则出现足跖屈力弱。

2)感觉神经功能障碍:小腿外侧及足感觉减退。L_5 神经根受累,则在小腿前外侧及足内侧感觉减退;S_1 神经根受累,则在小腿后下方及足外侧感觉减退。

3)反射功能障碍:膝腱反射、跟腱反射减弱或消失。L_{3-4} 椎间盘突出,患侧膝腱反射减弱或消失,跟腱反射正常;L_{4-5} 椎间盘突出,则患侧膝腱反射减弱或正常,跟腱反射减弱或消失;L_5~S_1 椎间盘突出,患侧跟腱反射减弱或消失,而膝腱反射正常。

3. 评定方法

(1)疼痛程度评定:腰痛和下肢放射痛是腰椎间盘突出症主要的临床表现。常用的疼痛评定方法有:①视觉模拟评分法;②数字疼痛评分法。

(2)脊柱活动范围检查:脊柱有三个轴位运动,即前屈后伸、左右侧屈和旋转活动。脊柱活动受限是腰椎间盘突出症最常见的体征。

(3)肌力检查:腰痛患者大多伴有腰背肌及腹肌的肌力减退,一般属失用性改变。可做各组肌力的手法测试、耐力或等速肌力测试,等速肌力测试可获得较精确的肌力水平。

(4)脊柱曲度检查:正常人体胸背呈后凸,腰部呈前凸。腰痛患者常因肌肉痉挛或脊柱及其附属组织的病变,引起腰椎生理性前凸增大、减小、消失或出现侧凸等脊柱形态异常。

(5)ADL 能力的评定:包括卧位翻身、起坐、站立、行走、弯腰、举物等项目,根据患者能独立完成、能独立完成但有困难、需依赖他人帮助完成或完全依赖他人等不同情况给予综合评定。

二、康复护理措施

腰椎间盘突出症的治疗分为非手术治疗和手术治疗两种。非手术疗法是康复治疗的重要方法,约90%以上的患者都是通过非手术的方法而使症状得到缓解或治愈。非手术疗法能改变突出物与受压神经根的关系、消炎消肿,纠正腰椎错位和松解神经根的粘连,有利于病变的恢复,是本病首选的治疗方法。

1. 卧床休息　适用于急性发作期症状较重的患者。严格卧硬板床休息3周左右,可使腰部软组织得到充分的松弛和休息,缓解肌肉痉挛,改善血液循环,有利于炎症的消退和致痛物质清除,减轻体重对椎间盘的压力。3周后带腰围起床活动,3个月内不做弯腰持重动作。

2. 腰椎牵引　仰卧位,用两个牵引套分别固定骨盆和胸部或腰部,进行对抗牵引。牵引重量通常从30kg开始,逐渐增至相当于患者体重的重量,也有人主张不超过体重的一半。每次牵引20~30分钟,每日1次。

3. 物理因子疗法　促进炎症的消散和吸收,消除神经根水肿,加速组织修复,起到止痛的作用。①超短波治疗:电极置于下腰及下腹部,温热量,每次治疗20分钟,每日1次,10次为一个疗程。②中频电治疗法:电极置于腰部及患侧小腿后面,治疗强度以患者能够耐受为度,每次治疗20分钟,每日1次,10次为一个疗程。③超声波治疗:在下腰及患腿后侧,采用接触移动法,0.8~1.5W/cm^2,每次治疗10分钟,每日1次,10次为一个疗程。④红外线治疗:照射下腰部及患腿后外侧,以患者有温热舒适感为宜,每次治疗30分钟,每日1次,10次为一个疗程。

4. 运动疗法　腰椎间盘突出症患者常存在腰背肌和腹肌的减弱,影响了腰椎的稳定性,是腰痛迁延难愈的原因之一。因此,临床上应重视腰背肌和腹肌的锻炼,只有腹肌与腰背肌保持适当平衡,才能维持良好姿势及保持腰椎的稳定。通常当患者症状初步缓解后,宜尽早开始卧位时的腰背肌和腹肌锻炼。其目的是增强腰背肌和腹肌的肌力,以增强脊柱的稳定性,促进痊愈,预防复发。

(1) 常用的腰背肌锻炼方法有以下几种:

1) 挺胸:仰卧位,双肘支撑床面,抬起胸部和肩部。

2) “半桥”:仰卧位,双腿屈曲,抬起臀部同时挺胸挺腰,犹如“半桥”。

3) 俯卧撑:俯卧位,用双手支撑床面,先将头抬起,然后上身和头部抬起,并使头抬起后伸。

4) “燕式”:俯卧位,两手和上臂后伸,躯干和下肢都同时用力后伸,两膝伸直,使之成为反弓状。每一动作重复6~20次,开始时重复次数宜少,以后酌情渐增。

(2) 常用的腹肌锻炼方法有以下几种:①抬头:仰卧位,双上肢平伸,上身和头部尽量抬起。②下肢抬起:仰卧位,下肢并拢,抬起双下肢离开床面。以上姿位维持4~10秒,重复4~10次。

(3) 强化方法:腰椎间盘突出症患者临床症状、体征恢复后,在运动疗法的基础上,逐渐训练举重能力,增强体力劳动强度,以适应工作的需要。

5. 硬膜外腔药物疗法　适用于放射性剧痛,持续时间较长,其他方法治疗后疼痛无明显缓解者。常用药物：如利多卡因、醋酸泼尼松龙、复方丹参等,可抑制神经末梢的兴奋性,消除神经根的炎症和水肿,改善局部血液循环,促进局部代谢产物的排泄,达到止痛和修复损伤组织的作用。方法包括硬膜外穿刺操作和骶管穿刺操作。

6. 胶原酶注射 包括盘内注射和盘外注射。盘内注射胶原酶直接作用于髓核,疗效好,但操作难度大,需在电视透视下进行。很多学者认为,盘外注射法也能达到治疗效果,因为椎间盘是一个渗透系统,纤维环和软骨板具有半透膜性质,药液在硬膜外腔中经纵韧带裂隙或通过渗透作用与病变椎间盘接触,直接溶解髓核或渗透作用髓核。

7. McKenzie 手法治疗 澳大利亚 McKenzie 专家通过对脊柱进行某一方向的反复运动时,对运动节段的椎间盘产生机械性不对称性挤压力,使椎间盘内容物向挤压的反方向移动,改变纤维环和(或)神经根的张力,使疼痛部位发生变化,疼痛加重或减轻。该技术从病史、检查、运动缺失评估和患者对运动试验的反应 4 个方面将下背机械性疼痛分为姿势综合征、功能失调综合征、间盘移位综合征,反映腰椎间盘从退变到突出的病理演变过程,强调在退变基础上腰部生物力学改变在发病过程中的重要意义。

8. 手术后康复治疗 对保守治疗无效或经常反复发作的患者,可进行手术治疗。手术后的康复治疗与非手术康复治疗的方法基本相同,后路手术者应减少腰部的前屈动作;前路手术者应减少腰部后伸的运动;植骨融合术者应在骨愈合以后再进行腰部活动的训练。

9. 推拿治疗 推拿治疗有解痉止痛、改善血液循环、消炎消肿、纠正腰椎错位和松解神经根的粘连等作用。常用的方法有抚摩腰部法、推揉舒筋法、揉压闪颤法、提腿闪腰法、单腿倒扳法、双腿倒扳法、对抗拔伸复位法、摇转大腿复位法、旋转躯干复位法、推拿神经根法等。

10. 针灸治疗 针灸治疗腰椎间盘突出症,可缓解疼痛,促进神经根水肿和炎症的吸收消散。

三、健康教育

1. 健康检查 对不同的人群,特别是青壮年应做健康检查,注意有无脊柱先天性异常,如隐性骶椎裂,易发生腰椎间盘突出症。

2. 改善腰部姿势

(1) 采取正确的坐、立、睡姿势,避免不利的姿势,使腰椎保持正常的生理前凸。

(2) 长时间弯腰用力的劳动或需要长时间维持同一姿势或重复同一动作时,要注意调整身体的姿势或定时做简短的放松运动;弯腰时椎间盘承受的压力比站立时承受的压力增加 1 倍以上,弯腰转身提取重物承受的压力则更大。因此,长期弯腰工作的人群腰腿痛发病率高,腰椎间盘突出的发病率也高。纠正的方法是改善腰部姿势,避免不正确的弯腰拾物动作。弯腰提物或搬运重物时,要精神集中,各肌肉、关节运动协调配合,拾物时以下蹲代替弯腰,避免大幅度地屈伸腰部,避免在腰部侧弯、扭转姿位下用力。携带重物时应尽量使其贴近躯干,减少椎间盘的压力。

(3) 连续工作 1 小时后应适当活动腰部,或做体操,减轻腰部的疲劳。

笔记

3. 及时治疗腰痛　腰痛时,肌肉的紧张性保护作用使腰椎间盘间压力增大。导致腰椎间盘退变和诱发椎间盘突出。因此,对于平素经常腰痛的患者,应查明腰痛的原因,及时治疗,减少腰椎间盘突出的发生。

4. 腰围的合理使用　腰围的佩戴应根据病情灵活掌握,以保持腰椎良好的生理曲度为前提。患者经过牵引或长期卧床治疗后,下床活动时应佩戴腰围,以免再次扭伤使病情加重,并可巩固治疗效果。当病情减轻,临床症状消失,应及时取下腰围,以免产生对腰围的依赖感。长期佩戴腰围会使腰背肌的肌力减退,甚至发生失用性肌萎缩。取下腰围后应加强腰背肌锻炼,靠自身的肌肉力量来加强对腰椎的支撑和保护。

5. 鞋的选择　腰痛患者不宜穿高跟鞋,以免影响下腰椎的稳定性。应选择软底平跟或低跟鞋,配合适当硬度的弹性鞋垫对防治腰痛有利。

6. 加强腰背部肌肉锻炼练习方法:

(1) 五点支撑法:仰卧位,用头、双肘及双足跟着床,使臀部离床,腹部前凸如拱桥,稍倾放下,重复进行。

(2) 三点支撑法:在前法锻炼的基础上,待腰背稍有力量后改为三点支撑法,仰卧位,双手抱头,用头和双足跟支撑身体抬起臀部。

(3) 飞燕式:俯卧位,双手后伸置臀部,以腹部为支撑点,胸部和双下肢同时抬起离床,如飞燕,然后放松。

(4) 躯体前屈练习:身体直立双腿分开,两足同肩宽,以髋关节为轴,上体尽量前倾,双手可扶于腰两侧,也可自然下垂,使手向地面接近。维持 1~2 分钟,还原。重复3~5 次。

(5) 躯体后伸练习:身体直立双腿分开,两足同肩宽。双手托扶于臀部或腰间,上体尽量伸展后倾,并可轻轻震颤,以加大伸展程度。维持 1~2 分钟后还原,重复3~5 次。

(6) 躯体侧弯练习:身体开立,两足同肩宽,两手叉腰。上体以腰为轴,先向左侧弯曲,还原中立,再向右侧弯曲,重复进行并可逐步增大练习幅度。重复 6~8 次。

(7) 弓步行走:右脚向前迈一大步,膝关节弯曲,角度大于 90°,左腿在后绷直,此动作近似武术中的右弓箭步。然后迈左腿成左弓步,左右腿交替向前行走,上体直立,挺胸抬头,自然摆臂。每次练习 5~10 分钟,每天 2 次。

(8) 后伸腿练习:双手扶住床头或桌边,挺胸抬头,双腿伸直交替后伸摆动,要求摆动幅度逐渐增大,每次 3~5 分钟,每天 1~2 次。

(9) 提髋练习:身体仰卧,放松。左髋及下肢尽量向身体下方送出,同时右髋右腿尽量向上牵引,使髋骶关节做大幅度的上下扭动,左右交替,重复 1~8 次。

(10) 蹬足练习:仰卧位,右髋、右膝关节屈曲,膝关节尽量接近胸部,足背勾紧,然后足跟用力向斜上方蹬出,蹬出后将大小腿肌肉收缩紧张一下,约 5 秒左右。最后放下还原,左右腿交替进行,每侧下肢做 20~30 次。

(11) 伸腰练习:身体直立,两腿分开,两足同肩宽,双手上举或扶腰,同时身体做后伸动作,逐渐增加幅度,并使活动主要在腰部而不是髋骶部。还原休息再做,重复8~10 次,动作要缓慢,自然呼吸不要闭气,适应后可逐渐增加练习次数。

第九节　慢性阻塞性肺疾病

案例导入

　　患者,男,65岁。咳嗽、咳痰、喘憋30年,心悸10年,加重伴双下肢水肿1周入院。查体:神清,消瘦,有明显发绀。颈静脉怒张,桶状胸,双肺叩诊呈过清音,呼吸音粗,呼气延长,两肺可闻及干湿啰音,心率102次/分,律齐,腹无异常,双下肢凹陷性水肿。血常规示WBC 12.0×10⁹/L。血气分析示PaO₂ 45mmHg,PaCO₂ 60mmHg。肺功能检查示FEV₁/FVC为50%;FEV₁占预计值40%。X线片示肋间隙增宽,膈低平,两肺透亮度增加,双肺纹理增粗、紊乱,心脏呈垂直位,心影狭长。

　　请分析:

　　1. 如何对该患者进行呼吸功能评定?

　　2. 结合该病例的呼吸功能障碍提出相应的康复护理措施。

　　慢性阻塞性肺疾病(chronic obstructive pulmonary disease,COPD)简称慢阻肺。是一种具有气流受限特征的疾病,气流受限不完全可逆、呈进行性发展,确切的病因还不十分清楚,但认为与肺部对有害气体或有害颗粒的异常炎症反应有关。慢性支气管炎和阻塞性肺气肿是导致COPD发生最常见的病因。COPD是呼吸系统疾病中的常见病和多发病,患病率和死亡率均居高位。在我国北部和中部地区的农村成年人调查中,COPD的患病率为3.17%;COPD的死亡率居所有死因的第4位,且有逐年上升趋势。COPD的康复是指多学科参与的康复治疗和护理,以期达到稳定或逆转COPD病情的过程,最大限度地改善患者的肺功能和正常社会活动能力,提高患者的生存质量。

一、康复护理评估

(一) 健康状态评估

(1) 患者一般情况:包括姓名、性别、年龄、职业、工作环境、家庭情况等。

(2) 在COPD的各种致病因素中,吸烟是最重要的因素,应询问患者吸烟时间及吸烟量。

(3) 了解患者既往史,是否患有慢性支气管炎、肺气肿、哮喘等。

(二) 主要功能障碍及评定

1. 肺功能测试　尽管有多个肺功能指标可以反映气道阻力和呼气流速的变化,但以第一秒用力呼气容积(FEV₁)百分比预计值以及第一秒用力呼气容积占用力肺活量之比(FEV₁/FVC)这两个指标最为实用。吸入支气管舒张药后,FEV₁/FVC<70%,同时FEV₁<80%预计值,可确定为不完全可逆性气流受限,明确诊断为COPD。

2. COPD严重程度评估　对确诊COPD的患者,可根据其FEV₁%预计值下降的幅度做出严重程度的分级。COPD严重程度评估见表7-11。

表 7-11　COPD 严重程度评估表

分级	分级标准
Ⅰ级:轻度	$FEV_1/FVC<70\%$
Ⅱ级:中度	$FEV_1/FVC<70\%$ $50\%\leqslant FEV_1<80\%$ 预计值
Ⅲ级:重度	$FEV_1/FVC<70\%$ $30\%\leqslant FEV_1<50\%$ 预计值
Ⅳ级:极重度	$FEV_1/FVC<70\%$ $FEV_1<30\%$ 预计值 或 $FEV_1<50\%$ 预计值,伴慢性呼吸衰竭

3. 运动能力评估

(1) 平板或功率车运动试验:通过活动平板或功率车进行运动试验获得最大吸氧量、最大心率、最大代谢当量值、运动时间等相关量化指标来评估患者运动能力。

(2) 定量行走评估:对于不能进行活动平板运动试验的患者可行 6 分钟或 12 分钟行走距离测定,以判断患者的运动能力及运动中发生低氧血症的可能性。

4. 日常生活能力评估

0 级:虽存在不同程度的肺气肿,但活动如常人,对日常生活无影响,活动时无气短。

1 级:一般劳动时出现气短。

2 级:平地步行无气短,较快行走、上坡或上下楼梯时气短。

3 级:慢走不及百步即有气短。

4 级:讲话或穿衣等轻微动作时即有气短。

5 级:安静时出现气短、无法平卧。

5. 影像学检查　X 线早期无异常,随病情反复发作,引起支气管管壁增厚、细支气管或肺泡间质炎症、浸润或纤维化,可见两肺纹理增粗、紊乱。并发肺气肿时,可见肋间隙增宽,膈肌低平,两肺透亮度增加。心脏呈垂直位,心影狭长。

6. 血气分析　明显缺氧和二氧化碳潴留,表现为动脉血氧分压(PaO_2)下降,二氧化碳分压($PaCO_2$)升高,pH 值降低等,可出现代偿性呼吸性酸中毒。

7. 心理社会评估　患者往往因长期患病而产生焦虑和压抑的心理障碍,对呼吸困难有恐惧心理。有些患者伴有各种神经精神症状。护士应详细了解患者及家庭对疾病的态度,了解疾病对患者的影响,如心情、性格、生活方式的改变,是否感到焦急、忧虑、恐惧、痛苦,是否悲观失望,是否失去自信自尊、退出社会和躲避生活。

二、康复护理措施

(一) 保持和改善呼吸道的通畅

1. 良姿位　患者采取坐位或半卧位,有利于肺扩张。

2. 指导患者进行有效咳嗽　咳嗽是呼吸系统的一种防御性反射,可以在主观控制下产生自主性咳嗽,也可因气道受到刺激产生反射性咳嗽。COPD 患者必须配合用力呼吸技术进行有效咳嗽,避免持续性反射性咳嗽,后者可使胸腔内的压力过度增高,给患者带来危险。有效咳嗽,气道内黏液必须有一定厚度,无或仅有少量分泌物时,用咳嗽来清理呼吸道是无效的,有时还会加重疲倦、胸痛、呼吸困难和支气管痉挛。应让患者学会和掌握有效咳嗽方法和时机。具体方法参照康复护理技术的相关章节。

3. 胸部叩击 临床上体位引流时配合胸部叩击技术,可使黏附在支气管内的分泌物脱落并移至较大的支气管较易排出。叩击时,应持续一段时间或直到患者需要改变体位想要咳嗽,治疗师应保持肩、肘和腕部灵活和松弛的操作。此操作不应引起身体不舒适或者疼痛。高龄或皮肤易破损者可用薄毛巾或其他保护物包盖在叩击部位以保护皮肤。注意观察患者的生命体征和表情。良好的振动操作来自治疗师从肩到手的等长收缩上肢的肌肉。胸部叩拍具体方法参照康复护理技术的相关章节。

4. 体位引流 通过摆放适当的体位,使患者受累肺段支气管尽可能垂直地面,利用重力作用,促使肺叶特别是肺段气道分泌物引流排出。适用于神志清楚、体力较好且分泌物较多的老年人。

(1) 体位引流的原则:应将病变部位置于高处,使引流支气管的开口方向向下。

(2) 体位引流方法:具体方法参阅康复技术的相关章节。

(二) 呼吸训练

1. 放松练习 放松练习有利于 COPD 患者气急、气短症状的缓解,患者可采取卧、坐、站立等体位放松全身肌肉。对肌肉不易松弛的患者可以给予放松技术的相关指导,如对拟放松的部位,先紧张收缩,然后再放松,逐步将各紧张的肌肉松弛;还可做肌紧张部位节律性摆动或转动以利于该部肌群的放松。

2. 腹式呼吸 腹式呼吸又称膈呼吸,是进行慢阻肺康复的重要措施。由于肺气肿的病理改变,膈肌受过度膨胀的肺挤压而下降,活动度减弱,患者的呼吸运动被迫由肋间肌和辅助呼吸肌来负担,即变成胸式呼吸。但胸廓的扩张度小,辅助呼吸肌又容易疲劳,所以胸式呼吸的效果要比腹式呼吸差。此外,由于患者长期处于供氧不足的状态,加之精神紧张、烦躁不安增加耗氧量,进一步加重呼吸急促,最终导致恶性循环的形成。

腹式呼吸的关键,在于协调膈肌和腹肌在呼吸运动中的活动。呼气时,腹肌收缩帮助膈肌松弛,膈肌随腹腔内压增加而上抬,增加呼气潮气量;吸气时,膈肌收缩下降,腹肌松弛,保证最大吸气量。呼吸运动时,应尽可能减少肋间肌、辅助呼吸肌的无效功,使之保持放松休息。可采取腹部加压暗示呼吸法:可在卧位或坐位时进行,患者用一只手按压在上腹部,呼气时腹部下沉,此时该手再稍加压用力,进一步增加腹内压,迫使膈肌上抬。吸气时,上腹部对抗该手的压力,将腹部徐徐隆起。该压力既可吸引患者的注意力,同时又可诱导呼吸的方向和部位。按此法进行练习,每日 2~3 次,每次 10~15 分钟,持续 6~8 周,可使膈肌活动范围增加 2~3cm,从而有效地增加通气量达 500ml 以上。

3. 缩唇呼吸(pursed-lip breathing) 也称吹笛样呼气法。方法是患者闭嘴经鼻吸气,呼气时将口唇收拢为吹口哨状,使气体缓慢地通过缩窄的口形,徐徐吹出。一般吸气 2 秒,呼气 4~6 秒钟,呼吸频率 <20 次 / 分。这一方法可以减少下呼吸道压力递减梯度,避免小气道过早闭合。呼气的时间不必过长,否则会导致过度换气。呼气流量以能使距口唇 15~20cm 处的蜡烛火焰倾斜而不熄灭为度,以后可逐渐延长距离至 90cm,并逐渐延长时间。

4. 缓慢呼吸 慢阻肺患者呼吸频率往往较快,呼吸幅度小,潮气量小,解剖死腔所占比值增加。在通气量一定的情况下,肺泡通气量反而变小,而缓慢呼吸则与之相反,有助于减少解剖死腔量的影响,提高肺泡通气量,改善肺的通气效益。

初练者应避免因过多的深呼吸而发生过度通气综合征,可每练习 3~5 次后暂停数分钟,然后再练,如此反复直到完全掌握。

(三) 提高活动能力

1. 氧疗 慢阻肺患者由于通气功能障碍和通气 / 血流比例失调常导致缺氧和二氧化碳的潴留,加重呼吸困难程度。每天持续低流量(1~2L/min)吸氧 15 小时,可改善活动协调性、活动耐力和睡眠。

2. 步行为主的有氧训练 通常可做最简单的 12 分钟行走距离测定,了解患者的活动能力。然后采用亚极量行走和登梯练习,改善耐力。开始进行 5 分钟活动,休息适应后逐渐增加活动时间。当患者能耐受 20 分钟 / 次运动后,即可增加运动。每次运动后心率至少增加 20%~30%,并在停止运动后 5~10 分钟恢复至安静值。

3. 提高上肢活动能力 可以用体操棒作高度超过肩部的各个方向的练习或高过头的上肢套圈练习,还可手持重物(0.5~3kg)作高于肩部的活动。每活动 1~2 分钟,休息 2~3 分钟,每日两次。

三、健康教育

1. 疾病及用药指导 影响患者及家属介绍疾病相关知识,提高主观能动性,积极配合治疗和用药。在呼吸道感染过程期间应尽早给予药物治疗,同时湿化空气,摄入充足的液体,促进气道分泌物的清除。

2. 康复训练指导 根据患者心肺功能为患者制订康复锻炼计划,如慢跑、快走,打太极拳等,提高机体抵抗力;鼓励患者采取坐位或半卧位,进行有效咳嗽、胸部叩击、体位引流,保持和改善呼吸道的通畅;指导患者进行放松练习、腹式呼吸、缩唇呼吸等呼吸训练;鼓励患者进行耐寒锻炼如冷水洗脸洗鼻等。教会患者及家属判断呼吸困难的程度,合理安排工作和生活。康复训练需在病情稳定的时候进行,在训练中如果感到不适及时与医生取得联系,遵循量力而行、循序渐进、持之以恒的原则。

3. 家庭氧疗指导 让患者及家属了解吸氧的目的及必要性,告知用氧时的注意事项及安全措施,氧疗装置要定期更换、清洁和消毒。

4. 戒烟指导 在 COPD 的任何阶段戒烟,均可以延缓病情的发展,医务人员可协助患者使用尼古丁替代剂,或以其他活动(如运动深呼吸,散步等)转移自己对香烟的向往等,达到戒烟的目的。

第十节　冠　心　病

 案例导入

　　患者,男,72岁。因胸闷心慌1个月,加重伴两周收治入院。查体:神清,精神可,呼吸动则气急,劳累后气促喘息,时有冷汗,偶有剑突下疼痛,自觉向左肩放射,夜间可平卧,偶有端坐呼吸,两肺底可及湿啰音,HR 78次/分,律欠齐,可及早搏4~5次/分,心前区偶有疼痛向左肩部放射,双下肢无水肿。查Holter示:房性早搏;室性早搏;间歇性二度房室传导阻滞;大于3秒长间歇2次,ST-T改变。

　　请分析:

　　1. 如何对患者的心功能进行评估?

　　2. 结合该病例的心功能障碍提出相应的康复护理措施。

　　冠心病是指冠状动脉粥样硬化使血管狭窄或阻塞,和(或)因冠状动脉功能性改变(痉挛)导致心肌缺血缺氧或坏死而引起的心脏病,也称缺血性心脏病。冠心病好发于40岁以上,男性多于女性,脑力劳动者较多。冠心病的发生受许多因素的影响,高血压、高血脂、高血糖、肥胖、高凝状态、低体力活动等都是冠心病的危险因素。根据冠状动脉病变的部位、范围、程度和心肌供血不足的发展速度、范围和程度的不同,将冠心病分为五种临床类型:隐匿型冠心病、心绞痛型冠心病、心肌梗死型冠心病、心力衰竭和心律失常型冠心病、猝死型冠心病。近年来,冠心病的发病率、死亡率有逐年上升趋势,随着临床检测、急救、介入、手术等医疗水平的不断提高,许多患者的生命得到挽救。

 知识拓展

冠心病的基因治疗

　　冠心病基因治疗,是指把治病基因导入缺血冠脉或心肌中,并使基因所编码的重组蛋白在该处持续地表达,从而产生有意义的生物学效应,最终达到治疗效果。

　　冠心病的基因治疗依靠的是基因转移技术,即通过适当手段将目的基因导入受体细胞并使之表达的一种技术。基因转移为心血管疾病提供了新的治疗途径。常用的基因转移方法有物理、化学和生物三大类;其中基因转移生物方法主要指病毒介导的基因转移,包括逆转录病毒、腺病毒、腺病毒相关病毒、单纯疱疹病毒、禽类病毒、牛乳瘤病毒、痘苗病毒、细小病毒等。冠心病的基因治疗主要应用于动脉粥样硬化、治疗性血管生成和血管成形术后再狭窄三个方面。比如血管内皮生长因子(VEGF)和成纤维细胞生长因子(FGF)等的基因转移,可促进血管新生,改善缺血心肌的供血和冠状动脉侧枝循环形成;而反义性基因治疗,在转录或翻译水平上关闭或抑制某些生长因子的基因表达,抑制其合成,从而减少血管内膜厚度,减轻再狭窄程度,为经皮冠状动脉腔内成形术(PTCA)和冠状动脉内支架植入后再狭窄的防治带来新的希望。

一、康复护理评估

(一) 一般状况

评估患者的一般情况、既往史、家族史、吸烟史、运动状况、心血管疾病用药史等。

(二) 主要功能障碍及评定

1. 心血管功能障碍 冠心病患者活动后,心脏负荷增加,氧耗增加,造成已有冠状动脉粥样性硬化的心肌缺血,诱发心绞痛。冠心病患者因长期体力活动减少,使心血管系统的适应性降低,造成心血管功能障碍,根据心功能分级来评定。美国心脏病协会(NYHA)1994 年第九次修订将心功能分为四级,心衰分为三度:

1)心脏功能Ⅰ级:患有心脏病,为心功能代偿期,体力活动不受限制,一般体力活动不引起过度疲乏,心悸,呼吸困难或心绞痛。

2)心功能Ⅱ级(轻度心力衰竭):患有心脏病,体力活动稍受限制,休息时无症状;感觉舒适,但一般体力活动会引起疲乏、心悸、呼吸困难或心绞痛。

3)心功能Ⅲ级(中度心力衰竭):患有心脏病,体力活动大受限制,休息时无症状,尚感舒适,但一般轻微体力活动会引起疲乏,心悸,呼吸困难或心绞痛。

4)心功能Ⅳ级(重度心力衰竭):患有心脏病,体力能力完全丧失,休息时仍可存在心力衰竭症状或心绞痛,即呼吸困难和疲乏,进行任何体力活动都会使症状加重,即使轻微活动都会使呼吸困难和疲乏加重。

2. 活动能力减退 冠心病患者由于机体吸氧能力减退,肌肉萎缩和氧化代谢能力降低,从而影响了全身运动的耐力,使活动能力减退,可根据 6 分钟步行实验进行评定,6 分钟步行距离能更好地反映患者的日常活动量。

方法:患者在平直坚硬的走廊内 6 分钟行走的最大距离(6 分钟步行距离6MWD)。允许试验过程中停止行走和休息。在步行过程中,如出现难以忍受的呼吸困难,胸痛,面色苍白等症状应停止测试。结果评定见表 7-12。

表 7-12 6 分钟步行试验的分级

分级	步行距离(m)
轻度	<150
中度	150~425
重度	>425

3. 呼吸功能障碍 冠心病直接的全身表现是缺氧的症状,即胸闷、气急。长期心血管功能障碍可导致肺循环功能障碍,使肺血管和肺泡气体交换效率降低,吸氧能力降低诱发或加重缺氧症状。冠心病的呼吸困难可分为四种类型:劳力性呼吸困难,夜间阵发性呼吸困难,端坐呼吸及急性肺水肿。可根据患者的症状及体力活动量来评定。

4. 消化功能减退 心功能减退患者,由于胃肠道淤血,使胃肠活动功能全面减退,不仅影响蠕动功能,也影响消化腺的分泌功能,从而引起一系列的临床表现。

(1) 轻度心衰:食后可出现胃胀、嗳气、胃脘部不适、腹胀。

(2) 中度心衰:食少纳呆,易出现胃胀,每日进 2~3 餐。

(3) 重度心衰:胃纳差,不思饮食,食后易出现呕吐。

5. 其他 冠心病患者往往都伴有不良生活习惯、心理障碍。由于患病时间长,病情逐渐加重,易出现焦虑、烦躁的情志改变,可进行行为类型评估。

二、康复护理措施

(一)日常活动的指导

1. 根据心血管功能障碍情况进行指导 临床可结合患者心功能分级情况确定患者的休息方式,护理人员应指导患者在绝对卧床期间取舒适卧位,并教会患者在床上排便以及进行呼吸训练;提供良好的康复环境;协助患者获得日常生活需要。

(1) 心功能Ⅰ级者,可不限制日常活动,但应避免过重的体力劳动

(2) 心功能Ⅱ级(轻度心力衰竭)者,可不限制日常活动,但应增加休息时间,夜间睡眠需充足,增加午睡时间。

(3) 心功能Ⅲ级(中度心力衰竭)者,应限制日常活动,以卧床休息为主。

(4) 心功能Ⅳ级(重度心力衰竭)者,应绝对卧床休息,病情好转后逐渐增加活动量。

2. 根据冠心病康复治疗的临床分期进行指导 国际上将康复治疗分为三期:Ⅰ期:指急性心肌梗死或急性冠脉综合征住院期康复。患者生命体征稳定,无明显心绞痛,安静心率 <110 次/分,无心力衰竭、严重心律失常和心源性休克,血压基本正常,体温正常。此期时间 3~7 天。Ⅱ期:指患者出院开始,至病情稳定性完全建立为止。Ⅱ期与Ⅰ期相似,患者病情稳定,运动能力达到 3 代谢当量以上,家庭活动时无显著症状和体征。时间 5~6 周。Ⅲ期:指病情处于较长期稳定状态,包括陈旧性心肌梗死、稳定型心绞痛等。康复程序一般为 2~3 个月,自我锻炼应该持续终生。

(1) Ⅰ、Ⅱ期康复:Ⅰ、Ⅱ期康复一般从呼吸训练、床上肢体活动开始,先活动远端肢体的小关节,以后循序渐进增加运动量,逐步过渡到坐位、步行等训练,进一步增加活动能力,改善心脏功能。做床上被动活动时,必须在护士监测下进行,以不引起任何不适为度,心率增加 10~20 次/分为正常反应。3 天后可以床边活动,1 周后室内活动,运动时心率增加 <10 次/分,可以考虑加大运动量,如果心率增加 >20 次/分,收缩压下降超过 15mmHg,出现心律失常或心电图的其他改变,则退回前一个运动量水平。避免举重、攀高、挖掘等剧烈活动。避免各种比赛以及竞技性活动。避免长时间活动。

1) 呼吸训练:进行腹式呼吸训练。腹式呼吸的要点是在吸气时腹部隆起,让膈肌尽量下降;呼气时腹部收缩,使肺的气体尽量排出。

2) 床上肢体活动:先从被动运动到主动运动,从远端关节开始,如踝关节屈伸活动,逐渐过渡到全身所有肢体的主动关节运动。

3) 坐位训练:开始时可将床头抬高,把枕头或被子放在背后,让患者逐步过渡到无依托独立坐。

4) 步行训练:步行训练从床边站立训练开始,在可以自行站立之后,开始床边步行训练,并逐渐过渡到自行上下楼。但是应注意循序渐进,避免高强度运动。

(2) Ⅲ期康复:患者从Ⅰ、Ⅱ期逐渐恢复至Ⅲ期,Ⅲ期康复训练的重点应以有氧运

动训练为主。有氧运动是指机体通过有氧代谢途径提供能量的运动,如步行、登山、游泳、骑车等。正确的、科学的运动处方是保证有氧运动的安全与有效的关键。根据患者的年龄、体重和残疾情况设定的运动训练方案(表 7-13)。

表 7-13 根据患者一般情况设定的运动处方

特点	训练方法	强度	运动类型	训练频率(次/周)	每次训练持续时间(分)
年龄<65 岁不超重	高强度耗氧训练	75%~85% 最大心率	散步、慢跑、骑自行车、划船	3 或 4	35~45(连续或持续)
年龄≥65 岁	低强度耗氧训练和抗阻力训练	65%~75% 最大心率	散步、骑自行车、划船	3 或 4	30(可间断)
超重	耗氧训练 - 高热卡消耗	65%~80% 最大心率	散步	5 或 6	45~60
年龄>65 岁并有残疾,从事体力劳动或超重	抗阻力训练	单次抬举最大重量的 50%~75%	举重机和哑铃,重点在大腿、肩和上肢	2 或 3	10~20(练习 5~7 次,每次 10 下)

1)运动方式:可分为间断性运动、连续性运动。

2)运动方法:有氧训练、力量训练、柔韧性训练、作业训练、医疗体操、气功等。

3)运动强度:运动训练所规定达到的强度称之为靶强度,可用心率、心率储备、METs、主观劳累计分等方式表达。靶强度与最大强度的差值是训练的安全系数。

4)运动时间:是指每次运动的时间。靶强度运动一般持续 15~30 分钟。在额定运动总量的前提下,训练时间与强度成反比。

5)训练频率:训练频率指每周训练的次数。多数采用每周 3~5 天的频率。

(二)改善呼吸功能

1. 协助患者取舒适体位,卧床休息,以减少心肌耗氧量。可抬高床头,取半卧位,借以加强呼吸肌的运动,减轻肺循环充血,增加肺通气量。

2. 注意观察发绀情况,评估呼吸困难的程度。遵医嘱予氧气吸入。

3. 鼓励患者多翻身,并进行有效地咳嗽及深而慢的呼吸。

(三)饮食指导

宜选择低盐、低脂、低胆固醇,富有营养清淡易消化,少量多餐,避免暴饮暴食,忌肥甘厚味与辛辣之品,戒烟、酒、浓茶、咖啡;多吃瓜果蔬菜、禽类、鱼类、核桃、花生、葵花籽及具有保护血管的食物,如菌类、藻类、木耳、海产植物类等。应注意促进和保证患者的食欲,可变化烹调方法,使用一些调味食物如洋葱、醋、柠檬等,从而改变低盐食物的味道,保证营养。

1. 轻度心衰 食物种类不受限制,可进食普通饮食。摄入食盐应限制在 5g/d。

2. 中度心衰 一般进食软食及半流质为主,每日进 2~3 餐。摄入食盐应限制在 2.5g/d。

3. 重度心衰 以进食流质为主,每日进 1~2 餐。摄入食盐应限制在 1g/d。

（四）排便指导

指导患者务必保持大便通畅,防止便秘,且应该在床边使用坐便器坐位排便,不可自行去卫生间。禁忌蹲位排便或在排便时过分用力。如果已经发生便秘,应及时告知护理人员,采用正确的方法帮助排便,如使用开塞露或服用润肠通便的药物,不可选用药性猛烈的泻下药物,慎用灌肠法。

（五）心理护理

心理护理在冠心病患者的康复中占有重要地位。首先应唤起患者的生活动力,舒缓因疾病带来的不良情绪。对于Ⅰ、Ⅱ期患者可采用一些适当的娱乐方法缓解情绪,如听音乐、读报等,应注意强度和刺激性,使患者感到舒适,减少内心焦虑。对于Ⅲ期患者,由于此期康复时间较长,甚至需终生康复,因此,应注意鼓励患者,对患者的进步给予肯定,促进患者早日回归正常工作、生活。

三、健康教育

1. 根据患者及家属的情况,采用适宜的方式向患者及家属介绍冠心病的相关知识及冠心病的危险因素。

2. 指导患者养成良好的生活习惯。生活行为方式是影响冠心病的发生、发展及转归的重要因素之一,高血压、高血脂、是冠心病的危险因素,注意生活规律,控制情绪,放松精神,愉快生活,保持心情平和,保证睡眠质量。

3. 运动量要按本人实际情况而定,避免在阳光下和炎热气温时剧烈运动;运动时穿戴宽松、舒适、透气的衣服和鞋;上坡时要减慢速度;饭后不做剧烈运动。

4. 指导患者修身养性,以乐观的态度对待周围事物,保持情绪稳定,避免不良情绪,帮助患者树立健康行为的自信心。教会患者处理应激的技巧和放松方法等。

5. 定期随访,指导患者自我监测病情。教会识别心绞痛、心肌梗死的临床表现,告知硝酸甘油的使用注意事项:①应随身携带,保证药物有效,避光保存;②服用后应取坐位或卧位;③不要与酒精、咖啡、浓茶同时服用;④如发生心绞痛立即含服,如无效可连服 3 次;若服用 3 次仍无效则应高度怀疑心肌梗死,应立即到医院治疗。

知识拓展

微小核糖核酸与冠心病

微小核糖核酸是一类由 18~25 个核苷酸所构成的内源性非编码小核糖核酸分子,广泛参与哺乳动物基因的调控,在细胞分化、增殖、凋亡等生物学过程中具有重要的作用。微小核糖核酸参与了心肌重构、缺血性心律失常、心肌细胞坏死与凋亡、心肌保护、心肌梗死后血管再生、动脉粥样硬化斑块形成和不稳定等病理生理过程,在冠心病发生、发展中扮演着重要的角色。miRNA 通过不同途径参与了冠心病发生、发展的病理生理过程,冠心病发生、发展的不同阶段 miRNA 表达和作用亦不尽相同,而且由于微小核糖核酸调控靶 mRNA 的复杂性,以及其下游存在着复杂的基因表达调控网络和信号转导通路,众多微小核糖核酸在冠心病中的生物学功能尚未阐明。因此,有必要对与冠心病相关微小核糖核酸的基因调控机制及其生物学功能进行进一步深入研究,从而为冠心病的防治和药物开发提供理论基础和临床证据。

笔记

第十一节　糖　尿　病

 案例导入

　　患者,男,58 岁。因多食、多饮、消瘦半年,足部溃疡半个月来诊。患者半年前在无明显诱因的情况下,食量由每天 400g 逐渐增至 600g 以上,而体重逐渐下降,半年内下降 15kg,同时出现烦渴多饮,伴尿量增多。曾看过中医,服中药治疗 1 个月余无好转,未查血。半个月来出现双足麻木,有时呈针刺样疼痛。病后二便正常,睡眠不佳。既往体健,无药物过敏史,个人史、既往史、家族史无特殊。查体:T 36℃,P 89 次 / 分,R 18 次 / 分,BP 130/80mmHg;无皮疹,无浅表淋巴结肿大,巩膜无黄染,双眼晶状体透明无浑浊,甲状腺(-),心肺(-),腹平软,肝脾肋下未触及,双下肢无水肿,足背动脉搏动减弱,足部皮肤红斑、溃疡,跟腱反射减弱。实验室检查:Hb 125g/L,WBC 16.5×10^9/L,N 65%,L 35%,PLT 235×10^9/L;尿常规检查:尿蛋白(-),尿糖(+++),镜检(-);空腹血糖 11.5mmol/L。

　　请分析:

　　1. 如何对该患者进行评估?

　　2. 结合该病例的功能障碍提出相应的康复护理措施。

　　糖尿病是一种由遗传基因和环境因子相互作用所造成的全身性慢性代谢性障碍综合征,由于体内胰岛素的相对或绝对不足而引起糖、脂肪和蛋白质代谢紊乱,其主要特点是高血糖及糖尿。临床主要分为 2 型,即胰岛素依赖型(insulin dependent diabetes mellitus,IDDM)和非胰岛素依赖型(non-insulin dependent diabetes mellitus,NIDDM)。在糖尿病的诊治方面,除加强对并发症的检测、早期诊断、早期治疗外,更应重视康复医学对其的作用。合理评估这些患者的功能状况,把握康复治疗的标准,选择合适的康复治疗方法,对糖尿病患者血糖的控制、并发症防治、身体功能状态的改善至关重要。

一、康复护理评估

(一) 一般状况

　　详细询问病史(目前自觉症状和功能状况、既往史、家族史、系统回顾饮食习惯、生活习惯、运动习惯、用药情况);体格检查特别注意患者血压、心率、体重、皮肤、眼底、肾、心脏、外周与中枢神经、运动系统(肌力、关节活动范围);实验室检查注意静态和运动心电图、胸片、关节 X 线片、血液学检查(血糖、血常规、血脂、肝功能、肾功能等)、尿液检查、血管超声多普勒等。

(二) 主要功能障碍及评定

　　1. 糖尿病并发症引起的功能障碍

　　(1) 糖尿病导致白内障失明概率为一般人的 25 倍。

　　(2) 70%~80% 糖尿病患者死于心血管并发症。

　　(3) 下肢血管病变坏疽的发生率是非糖尿病患者的 17 倍。

　　(4) 非创伤性截肢手术中 5/6 为糖尿病足所致。

(5) 患病者还出现全身乏力、易疲劳,生活、工作能力下降,加上并发脑血管意外后偏瘫,导致功能障碍的人数明显增加。

(6) 在糖尿病的治疗中,如果饮食、运动、药物控制不好,可出现低血糖危象,酮症酸中毒、心脑血管意外,导致患者突然死亡。

(7) 肥胖者运动控制不当可加重骨关节、软组织负担,造成组织损伤,进一步限制了患者的活动。

2. 评定方法

(1) 日常生活能力评定:可采用 Barthel 指数评定。

(2) 针对相应并发症出现的功能障碍进行评定:如白内障时做视力评定;神经及血管病变时做肢体功能评定;心脏病时做心功能评定等。

二、康复护理措施

糖尿病目前尚无根治方法,近半个世纪以来,多采用综合治疗方案,适用于各种类型的糖尿病患者。即饮食疗法、运动疗法、药物疗法、糖尿病监测、糖尿病宣教 5 方面。1991 年,国际糖尿病联盟宣布每年的 11 月 14 日为世界糖尿病日,以引起全世界对糖尿病防治的重视。

在实施糖尿病综合疗法中,不同类型的糖尿病患者其康复治疗的步骤是不同的。胰岛素依赖型糖尿病(IDDM):一旦诊断明确,应立即开始胰岛素治疗,补充体内胰岛素的不足。在胰岛素治疗的同时,配合进行饮食疗法和运动锻炼,对提高患者的活动能力,促进整体健康有重要作用。非胰岛素依赖型糖尿病(NIDDM):首先应侧重于改善患者的生活方式,实施饮食控制和运动疗法,以有效地控制血糖。若该方案治疗 8~12 周仍然无效时,则应考虑使用口服降糖药。若口服降糖药治疗后仍不能控制病情,则应考虑加用胰岛素治疗。待病情好转后,再逐步减少用药剂量,尽量以饮食控制和运动疗法来控制症状。需要注意的是,无论哪种治疗方法,在治疗中均需进行血糖监测。

(一) 心理护理

心理护理是糖尿病康复护理中的主要内容。首先要让患者认识到糖尿病是一种慢性终身性疾病,精神紧张、焦虑、发怒、恐惧、孤独、绝望、忧郁、沮丧或激动等因素都可使病情加重,甚至发生酮症酸中毒。只有让患者了解疾病的诱因、发生发展、预后以及治疗的方法、作用等,才能帮助患者树立起长期与疾病作斗争的信心,获得更好的生活质量。

(二) 饮食指导

1. 计算每日总热量 做到主食粗细搭配、副食荤素搭配、不偏食。按患者的性别、年龄和身高计算标准体重,然后根据标准体重和工作性质估计每日所需的总热量,成年人安静休息时每日每千克体重应给予的热量为 20~30kJ,轻体力劳动者为 30~35kJ、中等体力劳动者为 35~40kJ、重体力劳动者为 40kJ 以上。营养不良、消瘦伴有消耗性疾病或有特殊需要者,如儿童、孕妇、乳母等应酌情增加,肥胖者酌减。

2. 基本成分及分配

(1) 蛋白质的量按成人每日每千克体重 0.8~1.2g 计算,约占总量的 15%,孕妇、乳母、营养不良及有消耗性疾病患者,可酌情加至 1.5g 左右,儿童糖尿病患者可按每千克体重 2~4g 计算。

（2）脂肪提供的热量不超过全日总热量的 30%。

（3）适当提高碳水化合物摄入量不仅可改善糖耐量,还可提高外周组织对胰岛素的敏感性。如对碳水化合物的摄入控制过严、可使糖耐量降低,并可使体内脂肪分解过多而引起饥饿性酮症。

（4）糖尿病患者应多吃高纤维素的食物,纤维素是一种多糖化合物,可改善高血糖症状,减少胰岛素和口服降糖药物的应用剂量。主食应多食麦麸、南瓜、玉米、豆类食品,副食应多吃芹菜、苦瓜、卷心菜、黄瓜、西红柿等含糖量低的蔬菜。

（三）运动疗法

糖尿病康复治疗以运动疗法为主,尤其对 2 型糖尿病的治疗作用较大。运动疗法又以有氧运动疗法最常用、最有效。

1. 适应证　包括:①NIDDM 中无并发症的肥胖和超重者;②糖尿病早期轻度糖耐量异常者;③对有微量蛋白尿、无眼底出血的单纯视网膜病等轻度并发症患者,在饮食、药物控制血糖的基础上可以进行运动;④无酮症酸中毒的 IDDM 患者,在调整好饮食和胰岛素用药的基础上可以进行运动。

2. 禁忌证　包括:①合并各种急性感染;②伴有心功能不全、心律失常等严重器质性并发症,活动后加重者;③严重糖尿病肾病者;④严重的眼底病变者;⑤血糖未得到较好控制前(血糖 >16.8mmol/L);⑥有明显酮症酸中毒的患者。

3. 运动处方的制定　应遵循以下原则:①应根据每个人的生活、工作习惯和个体差异制定运动处方;②初始阶段尽量在医生的监护下完成运动方案,然后逐渐过渡到自我监护下完成;③定期复查,及时调整运动方案;④运动量要根据饮食、药物治疗进行调整。

（1）运动时机的选择:以餐后运动为宜,服用优降糖者餐后 90 分钟开始运动,注射普通胰岛素者餐后 30~60 分钟开始运动,以避开药物作用高峰期引起的低血糖。如果必须在药物作用高峰期进行运动,短时间运动应适当增加食物摄入量,长时间运动应在运动前适当减少胰岛素用量或在运动前后增加食物的摄入。

（2）运动方式的选择:通常选择低至中等强度的有氧运动,运动中要求上下肢大组肌群参与。常见的运动有快步走、慢跑、骑车、游泳、爬山、健身操、太极拳等。力量性运动(如举重、哑铃、四肢和躯干的医疗体操)有助于脂肪消耗,改善胰岛素的敏感性。因此,在有氧运动中辅以一些力量运动是可行的。最常用的运动方式有以下几种:

1）步行:由于简便易行,比较安全,运动强度易于掌握而成为应用最广的一种练习方法。一般 120~140 步 / 分为快速步行,适合于全身情况良好者;100~120 步 / 分为中速步行,适合于情况一般者;年龄较大、身体较差者,宜采用慢速步行,为 70~100 步 /分,宜按计划逐渐延长距离,中间可进行爬坡或登台阶。

2）慢跑:运动强度大于步行,适用于身体条件较好,心血管功能无明显异常和有一定锻炼基础的糖尿病患者。慢跑时,要求肌肉放松,全脚掌着地,逐渐提高跑速,使心率增快并维持一定时间。可根据体力情况以及运动后的反应逐渐增加跑速和距离。

3）气功和放松训练:气功既可减少机体紧张心理,又对内环境具有稳定作用。适合糖尿病患者的气功方法有静功、动功和瑜伽等。每次治疗时间 30~60 分钟。放松训练同样也可用于糖尿病患者,训练后糖化血红蛋白(HbA1c)和糖基化白蛋白(GA)

可显著下降,表示高血糖情况有改善;放松训练还可使葡萄糖耐量明显改善,肾上腺皮质活动降低,血浆可的松水平明显下降。

(3)运动量的控制:运动中要掌握强度、时间、频率三要素。

1)运动强度:适合糖尿病患者运动的靶强度相当于 50%~60% 的最大摄氧量或 70%~80% 的最大心率,最大心率可以通过运动心电试验获得。临床上能获得较好的运动效果,并能确保安全的运动心率称为靶心率(target heart rate,THR)。靶心率的确定最好通过运动试验获得,取运动试验中最高心率的 70%~80% 作为靶心率。开始时宜用低运动强度进行运动。如果无条件进行运动试验,可选用以下公式计算最高心率:最高心率 =220- 年龄(岁)。另一种根据安静时心率计算靶心率:靶心率 = 安静心率 + 安静心率 ×50%。更简单的方法是根据年龄计算靶心率:靶心率 =170- 年龄(岁)。运动中心率的监测除可运用心率监测仪以外,通常可通过自测脉搏的方法来检测。由于停止运动后心率下降较快,因此一般采用停止运动后立即测 10 秒钟脉搏数,然后乘以 6 表示 1 分钟脉率,这和运动中的心率比较接近。另一种判断运动强度是否合适的方法是根据患者运动中的主观感觉,即合适的运动强度,以运动中能和别人说话而不感到气喘为宜。对于高龄合并高血压、冠心病者,还可根据心电运动试验的结果来制订运动量。

2)运动时间:合理的运动时间包括两方面,一方面指每次应持续的运动时间;另一方面指一天中较适宜运动的时间。通常每次运动的时间可自 10 分钟开始,逐渐延长至 30~40 分钟,其中可穿插必要的间歇时间,但达到靶心率的累计时间,一般以 20~30 分钟为佳。因为运动时间过短达不到体内代谢效应,而如果运动时间过长,再加上运动强度过大时,易产生疲劳,加重病情。一天中较适宜运动的时间,应根据患者的实际情况决定,并注意与饮食、药物等治疗相互协调,相互配合。通常糖尿病患者应避免空腹运动,而以餐后运动为宜。餐后因摄入食物,加上餐前使用了降糖药物或胰岛素,能阻止肝糖原的分解,又能促进肌肉利用外源性葡萄糖,达到糖代谢平衡。在餐后进行运动时,应注意避开药物作用的高峰期,以免发生低血糖。例如,正规胰岛素的高峰时间为注射后 2~4 小时,口服降糖药(如优降糖)作用的高峰期为服药后 1.5 小时左右。

3)运动频率:一般每天或隔天运动 1 次。

(4)注意事项:①运动必须在严格控制饮食的基础上进行,以增强和维持运动效应。②运动治疗应循序渐进,运动量由小到大,遵循准备 - 提高强度 - 放松的运动规则。过度劳累会引起酮症,使病情加重。因此,要避免短时间的剧烈运动。在运动中应随身携带饼干或糖果,以防发生低血糖反应。③加强运动前、中、后的血糖、心率、血压监护,根据患者的情况及时调整运动量。④注意运动 - 饮食 - 药物三者之间的相互作用和对血糖的影响,合理调整饮食、药物、运动量,防止血糖大幅度波动。⑤胰岛素注射部位应避开肌群,以免加快局部胰岛素的吸收,诱发低血糖。⑥运动治疗必须持之以恒才能见效。⑦加强疗程前后的检查和评估。⑧防止运动中的损伤,注意皮肤特别是患者足部的保护。

(四)足部护理

糖尿病患者中足坏疽的发生率比非糖尿病患者高 17 倍。由糖尿病造成的周围神经病变造成动脉硬化及足部防护性感觉缺失,且当患者的防护性感觉已被确认受损时,正确的足部护理可使下肢截肢的发生率降低 50%。

1. 足部保健指导

(1) 要讲究脚的卫生,保持足部的清洁。

(2) 沐浴时不能用热水浸泡足部,水温为 37~38℃,之后用柔软吸水性强的毛巾将脚擦干,尤其是趾间,随后足部涂滋润霜。

(3) 指导患者每日检查足部情况,发现有水泡、皲裂、磨伤、鸡眼、胼胝、甲癣等要及时处理。

(4) 鞋要宽松,大小合适,以超过大拇指半寸为宜。应着平跟的防滑鞋,并应注意鞋的密闭性和透气性,最好是皮鞋。袜子以棉质、保持柔软平整为宜。

(5) 避免足部外伤,定时修理趾甲和胼胝,修剪趾甲时长度应与趾间平行,太短易损伤甲沟造成继发性感染,同时应注意不能赤脚走路。

(6) 戒烟、戒酒。

(7) 禁用刺激性药物,如碘酒、石炭酸等。

2. 足部治疗　为了治疗和预测足部溃疡愈合潜力,采用 Wagner's 足部损害分类进行评定。这个分类是根据局部组织坏死的深度和范围分为:0 级:皮肤完整;1 级:皮肤局部表浅溃疡;2 级:溃疡扩展到肌腱、骨、韧带或关节;3 级:深部脓肿或骨髓炎;4 级:1 个或多个足趾或前足坏疽;5 级:全足坏疽。治疗 5 级、4 级要对周围血管进行评估,实施血管再造术或血管成形术;3 级需行外科清创术配合静脉滴注抗生素,同时局部给予超短波或脉冲超短波疗法、紫外线疗法、直流电抗生素导入疗法等,前两者可配合应用;2 级或 1 级可能存在或不存在感染,有感染可给予紫外线配合超短波治疗,无感染可给予氦氖激光、红外线等治疗。

(五) 眼睛保护的指导

糖尿病患者眼部并发症为糖尿病性视网膜病变,是四大主要致盲病因之一。因此糖尿病的有效控制是防止、延缓或减轻糖尿病性视网膜病变的重要措施,同时应积极治疗高血压,高血压能促使糖尿病视网膜病变发生且加快其发展。因此,为了及早发现眼部并发症,在下列情况下应做眼部全面检查。

1. 在确诊糖尿病时就要全面检查眼部,以后每年复查一次。已有视网膜病变者,应每年复查数次。

2. 糖尿病妇女在计划怀孕前 12 个月内及确定怀孕时应查眼底。

3. 眼压增高,视力下降,已发现视网膜病变,不能解释的眼部症状,增殖性视网膜病变,黄斑水肿等也应及时就诊。

(六) 糖尿病所致感染的预防及护理

糖尿病患者因机体防御机制减弱,对入侵微生物的反应被抑制,白细胞趋化功能、吞噬功能及细胞内杀菌作用减弱,中和化学毒素、血清调理素和细胞免疫作用降低,因此易发生感染。

三、健康教育

糖尿病的康复教育是贯穿该病治疗始终的一条极其重要的措施。医护人员可通过集体辅导、集体讨论等方式介绍交流糖尿病知识和控制血糖的经验,内容包括:

1. 介绍相关知识,教会患者自我管理和记录　让患者充分认识糖尿病及其治疗护理方法,充分发挥其主观能动性进行自我管理,促进患者长期自觉地执行康复治疗方案。主要包括每天饮食、精神状态、体力活动、胰岛素注射以及简单的自我检测方法。

2. 重视糖耐量减低是预防糖尿病发生的有效措施　糖耐量减低是 2 型糖尿病发展阶段中的一个重要环节,在糖耐量递减时给予有效的康复治疗可减少或阻断部分糖耐量减低患者发展为糖尿病。

3. 个人卫生的指导　嘱患者勤洗澡、勤换衣服、保持皮肤清洁,以防皮肤感染;注意口腔卫生,做到睡前、晨起后刷牙,每次餐后要漱口;糖尿病患者易合并泌尿系感染,尤其是女性患者,要经常保持外阴清洁。

4. 预防潜在危险及并发症,定期检查咨询。

(1) 低血糖:按时进餐,生活规律。若不得已延迟进餐,应预先补充饼干、巧克力等。每日运动时间及运动量应基本恒定,运动前适量进食,防止低血糖反应发生。

(2) 酮症酸中毒:特别注意心脏、肾脏、脑血管、眼底、末梢(特别是下肢末梢神经、血管、皮肤)的变化,如遇到感冒、发热等情况不可停止胰岛素注射,必要时遵医嘱适当增加剂量,以防酮症酸中毒。

学习小结

1. 学习内容

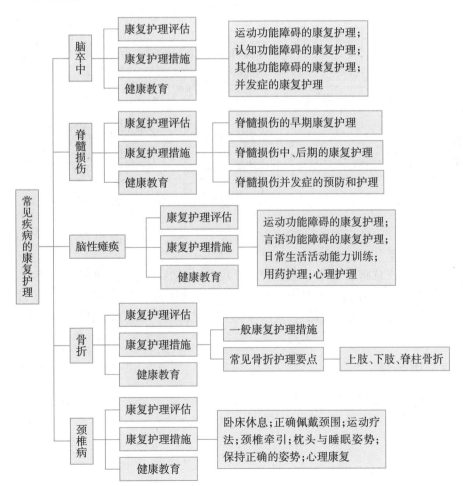

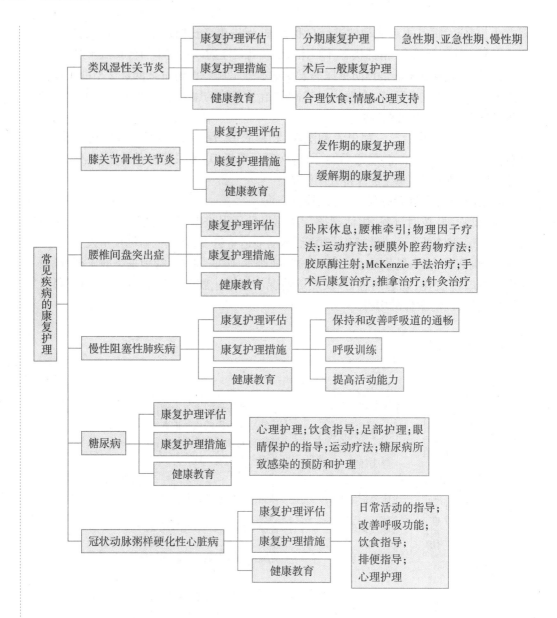

2. 学习方法

　　学习时应注意将前面章节康复护理评定、康复治疗与护理、康复护理技术、中医康复护理的相关知识,结合运用到具体疾病中,系统地掌握常见疾病的康复护理。同时应注重理论与临床实例相结合,进一步体会常见疾病在临床康复护理中的应用。

(周文琴　赵清霞　李桂玲)

复习思考题

　　1. 偏瘫患者为何会出现异常的运动模式?

　　2. 冠心病患者是否可以参加田径比赛,为什么?

我国修订的韦氏记忆量表测试项目、内容和评分方法

测试项目	内容	评分方法
1. 经历	5 个与个人经历有关的问题	每回答正确一题记 1 分
2. 定向	5 个有关时间和空间定向的问题	每回答正确一题记 1 分
3. 数字顺序关系	(1) 顺数从 1 到 100 (2) 倒数从 100 到 1 (3) 累加从 1 起，每次加 3 至 49 为止	限时记错、记漏或退数，按次数扣分，分别按记分公式算出原始分
4. 再认	每套识记卡片有 8 项内容，呈现给受试者 30 秒后，让受试者再认	根据受试者再认内容与呈现内容的相关性分别记 2、1、0 或负分，最高得分为 16 分
5. 图片回记	每套图片中有 20 项内容，呈现 1 分 30 秒后，要求受试者说出呈现内容	正确回忆记 1 分、错误扣 1 分，最高得分为 20 分
6. 视觉再生	每套图片中有 3 张，每张上有 1~2 个图形，呈现 10 秒后让受试者画出来	按所画图形的准确度记分，最高分为 14 分
7. 联想学习	每套图片卡上有 10 对词，读给受试者听，然后呈现 2 秒。10 对词显示完毕后，停 5 秒，再读每对词的前一词，要受试者说出后一词	5 秒内正确回答 1 词记 1 分，3 遍测验的容易联想分相加后除以 2，与困难联想分之和即为测验总分，最高分为 21 分
8. 触觉记忆	使用一副槽板，上有 9 个图形，让受试者蒙眼用利手、非利手和双手分别将 3 个木块放入相应的槽中。再睁眼，将各木块的图形及其位置默画出来	记时并正确计算回忆和位置的数目，根据公式推算出测验原始分
9. 逻辑记忆	3 个故事包含 14、20 和 30 个内容。将故事讲给受试者听，同时让其看着卡片上的故事，念完后要求复述	回忆 1 个内容记 0.5 分。最高分为 25 分和 17 分
10. 背诵数目	要求顺背 3~9 位数、倒背 2~8 位数	以能背诵的最高位数为准，最高分分别为 9 和 8，共计 17 分

评价：将 10 个分测验的粗分分别根据"粗分等值量表分表"转换为量表分，相加即为全量表分。将全量表分按年龄组查对"全量表分的等值记忆商表"，可得到受试者的记忆商（MQ）。记忆商可反映记忆功能的好坏，如果低于标准分，说明记忆功能存在问题。

中国韦氏成人智力量表

测验名称	测试题目和评分
Ⅰ 言语测试	
(1) 知识	29 个题目,包括历史、地理、天文、文学、自然等知识。答对 1 题得 1 分,最高分为 29 分
(2) 领悟	14 个题目,涉及社会风俗、价值观、成语等。根据回答的概括水平和质量每题记 2、1 或 0 分,最高分为 28 分
(3) 算术	14 个心算题,要计时,时限内答对 1 题记 1 分,后面 4 题提前完成且正确者另加分,最高分为 18 分
(4) 相似性	有 13 对词,念给受试者听,要求说出每对词的相似性,根据回答的概括水平,每题记 2、1 或 0 分,最高分为 26 分
(5) 数字广度	念给受试者听一组的数字,要求顺背 3~12 位数、倒背 2~10 位数。以背出的最高位数为记分数。最高顺背为 12 分,倒背为 10 分
(6) 词汇	40 个词汇如疲劳、丰收、笑柄等,念给受试者听,要求在词汇表上指出并说明其含义。根据在时限内回答的质量每词记 2、1 或 0 分,最高分为 80 分
Ⅱ 操作测验	
(7) 数字符号	阿拉伯数字 1~9 各配一符号,要求受试者给测验表上 90 个无顺序的数字配上相应的符号,限时 90 秒钟。每一正确符号记 1 分,符号倒转记半分,最高分为 90 分
(8) 图画填充	21 个图画,都缺失一个重要部分,要求说出缺失什么并指出缺失部分。限时,正确回答 1 题记 1 分,最高分为 21 分
(9) 木块图案	要求受试者用 9 块红白两色的立方体木块,按照木块测验图卡组合成图案。共 7 个图案,限时内完成 1 个记 4 分,提前完成另加分,最高分为 48 分
(10) 图片排列	把说明一个故事的一组图片打乱顺序后给受试者看,要求摆成应有的顺序。共 8 组图片,限时内完成一组记 2 分,后面 3 组提前完成另加分,最高分为 38 分
(11) 图形拼凑	把人体、头像等图形的碎片呈现给受试者,要求拼成完整的图形。共 4 个图形,限时内完成按各图形标准记分,提前完成另加分,最高分为 44 分

附录三

LOTCA 各分测验项目、方法

测验类别和名称	方法
I. 定向	
1. 时间与地点定向	问患者当时所在地点？医院？城市？家庭住址？靠近家的大城市？问患者日期？星期几？不看钟表估计当时时间？住院有多久等
II. 知觉	
2. 物体（视）鉴别	让患者辨认椅子、茶壶、表、钥匙、鞋、自行车、剪刀、眼镜8种日常用品的图片
3. 辨认形状	让患者分辨正方、三角、圆、矩形、菱形、半圆、梯形、六角形8种形状
4. 辨认重叠的图形	让患者认香蕉、苹果、梨；锯、钳、锄三者重叠在一起的图形
5. 辨认重要特征不明显或不完整的物体	只给出小汽车前的挡风玻璃；电话的后面；叉的侧面；锤子的侧面，让患者认出该物体
6. 空间知觉	让患者分辨左和右；坐在他面前的医生的左和右；铅笔和小盒（笔放在小盒的前、后、内、外）
7. 运用	让患者模仿检查者的动作；表演刷牙动作；用手势表达检查者提出的动作，看其运动组织
III. 视运动组织	
8. 复绘几何图形	让患者复绘圆；三角；菱形；立方形；复杂图形
9. 复绘二维图形	让患者复绘一幅复杂的平面图：此图下方为两个并列的三角形，其间嵌入一斜置的正方形，三者合成为一个大三角形，此三角形顶部接一个小圆形
10. 插板拼图	让患者在一块100个洞孔的塑料插板上，用15个塑料插钉插出一个斜置的三角形
11. 有色木块图设计	让患者用五种颜色（黄、橙、绿、蓝、红）的积木9块，砌出检查者给出的模型
12. 无色木块图设计	让患者用7块积木砌出检查者给出的图形
13. 拼图	让患者将一个一分为九的蝴蝶片拼成一只蝴蝶
14. 绘钟面	给出一个圆，让患者绘出长短指针指在"10：15"上的钟面（含标明时间的数字）

测验类别和名称	方法
Ⅳ. 思维运作	
15. 范畴检验(物体性)	让患者将火车、直升飞机、电话、缝纫机、剪刀、铅笔、锤子、飞机、自行车、小汽车、轮船、针、螺丝刀、帆船 14 种物品,按不同原则分类
16. Riska 无组织物品分类	让患者将深棕色、浅棕色、奶色的扇形、箭头形、椭圆形塑料片共 18 块,按自己的意图分类
17. Riska 有组织物品分类	与 16 相仿,所不同的是让患者按检查者出示的分类方式分类
18. 图片排列 A(图形性序列测验)	给患者 5 张某人上树摘苹果的图,次序打乱,让患者排成合乎逻辑的顺序
19. 图片排列 B	给患者 6 张某人扫树叶,然后树叶被风刮走的图,让他排成合乎逻辑的顺序
20. 几何推理(几何性序列测验)	给患者看一组按规律变化的几何图,再让他看一系列未完成的几何图,让他完成

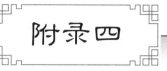

附录四

焦虑状态自评量表

	偶尔 1	有时 2	经常 3	持续 4
	☐	☐	☐	☐

1. 你觉得最近比平常容易紧张、着急吗?

2. 你无缘无故地感到害怕吗?

3. 你是否感到心烦意乱或觉得惊慌?

4. 你是否有将要发疯的感觉?

5. 你是否感到不如意或觉得其他糟糕的事将要发生在你身上?

6. 你是否感到自己发抖?

7. 你是否常感头痛、胃痛?

8. 你是否常感到疲乏无力?

9. 你是否发现自己无法静坐?

10. 你是否感到心跳得很厉害?

11. 你是常感到头晕?

12. 你是否有过晕厥或觉得要晕倒似的?

13. 你是否感到气不够用?

14. 你是否感到四肢或唇周麻木?

15. 你是否感到心里难受、想吐?

16. 你是否常常要小便?

17. 你手心是否容易出汗?

18. 你是否感到脸红发烫?

19. 你是否感到无法入睡?

20. 你是否常做恶梦?

附录五

抑郁状态自评量表

	偶尔 1	有时 2	经常 3	持续 4
	☐	☐	☐	☐

1. 你感到情绪沮丧、郁闷吗?

*2. 你要哭或想哭吗?

3. 你早晨醒来心情好吗?

4. 你入睡困难吗? 经常早醒吗?

*5. 你最近饭量减少了吗?

*6. 你感到体重减轻了吗?

7. 你是否对异性感兴趣?

8. 你的排便习惯有何改变? 常为便秘烦恼吗?

9. 你感到心跳得很厉害吗?

10. 你容易感到疲劳吗?

*11. 你是不是总感到无法平静?

*12. 你是否感到你做事的动作越来越慢了?

13. 你是否感到思路混乱无法思考?

*14. 你是否感到内心空荡荡的?

15. 你对未来充满希望吗?

*16. 你是否感到难以做出决定?

*17. 你容易发脾气吗?

*18. 你对以往感兴趣的事还感兴趣吗?

19. 你是否感到自己是无用之辈?

*20. 你是否有轻生的念头?

  * 为反向评分项

附录六

住院患者压力评定量表

	事件	权重		事件	权重
1.	和陌生人同住一室	13.9	26.	担心给医护人员增添负担	24.5
2.	不得不改变饮食习惯	15.4	27.	想到住院后收入会减少	25.9
3.	不得不睡在陌生床上	15.9	28.	对药物不能耐受	26.0
4.	不得不穿病号服	16.0	29.	听不懂医护人员的话	26.4
5.	四周有陌生机器	16.8	30.	想到将长期服药	26.4
6.	夜里被护士叫醒	16.9	31.	家人没来探视	26.5
7.	生活上不得不依赖别人帮助	17.0	32.	不得不手术	26.9
8.	不能在需要时读报、看电视、听收音机	17.7	33.	因住院不得不离开家	27.1
9.	同室病友探访者太多	18.1	34.	毫无预测而突然住院	27.2
10.	四周气味难闻	19.1	35.	按呼叫器无人应答	27.3
11.	不得不整天睡在床上	19.4	36.	不能支付医疗费用	27.4
12.	同室病友病情严重	21.2	37.	有问题得不到解答	27.6
13.	排便排尿需他人帮助	21.5	38.	思念家人	28.4
14.	同室患者不友好	21.6	39.	靠鼻饲进食	29.2
15.	没有亲友探视	21.7	40.	用止痛药无效	31.2
16.	病房色彩太鲜艳、太刺眼	21.7	41.	不清楚治疗的目的和效果	31.9
17.	想到外貌会改变	21.7	42.	疼痛时未用止痛药	32.4
18.	节日或家庭纪念日住院	22.7	43.	对疾病缺乏认识	34.0
19.	想到手术或其他治疗可能带来的痛苦	22.3	44.	不清楚自己的诊断	34.1
20.	担心配偶疏远	22.4	45.	想到自己可能再也不能说话	34.3
21.	只能吃不对胃口的食物	22.7	46.	想到可能失去听力	34.5
22.	不能与家人、朋友联系	23.2	47.	想到自己患了严重疾病	34.6
23.	对医生护士不熟悉	23.4	48.	想到会失去肾脏或其他器官	39.2
24.	因事故住院	23.6	49.	想到自己可能得了癌症	39.2
25.	不知接受治疗护理的时间	24.2	50.	想到自己可能失去视力	40.6

附录七

Jaloviee 应对方式评定量表

应对方法	从不	偶尔	有时	经常	总是
1. 担心					
2. 哭泣					
3. 干体力活					
4. 相信事情会变好					
5. 一笑了之					
6. 寻求其他解决问题的办法					
7. 从事情中学会更多东西					
8. 祈祷					
9. 努力控制局面					
10. 紧张、有些神经质					
11. 客观、全面地看待问题					
12. 寻找解决问题的最佳办法					
13. 向家人、朋友寻求安慰或帮助					
14. 独处					
15. 回想以往解决问题的办法并分析是否仍有用					
16. 吃食物,如瓜子、口香糖					
17. 努力从事情中发现新的含义					
18. 将问题暂时放在一边					
19. 将问题化解					
20. 幻想					
21. 设立解决问题的具体目标					
22. 做最坏的打算					
23. 接受事实					
24. 疯狂、大喊大叫					
25. 与相同处境的人商讨解决问题的办法					

续表

应对方法	从不	偶尔	有时	经常	总是
26. 睡一觉,相信第二天事情就会变好					
27. 不担心,凡事终会有好结果					
28. 主动寻求改变处境的方式					
29. 回避					
30. 能做什么就做些什么,即使并无效果					
31. 让其他人来处理这件事					
32. 将注意力转移至他人或他处					
33. 饮酒					
34. 认为事情无望而听之任之					
35. 认为自己命该如此而顺从					
36. 埋怨他人使你陷入此困境					
37. 静思					
38. 服用药物					
39. 绝望、放弃					
40. 将注意力转移到其他想做的事情上					
41. 吸烟					

主要参考书目

1. 杜建,陈立典.中西医结合康复学.北京:人民卫生出版社,2006.

2. 吴军.康复护理学.北京:中国中医药出版社,2006.

3. 姜贵云.康复护理学.北京:北京大学医学出版社,2009.

4. 陈立典,陈锦秀.康复护理学.北京:中国中医药出版社,2010.

5. 石凤英.康复护理学.2版.北京:人民卫生出版社,2011.

6. 陈锦秀.康复护理学.北京:人民卫生出版社,2012.

7. 燕铁斌.康复护理学.3版.北京:人民卫生出版社,2012.

8. 包家明.冠心病的护理与康复.北京:人民卫生出版社,2011.

9. 王诗忠,张泓.康复评定学.北京:人民卫生出版社,2012.

10. 王玉龙.康复功能评定学.北京:人民卫生出版社,2013.

11. 王茂斌.康复医学.北京:人民卫生出版社,2009.

12. 戴红.人体运动学.北京:人民卫生出版社,2008.

13. 姜贵云.康复护理学.北京:人民卫生出版社,2002.

14. 周士枋,丁伯坦.运动学.北京:华夏出版社,2004.

15. 南登崑.康复医学.5版.北京:人民卫生出版社,2014.

16. 李津,李桂玲.康复护理.南京:江苏科学技术出版社,2014.

17. 李静.康复心理学.北京:人民卫生出版社,2013.

18. 胡佩诚.心理治疗.北京:人民卫生出版社,2013.

19. 郑彩娥,李秀云.实用康复护理学.北京:人民卫生出版社,2012.

20. 励建安.康复医学.北京:人民卫生出版社,2014.

21. 陈立典.康复护理学.北京:中国中医药出版社,2012.

全国中医药高等教育教学辅导用书推荐书目

一、中医经典白话解系列

黄帝内经素问白话解（第2版）	王洪图　贺娟
黄帝内经灵枢白话解（第2版）	王洪图　贺娟
汤头歌诀白话解（第6版）	李庆业　高琳等
药性歌括四百味白话解（第7版）	高学敏等
药性赋白话解（第4版）	高学敏等
长沙方歌括白话解（第3版）	聂惠民　傅延龄等
医学三字经白话解（第4版）	高学敏等
濒湖脉学白话解（第5版）	刘文龙等
金匮方歌括白话解（第3版）	尉中民等
针灸经络腧穴歌诀白话解（第3版）	谷世喆等
温病条辨白话解	浙江中医药大学
医宗金鉴·外科心法要诀白话解	陈培丰
医宗金鉴·杂病心法要诀白话解	史亦谦
医宗金鉴·妇科心法要诀白话解	钱俊华
医宗金鉴·四诊心法要诀白话解	何任等
医宗金鉴·幼科心法要诀白话解	刘弼臣
医宗金鉴·伤寒心法要诀白话解	郝万山

二、中医基础临床学科图表解丛书

中医基础理论图表解（第3版）	周学胜
中医诊断学图表解（第2版）	陈家旭
中药学图表解（第2版）	钟赣生
方剂学图表解（第2版）	李庆业等
针灸学图表解（第2版）	赵吉平
伤寒论图表解（第2版）	李心机
温病学图表解（第2版）	杨进
内经选读图表解（第2版）	孙桐等
中医儿科学图表解	郁晓微
中医伤科学图表解	周临东
中医妇科学图表解	谈勇
中医内科学图表解	汪悦

三、中医名家名师讲稿系列

张伯讷中医学基础讲稿	李其忠
印会河中医学基础讲稿	印会河
李德新中医基础理论讲稿	李德新
程士德中医基础学讲稿	郭霞珍
刘燕池中医基础理论讲稿	刘燕池
任应秋《内经》研习拓导讲稿	任廷革
王洪图内经讲稿	王洪图
凌耀星内经讲稿	凌耀星
孟景春内经讲稿	吴颢昕
王庆其内经讲稿	王庆其
刘渡舟伤寒论讲稿	王庆国
陈亦人伤寒论讲稿	王兴华等
李培生伤寒论讲稿	李家庚
郝万山伤寒论讲稿	郝万山
张家礼金匮要略讲稿	张家礼
连建伟金匮要略方论讲稿	连建伟

李今庸金匮要略讲稿	李今庸
金寿山温病学讲稿	李其忠
孟澍江温病学讲稿	杨进
张之文温病学讲稿	张之文
王灿晖温病学讲稿	王灿晖
刘景源温病学讲稿	刘景源
颜正华中药学讲稿	颜正华　张济中
张廷模临床中药学讲稿	张廷模
常章富临床中药学讲稿	常章富
邓中甲方剂学讲稿	邓中甲
费兆馥中医诊断学讲稿	费兆馥
杨长森针灸学讲稿	杨长森
罗元恺妇科学讲稿	罗颂平
任应秋中医各家学说讲稿	任廷革

四、中医药学高级丛书

中医药学高级丛书——中药学（上下）（第2版）	高学敏　钟赣生
中医药学高级丛书——中医急诊学	姜良铎
中医药学高级丛书——金匮要略（第2版）	陈纪藩
中医药学高级丛书——医古文（第2版）	段逸山
中医药学高级丛书——针灸治疗学（第2版）	石学敏
中医药学高级丛书——温病学（第2版）	彭胜权等
中医药学高级丛书——中医妇产科学（上下）（第2版）	刘敏如等
中医药学高级丛书——伤寒论（第2版）	熊曼琪
中医药学高级丛书——针灸学（第2版）	孙国杰
中医药学高级丛书——中医外科学（第2版）	谭新华
中医药学高级丛书——内经（第2版）	王洪图
中医药学高级丛书——方剂学（上下）（第2版）	李飞
中医药学高级丛书——中医基础理论（第2版）	李德新　刘燕池
中医药学高级丛书——中医眼科学（第2版）	李传课
中医药学高级丛书——中医诊断学（第2版）	朱文锋等
中医药学高级丛书——中医儿科学（第2版）	汪受传
中医药学高级丛书——中药炮制学（第2版）	叶定江等
中医药学高级丛书——中药药理学（第2版）	沈映君
中医药学高级丛书——中医耳鼻咽喉口腔科学（第2版）	王永钦
中医药学高级丛书——中医内科学（第2版）	王永炎等